实用晚期恶性肿瘤
综合治疗手册
（第2版）

殷东风 高 宏 主编

辽宁科学技术出版社
·沈阳·

图书在版编目（CIP）数据

实用晚期恶性肿瘤综合治疗手册（第2版）/殷东风，高宏主编.—沈阳：辽宁科学技术出版社，2019.2
ISBN 978-7-5591-1006-0

Ⅰ.①实… Ⅱ.①殷… ②高… Ⅲ.①癌—治疗—手册 Ⅳ.①R730.5-62

中国版本图书馆CIP数据核字（2018）第244688号

出版发行：辽宁科学技术出版社
　　　　　（地址：沈阳市和平区十一纬路25号　邮编：110003）
印　刷　者：辽宁新华印务有限公司
经　销　者：各地新华书店
幅面尺寸：100 mm×180 mm
印　　张：11
字　　数：400千字
出版时间：2019年2月第1版
印刷时间：2019年2月第1次印刷
责任编辑：寿亚荷
封面设计：刘冰宇
版式设计：袁　舒
责任校对：栗　勇

书　　号：ISBN 978-7-5591-1006-0
定　　价：56.00元

联系电话：024-23284370
邮购热线：024-23284502
E-mail：syh324115@126.com

编委会

主　编　殷东风　高　宏
副主编　唐广义　周立江　邢向荣　朱　颖
编　委　邢玉庆　潘玉真　潘　琳　李夏平
　　　　　周跃华　崔小天　张惠子　曹　玮
　　　　　程思谟　王晓东

再版的话

《实用晚期恶性肿瘤综合治疗手册》出版、发行已有10年，10年后，《实用晚期恶性肿瘤综合治疗手册（第2版）》又与大家见面了，希望尊敬的读者喜欢。

本书虽然取名为《实用晚期恶性肿瘤综合治疗手册》，实际上它是一部关于肿瘤姑息治疗的专著。人们习惯上把肿瘤姑息治疗与临床肿瘤学相对应，两者构成了肿瘤治疗学。回想起来，20世纪末、21世纪初，肿瘤根治疗法盛行，尤其是化学治疗在为部分患者带来生存获益以外，一些长时间、大剂量的过度化疗方案应用在很多晚期患者身上，带来更多生存质量的损害。在那种情况下，肿瘤姑息治疗不仅为患者解除了痛苦，也为肿瘤临床医生提供了更多的治疗选择。

本书出版10年来，肿瘤学术界发生了很大的变化。比如，肿瘤靶向治疗药物越来越多，适应证的选择越来越规范；又比如，一些口服化疗药物问世，使适应的患者范围扩大；还有，生物治疗有了革命性的进展，针对PD-1、PD-L1的单抗使部分对肿瘤治疗耐受的患者获得生存获益。这些治疗的进步，使所谓肿瘤姑息治疗和临床肿瘤学的界限有所模糊，因为传统的抗肿瘤治疗，如手术、放疗、化疗，都有结束的节点，而在进行这些新的抗肿瘤治疗时，一方面治疗时间可能很长；另一方面，可能有些接受这些治疗的患者一般状态欠佳，难以接受传统抗肿瘤治疗。所以，这些患者在抗肿瘤治疗的同时，也有接受姑息治疗的适应证。

本书虽取名《实用晚期恶性肿瘤综合治疗手册》，但是，姑息治疗不仅在晚期应用，在肿瘤发展的全过程中，如有需要都应该进行姑息治疗。

本书再版时,在内容编排上仍然以症状为主线,并有所加强,尤其是把诊断基础和治疗分别进行详细介绍,诊断基础中增加了诊断路径,使读者在临床实践中遇到问题时,便于对照、查找治疗内容。其他的框架,仍然保持原貌。

新的治疗方法不断问世,希望读者在利用本书时,有机、合理地应用这些新知识。

编者

2017 年 9 月

目 录

第一篇 绪 论

第一章 晚期肿瘤的概念、患者的特征及姑息治疗原则 …… 3
- 第一节 晚期肿瘤的概念 … 3
- 第二节 晚期肿瘤患者的特征 … 3
- 第三节 晚期肿瘤的姑息治疗 … 5

第二章 晚期肿瘤患者的症状控制及治疗方法 … 8
- 第一节 晚期肿瘤患者的症状控制及管理原则 … 8
- 第二节 晚期恶性肿瘤不同分期的治疗及调护原则 … 9

第二篇 晚期癌症患者的症状管理

第三章 癌症疼痛的管理 … 17
- 第一节 癌症疼痛的定义和分类 … 17
- 第二节 癌痛评估的原则及方法 … 22
- 第三节 癌痛的治疗原则 … 24
- 第四节 癌痛的药物治疗 … 25
- 第五节 镇痛药的合理使用 … 30
- 第六节 其他止痛方法 … 52
- 第七节 癌痛的中医药诊疗 … 57
- 第八节 癌痛管理中存在的误区 … 63
- 附件 … 64

第四章 呼吸系统 … 67
- 第一节 咳嗽 … 67
- 第二节 呼吸困难 … 74
- 第三节 咯血 … 84
- 第四节 恶性胸腔积液 … 94
- 第五节 死前喘鸣 … 102

第五章 消化系统 … 104
- 第一节 食欲不振 … 104

第二节　恶心、呕吐 ………………………………………… 111
　　第三节　便秘 ……………………………………………… 129
　　第四节　腹泻 ……………………………………………… 138
　　第五节　吞咽困难 ………………………………………… 144
　　第六节　肠梗阻 …………………………………………… 150
　　第七节　恶性腹腔积液 …………………………………… 158
　　第八节　黄疸 ……………………………………………… 163
第六章　泌尿系统 ………………………………………………… 173
　　第一节　血尿 ……………………………………………… 173
　　第二节　尿失禁 …………………………………………… 178
　　第三节　膀胱痉挛 ………………………………………… 184
　　第四节　排尿困难 ………………………………………… 186
第七章　内分泌和代谢系统 ……………………………………… 191
　　第一节　高钙血症 ………………………………………… 191
　　第二节　高钠血症 ………………………………………… 196
　　第三节　低钠血症 ………………………………………… 199
　　第四节　高钾血症 ………………………………………… 206
　　第五节　低钾血症 ………………………………………… 208
第八章　皮肤症状 ………………………………………………… 211
　　第一节　瘙痒 ……………………………………………… 211
　　第二节　皮肤不良反应 …………………………………… 215
　　第三节　褥疮 ……………………………………………… 218
第九章　全身症状 ………………………………………………… 223
　　第一节　癌症疲劳 ………………………………………… 223
　　第二节　感染 ……………………………………………… 230
　　第三节　淋巴水肿 ………………………………………… 241
第十章　神经系统并发症 ………………………………………… 248
　　第一节　脊髓压迫 ………………………………………… 248
　　第二节　脑转移的并发症 ………………………………… 254
　　第三节　头痛 ……………………………………………… 261
　　第四节　失眠 ……………………………………………… 267

第三篇　晚期癌症患者的抗肿瘤治疗原则

第十一章　姑息性手术治疗 ……………………………………… 275
第十二章　姑息性放射治疗 ……………………………………… 278

第一节　姑息性放疗的目的和原则……278
第二节　姑息性放疗的应用……278
第三节　放射治疗的种类……281
附录1：一次大量放射治疗……284
附录2：半身照射……284
第十三章　姑息性化疗……285
第一节　姑息性化疗的概念……285
第二节　姑息性化疗的原则……286
第三节　常用的推荐的化疗方案……287
第十四章　肿瘤的靶向治疗……311

第四篇　姑息性治疗的基本药物和方法

第十五章　糖皮质激素的应用……327
第十六章　晚期肿瘤的输液……330
第十七章　晚期肿瘤的姑息性镇静治疗……333
参考文献……336
后记……340

第一篇

绪　论

第一章 晚期肿瘤的概念、患者的特征及姑息治疗原则

第一节 晚期肿瘤的概念

肿瘤分期是根据个体内原发肿瘤以及播散程度来描述的,说明恶性肿瘤的严重程度和受累范围。

肿瘤的分期有两种方法:一种是病理学分期,目前国际上采用 TNM 分期,它反映肿瘤侵犯及扩散的程度,是基于肿瘤的范围(T)、淋巴结的播散情况(N)、是否存在转移(M)决定的,如 Ⅰ~Ⅱ 期多属于早期,Ⅲ-Ⅳ 期多属于晚期。另一种是临床分期,依病程划分为初始获知、治疗休养、复发转移、进入晚期 4 个阶段。"晚期"亦称为终末期(terminal stage/period),此阶段是指无法接受肿瘤病灶的根治术、减瘤术及常规的放疗、化疗,预计生存期为 3~6 个月。

第二节 晚期肿瘤患者的特征

一、晚期肿瘤患者的主要症状

分析辽宁中医药大学附属医院肿瘤科住院的晚期肿瘤患者,出现的临床症状比例依次如下:纳差、乏力、疼痛、咳嗽、便秘、恶心、睡眠欠佳、胸闷气短、咯痰、呕吐、腹胀、尿少、发热、咳血、尿频及泄泻、下肢水肿、口干等。

二、晚期恶性肿瘤的分期

对于晚期肿瘤还可以细分为 4 期,即前期、中期、后期及死亡前期。具体言之,前期是指生命预后在 1 个月以上~6 个月以内;中期是指生命预后在 1 周以上~1 个月以内;后期是指生命预后在 1d 以上~1 周;死亡前期是指死亡前数小时。

临床上具体判断患者的生命预后是极其困难的,所以,往往有判断失误的例子。因此,经有经验的数名医生共同诊

察，结合各种临床检查结果做出综合判断是重要的。另外，死亡前数周开始到数日的生存预后判断仅靠医学检查结果是不够的，还应该从患者的日常生活动作和全身状态来判断。下面细述各期的表现：

1. 晚期肿瘤前期

生存期在1个月以上时，此期疼痛出现的比例最高，死亡前1个月左右，全身疲劳、食欲不振、便秘、失眠等症状出现的频率增加。

2. 晚期肿瘤中期

此阶段病情可进一步恶化，难以进食，全身疲劳加重，出现全身水肿，或已有的水肿明显加重，口腔干燥，间断出现谵妄表现，进而发展为嗜睡。死亡前2周左右，患者难以离床活动。死亡前十余日时，全身疲劳进一步加重，开始不能进食或仅能少量饮水，全身水肿加重、口干显著、持续发热、呼吸困难、谵妄，甚至终日昏睡。

3. 晚期肿瘤后期

死亡前数日开始，恶病质明显，全身脏器功能衰竭；持续口干，饮水出现困难，上眼睑无力上举，二便失禁；高热无法控制，谵妄加重；手脚发凉，或身体下部和手脚出现青紫色；对时间、地点、家属姓名及关系确认混乱；呼之似可听到但不能讲话回应。还可出现口中分泌物增多，喉中发出"呼噜呼噜"声，称为"死前喘鸣"。此时五官功能几乎丧失（听力可保持到最后，但呼之不应），全身松弛、衰竭、手脚无处着落。

4. 死亡前期

死亡前数小时，患者已不能饮水（此时可用凉水或小冰块、雪糕等送入口中，以减少患者痛苦，如患者拒绝则不要勉强）。此时患者全身水肿可完全消失，出现明显呼吸困难和下颌式呼吸、昏睡、二便失禁等症状。

三、直接导致死亡的主要原因

据文献统计，晚期肿瘤经自然病程而死亡的死因顺序是：第1位为恶病质（33%），第2位为肺炎（18%），第3位为肝功能衰竭（13%），第4位为呼吸功能衰竭（11%），第5位为出血（8%），第6位为心功能衰竭（4%），并列第7位为败血症（3%）和肾功能衰竭（3%），其他占7%。而在自然病程中，占15%左右的患者突然出现非预期的病情恶化，并导致数日内死亡。其死亡原因的顺序是：第1位为出血（31%），第2位为呼吸功能衰竭（11%），并列第3位为心功能衰竭及消化道穿孔（各占8%），并列第5位为脑血管意外（5%）、肝功能衰竭（5%）及败血症（5%），第8位为脑水肿（4%）。

第三节 晚期肿瘤的姑息治疗原则

一、姑息治疗的定义

世界卫生组织（WHO）在肿瘤工作的综合规划中确定了预防、早期诊断、根治治疗及姑息治疗这4项重点。由此可见，姑息治疗是肿瘤控制中一个必不可少的内容。姑息治疗（palliative care，也称姑息关怀）是对那些对治愈性治疗无反应的患者采取完全的主动治疗和护理，控制疼痛及患者的有关症状，并对患者的心理、社会和精神问题予以重视，其目的是为患者及家属赢得最好的生活质量，WHO对于姑息治疗特别强调的是症状控制、患者支持、提升生活质量等多方面的内涵。

二、姑息治疗的范畴

姑息治疗的范畴包括：①对疼痛的控制。②对肿瘤伴随症状（尤其是各种肿瘤急症）或抗肿瘤治疗所致不良反应的预防、诊断、评估和治疗。③心理辅导和护理。④对其他非肿瘤性疾病的预防和治疗。⑤晚期恶性肿瘤患者的临终关怀及居丧辅导。⑥姑息治疗领域相关科研和宣传教育等，特别是亟须进行循证医学方面的研究。

三、姑息治疗在不同阶段的内涵

如图1-1所示，姑息治疗应贯穿于恶性肿瘤治疗的始终，应该让患者尽早建立姑息治疗的概念，确保抗癌治疗合理用于受益阶段。根据恶性肿瘤病变的发展，姑息治疗大致分为3个阶段：

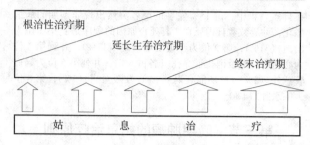

图 1-1　癌症诊疗的流程

第一阶段：为根治性治疗期，对象为可能根治的肿瘤患者，抗癌治疗与姑息治疗相结合，但姑息治疗所占比例较少。姑息治疗主要是缓解抗癌治疗所致的症状、不良反应，对症支持治疗，保障治疗期间的生活质量。

第二阶段：为延长生存治疗期，当抗癌治疗可能不再获益时，以姑息治疗为主，对象为无法根治的晚期肿瘤患者。姑息治疗主要是缓解症状、减轻痛苦、改善生活质量、延长生存期。

第三阶段：为终末治疗期，为预期生存时间仅为几天至几周的终末期肿瘤患者提供临终关怀治疗及善终服务。

四、医院姑息治疗组

肿瘤患者表现出的症状各种各样，并随着病情的进展每天都在发生变化，这些复杂的情况往往需要多学科参与才能解决，所以成立医院姑息治疗组（hospital palliative care team, HPCT）是很必要的。姑息治疗组是由身体症状专业医师（姑息治疗医师）、精神症状专业医师（精神科医师）和护理肿瘤患者的专业护士 3 种基本成员组成，不仅控制症状而且联系协调院内外的医疗相关事宜，全面支援以患者和主治医师为中心的癌症诊疗。

五、姑息关怀单位

姑息关怀单位（姑息监护病房，Palliative Care Unit, PCU）是以姑息治疗为专业的医疗中心。PCU 具体的医疗内容包括：

1. 门诊/家庭姑息治疗

门诊治疗的患者应尽可能定期到门诊复查（门诊姑息治疗），并结合门诊姑息进行是否入院的判断、制定紧急情况下的对策及随诊和随诊护理等。

2. 住院姑息治疗

(1) 缓解癌症进展中伴随的症状及痛苦，尤其是对疼痛、呼吸困难以及由恶病质引发的食欲不振、全身倦怠感等身体症状及不安、抑郁、谵妄等精神症状进行的积极治疗。

(2) 维持日常生活的独立性，维持饮食、排泄、步行等日常活动，并努力做一些力所能及的事情，改善生活环境。

(3) 接受死亡与帮助护理，并通过交流支持让患者家属能够接受患者死亡的过程及缓解预期的家属悲痛，在临终期专业地指导患者家属进行死亡护理。

第二章 晚期肿瘤患者的症状控制及治疗方法

第一节 晚期肿瘤患者的症状控制及管理原则

一、充分地了解症状,严密地观察病情

症状的控制是从密切观察患者开始的,即便是很小的事情,也应倾听患者的述说。按照患者的主诉去捕捉症状,尤其注意不要过小评价症状。晚期肿瘤患者有复杂的症状,所以详细地倾听每个症状是重要的。这时,患者的主诉,患者的表情、声调、态度及行动都应注意,要动用五官进行观察。

例如,疼痛是一种令人不快的感觉和情绪上的感受,伴随有现存的或潜在的组织损伤。疼痛经常是主观的感受。慢性疼痛的患者并不一定能看出疼痛的样子,有时被错当成忧郁。另外,了解饮食、排泄、睡眠、清洁、移动、姿势等日常生活动作的变化,有时也能成为诊断的线索。此外,从家属那里了解患者的情况也很有用。然后,重要的是频繁地查房,并进行 24h 持续观察。

二、正确的病因诊断

病因不同,症状控制的原则就会不同。因此,正确的病因诊断是重要的。

首先,是详细地询问病史,把症状开始的时间和发病形式、症状的内容(包括性质、部位、程度、持续时间)及其推移、伴随症状、症状的经过、使之恶化或减轻的因素等作为中心,认真地倾听病史。

其次,是诊察。诊察基本是视、触、叩、听四诊,必要时进行神经系统检查。特别是对疼痛的患者,为了检查有无

骨转移，可在疼痛部位轻轻地用叩诊锤叩击，确定有无叩击痛是很重要的。

根据这些病史和诊察，大部分诊断可以确立。因此，可以把检查控制在最低限度。

三、对患者进行充分的说明

几乎所有的患者，都想知道目前自己正在经历的症状是怎样发生的。如果不能充分地解释所发生的症状，患者就会不安、烦躁。尽管因种种理由不能告知患者病名，但对患者进行充分的症状说明是可行的，这对控制症状也是非常有益的。

在检查上也是同样，必须向患者清楚地说明检查的目的。当检查结果出来的时候，也必须向患者说明其结果。并且尽可能用通俗、易于理解的语言说明。但对过于详细的说明反而不安的患者来说，应另当别论。

四、以"预防为主"进行控制症状的治疗

很多患者的症状都是持续的。用药物治疗时，为了不使症状再次出现，要进行定期的口服或持续皮下注射药物进行治疗，以维持持续的效果。

症状再次出现后才用药的按需给药方式，不能充分地控制症状。特别对疼痛的治疗，强调按时给药。治疗时，必须制订现实的、阶段性的治疗目标。例如，癌性疼痛的治疗目标，首要的是夜间止痛，使之能够保证有充分的睡眠时间。其次是白天止痛。但是，骨转移及神经压迫导致的疼痛，要达到活动时也不疼痛是很难的，所以制订治疗目标时应加以考虑。

第二节 晚期恶性肿瘤不同分期的治疗及调护原则

本节是从晚期肿瘤前期、中期、后期及死亡前期的不同阶段，从对患者本人和患者家属的不同角度，论述对患者的治疗和调护及对家属的支援。

一、晚期肿瘤前期

1. 对患者的治疗和调护

（1）癌性疼痛控制：癌性疼痛是肿瘤患者主要的症状之一，大约70%的患者都有中度至重度的疼痛经历。尽管晚期肿瘤已不能治愈，但癌性疼痛是可以完全控制的。因此，癌痛的临床评估是满意控制癌痛的最关键一步，其必然会影响到治疗方案的正确性和治疗效果的满意度。癌性疼痛控制包括以下主要步骤：①详细的病史，要相信患者的疼痛主诉。②疼痛程度评估。③疼痛特性评估，包括疼痛的定位、性质、发作方式等。④评估疼痛所带来的影响，包括功能活动情况、心理状态、社会影响、并发症等。⑤体格检查，包括疼痛部位的检查、神经系统检查及其他相关检查。⑥诊断性检查，包括肿瘤学检查、神经生理检查等。关于癌痛的处理应作为姑息治疗的重点和难点，详见后文。

（2）肿瘤患者其他躯体常见症状的处理：此时患者往往同时伴有多种症状，而且症状之间可能存在联系，例如，疼痛的患者，可引起或加重焦虑、厌食、睡眠差等，这些症状反过来又可加重患者的疼痛，由此就形成了一个恶性循环。治疗上除应着重消除病因之外，对症治疗对提高其生存质量也是非常重要的。

（3）社会心理问题：社会心理障碍主要表现为恐惧、愤怒、焦虑、抑郁及孤独等。因此，患者的心理需求增加，对患者的心理康复就显得尤为重要。

（4）精神支援：每个人都有权利享有思想、道德观念及宗教上的自由。因此，姑息治疗必须首先承认、尊重、评价患者的精神状态，然后才能够提供充分的精神支持。

2. 对家属的支援

（1）病名告知：关于病名告知，在我国由于文化、历史等多方面原因，大多数家属在患者被诊断为癌症后，并不主张立刻告诉患者本人。但是随着时间的推移，对于是否告知患者本人，众多家属陷入迷惑之中。所以医生不是要把自己的想法强加于家属，而是要站在家属的立场上，共同商量如何做到对患者最好。

另外，在家属中，往往不让老人和孩子知道患者已经为癌症晚期。但是，在不远的将来，他们就要直接面对患者的死亡，而且是在无任何准备的情况下，这将是非常残酷的。所以，应该逐渐地向他们渗透患者的病情，让他们有心理准备是必要的。

（2）对接受患者死亡的援助：对家属的支援应从接受患者的死亡开始，应该抱有同情心。虽然很残酷，但还是要让家属知道，患者余下的时间不多了；虽然治愈是不可能的，但我们会尽最大努力，请从现在起做好思想准备。

二、晚期肿瘤中期

（一）对患者的治疗和调护

对患者来说，这个时期的症状会更加突出、严重。因此，采取最佳支持治疗是首选的。比如：

1. 肾上腺皮质激素的使用

临床上对患者的食欲不振、喘促、声音嘶哑等症状，应用肾上腺皮质激素常有效。此外，作为镇痛的辅助用药也是有效的，所以其适应证非常广泛。但是长期应用激素时，可能出现如下副作用：口腔真菌感染、皮下出血、满月脸、兴奋、活动性亢进、骨质疏松等症状。尤其对于口腔真菌感染，要更加注意。

2. 高营养输液的中止

此期患者由于食欲及进食量的影响，往往需要额外给予营养支持。但过多的高营养输液本身就可以成为胸腹水的增多、全身水肿加重等症状的诱发或加重因素，反而会加重患者的痛苦。此外，高营养输液不但不能延长生命，有些时候反而会缩短生命。所以有时仅停止高营养输液，变为普通维持输液常能缓解患者的痛苦。

维持输液控制在每天 500~1000mL，一般不会增加水肿、胸腹水的程度；同时，要注意根据患者的尿量随时调整入液量。

3. 日常生活的支援

在这个时期，患者体力低下，曾经能够自己独立完成的饮食、移动、排泄等日常生活也会开始感到痛苦，大多数时候需要协助才能得以完成。特别是大小便，大多数患者都有"不想让别人照顾二便"的想法，所以重要的是尽可能帮助患者自己独立排泄，如把患者扶到卫生间等。

4. 宗教的关照

一到这个时期,不管是否知道病名,大多数患者都能切身感到自己的死亡已经临近。随着身体衰弱的同时,也开始考虑神的存在、人生的意义及自己经历的苦难;此外,还有对自己的过去后悔、烦恼或考虑死后的世界。倾听患者的心声,不是简单地鼓励,或回避,而采取医患共同思考的方式是重要的。但有时通过宗教家的援助也可以使患者沉静下来。

(二) 对家属的支援

1. 对预期悲叹的关照

所谓预期悲叹,是指由于预感到患者将迎来死亡,其家属的悲哀、叹息。有些家属不能充分表现出上述典型的悲叹的时候,往往在患者死后,表现出病态的悲叹。医护人员有必要持有这样的心情,即家属可以表现出悲哀,可以流泪。有条件可以预备能保护隐私的房间,让家属可以尽情哭泣。这个预期悲叹随患者的死亡而终止。在那以后,开始了死别的悲哀。

2. 对延长生命和缓解疼痛的矛盾心情的理解

家属的共同的心愿是尽可能延长患者的生命,但又不希望患者痛苦。患者一旦逐渐衰弱,痛苦增加,家属希望减轻其痛苦的愿望比延长其生命要强烈。在为缓解患者痛苦而采取治疗措施时,应向患者家属说明,这些治疗不会缩短生命。而且,有必要不让家属产生缩短了生命的罪责感。

三、晚期肿瘤后期

(一) 对患者的治疗和调护

1. 如何使患者安逸

到了晚期肿瘤的后期,患者的自主活动基本丧失。因此,要注意保持舒适的体位,生活空间在床上,有时到了想坐也坐不起来,或身体稍微活动一下也疼痛或痛苦的程度。这个时期,重要的是使患者安逸,可利用枕头等保持通气,摆放好肢体姿势及关节角度。勿使四肢重叠和躯体扭转。缓和紧张的肌肉,使患者能舒适地休息。

2. 持续皮下注入

这一时期,患者常由于恶心、呕吐、吞咽困难、衰弱、意识低下等原因,使药物的口服困难。这时,用持续皮下注入药物来控制症状,且不增加患者痛苦是非常有用的方法。所谓持续皮下或静脉注入,是用小型的可携带皮下注射泵,把微量的药物持续皮下注入的方法，如止痛泵、止吐泵的使用。

3. 对神志改变的处理

大约30%的晚期肿瘤患者可出现谵妄，特别是高龄或有脑肿瘤、脑血管疾病的患者，或者全身衰弱进行性发展的患者，容易出现谵妄。这时，重要的是鉴别原因。其中，由高钙血症引起的神志改变，往往容易遗漏。另外，也要注意药物性谵妄的出现。因为，药物性谵妄只要把该药中止或减量即可改善症状。

作为对症处理，有时仅让家属陪护就可以使患者沉静下来，或仅使病室明亮、安静，就可以使症状减轻。还要注意，有时仅是膀胱或肠管的胀满（尿便的潴留）就可以引起意识混乱。耐心、热情地接诊患者，使患者认为医生对自己的情况很了解，这是最重要的。

4. 镇静的考虑

如果能在保持清醒意识的情况下缓解痛苦，这是最好的，但是到了晚期肿瘤后期，这很难办到。因此重要的是尽可能地到最后也使患者保持清醒的意识，让患者与家属有语言的交流。

当病情变化或进行性衰弱时，常出现全身乏力、呼吸困难、谵妄状态等无法缓解的痛苦，这时用药物镇静就显得很重要。与家属商谈，说明镇静是唯一而且最好的办法，并且不会缩短生命，这是非常必要的。征得同意后实施镇静治疗，镇静有各种各样的方法，可根据情况选择。

（二）对家属的支援

1. 对护理疲劳的关照

到了这时，家属不论在身体上还是精神上都相当疲劳，特别是一直陪护在患者身旁的家属，他们的疲劳是难以想象的。"很累吧""注意身体，家属尽可能排好班，注意休息"等对家属的慰问是重要的。医护人员注意到陪护的劳累，而且经常亲切地安慰，这就是对家属的最大支援。

2. 关于心肺复苏术等抢救措施的商谈

晚期癌症患者逐渐发生多脏器的衰竭，直到呼吸、心脏停止，原则上不实行心肺复苏术等，所以预先与家属就心肺复苏术问题进行充分的说明是重要的。

四、死亡前期

(一) 对患者的处理

1. 把患者作为具有独立人格的人来对待

即便是死亡迫近,几乎没有意识时也要把患者作为具有独立人格的人来对待,这是重要的。在诊疗和护理操作前,要像对正常患者一样,称呼姓名,看到医护人员把患者还作为有人格的人对待,家属是很安心的。

2. 死前喘鸣的对应

所谓死前喘鸣是指患者临近死亡时,由于气道内分泌物增加,即使不用听诊器也可以听到从下咽部到喉部的呼噜声。此时患者的意识低下,所以他并不知道痛苦,但是对家属来说,是难以忍受的痛苦。对此,用山莨菪碱治疗有效。

3. 非语言的交流

持续衰弱下去,死亡临近时,患者的意识低下,几乎不能用语言交流,这时以握手、抚摸手臂、抚摸头发等非语言的交流为中心。即使不能说话,但通过医护人员的接触,患者也能安心。到最后阶段,也争取采用交流的姿态是重要的。

(二) 对家属的说明

1. 对死前症状的说明

在患者死亡前,家属比较在意的症状是呼吸的变化和呻吟。随着死亡的临近,下颌式呼吸、深大呼吸等开始出现,这时患者意识低下,已经从痛苦中解脱出来。但是家属看到患者好像痛苦的呼吸,心里很难受。这时应向家属说明:"到了晚期,就会出现这种状态,但是患者已经从痛苦中解脱出来了。我们看到这些,心里难受,但患者已经不痛苦了,请安心。"随着死亡临近,呻吟开始,有时很难停止。这时应说明:"身体一旦衰弱下去,呻吟是无意识的,并不是痛苦的表现,请安心。"

2. 告诉应做的事情

患者衰弱,对呼唤不回应时,家属就不知道如何是好,仅是一动不动,什么也不干,在患者身边是很难受的。这时要建议家属:"不时抚摸一下患者的手脚,然后不时呼唤一下,这样才能使患者安心。"可以向家属灌输这样的思想,即患者的听觉直到死前还保留着,即使对呼唤的反应表现不出来,耳朵还能听见。因此,要经常与患者说话、呼唤。

第二篇

晚期癌症患者的症状管理

第三章 癌症疼痛的管理

第一节 癌症疼痛的定义和分类

癌症疼痛（cancer pain，简称癌痛）是癌症患者最常见和最恐惧的症状之一，常比癌症引起的死亡更令人恐惧。癌痛的发生率比较高，初诊癌症患者疼痛发生率约为25%，晚期癌症患者的疼痛发生率为60%~80%，其中1/3的患者为重度疼痛。癌痛如果得不到缓解，将会从生理、心理、精神和社会等多个方面降低患者的生存质量。

一、疼痛定义

国际疼痛研究学会（IASP，1994）提出疼痛的定义为："疼痛是一种令人不快的感觉和情绪上的体验，伴随着组织损伤或潜在的组织损伤。"

疼痛经常是主观的，每个人在生命的早期就通过损伤的经历学会了表达疼痛的确切词汇，无疑这是一种身体局部或整体的感觉，而且也总是一种令人不愉快的情绪上的感受。疼痛作为感觉，与视、听、触、压等感觉不同，有其特殊的属性。首先，痛觉不是一个独立的、单一的感觉，往往和其他感觉混杂在一起，组成一种复合感觉；其次，痛觉伴有强烈的情绪色彩，构成相当复杂的心理活动。疼痛还具有"经验"的属性，同样的损伤对不同的人，甚至同一个人在不同的时间里都会产生不同的结果。因此，疼痛作为感觉，既有生理学范畴的感觉、知觉的内容，也有心理学范畴的心理经验成分。另外，疼痛还可引起一系列的躯体运动性反应和自主神经性反应。

对患者而言，疼痛一方面是机体面临伤害性刺激或疾病的信号，另一方面又是影响生活质量的重要因素之一。对医生而言，疼痛既是机体对创伤或疾病的反应机制，也是疾病的症状。从医学伦理学和尊重人权的角度出发，每一个医务工作者都应该充分认识到患者有陈述疼痛、得到完善镇痛、受到尊重、并得到心理和精神上支持的权利和知情权。

二、癌痛分类

1. 从癌症患者疼痛的原因分类

(1) 由癌症本身引起的疼痛：由原发或转移性肿瘤直接浸润、压迫邻近组织及神经纤维，引起周围组织的缺血、水肿、坏死或各种"管道"阻塞，并释放化学致痛物质所引起的疼痛，这是最常见的原因。

(2) 与癌症相关的疼痛：非肿瘤直接引起，但是与肿瘤的发生与发展有着明显的相关性。①由于少数肿瘤有内分泌功能，可释放化学致痛物质，产生非转移性全身症状而出现疼痛，如骨关节病综合征（杵状指、骨关节痛、骨膜增生等）、重症肌无力、多发性肌肉神经痛等。②晚期癌痛患者由于机体过度消耗，营养不良，生活自理能力丧失所致一系列病理生理变化，如褥疮、便秘、肌肉痉挛等引起的疼痛。③放疗、化疗均可使患者免疫力低下，或晚期肿瘤患者免疫功能低下，易伴发带状疱疹等感染而产生疼痛。

(3) 与癌症诊疗措施相关的疼痛：疼痛由一些有创性诊断及治疗措施引起，如骨髓穿刺、组织活检、腰椎穿刺、胸腹腔穿刺等操作引起的疼痛；手术所致的瘢痕痛、神经损伤；化疗引起的神经病变、栓塞性静脉炎、口腔黏膜炎等；放疗引起的皮肤黏膜损伤及局部纤维组织增生压迫而产生疼痛。

(4) 与癌症无关的疼痛：癌症患者既往就有的疾病产生的疼痛，如痛风、关节炎及静脉炎等。

(5) 心理－社会因素引起的疼痛：如焦虑、抑郁、恐惧等可诱发或加重疼痛。

2. 从疼痛持续时间和性质分类

(1) 急性疼痛：是指近期产生且持续时间较短的疼痛。急性疼痛通常为伤害感受性疼痛，有明确的原因，如手术、创伤、烧伤、分娩痛、心绞痛、胆绞痛、肾绞痛、骨折痛和牙痛等。急性疼痛作为一种重要的自我保护机制，具有"报警"作用，它引起人们的警觉，提醒人们及时避开或除去伤害性刺激，防止或减少躯体受到进一步伤害，通常在实际存在的或潜在性病理学改变解除后自行消退，对镇痛药治疗和病因治疗有良好反应。如果在初始阶段疼痛未得到完全控制，急性疼痛有可能会发展为慢性疼痛，这可能是由于疼痛传导通路发生病理性改变所致。急性癌痛可由诊疗措施引起,也可因病情突然变化而发生。

(2) 慢性疼痛:是指持续时间超过正常的组织愈合时间(一般为 3 个月)的疼痛。慢性疼痛与急性疼痛的发生机制既有共性也有差异。慢性疼痛的发生,除伤害感受性疼痛的基本传导调制过程外,还可表现出不同于急性疼痛的神经病理性疼痛机制,如伤害感受器过度兴奋、受损神经异位电活动、痛觉传导中枢敏感性过度增强、离子通道和受体表达异常、中枢神经系统重构等。慢性癌痛具有渐进性、长期性和复杂性,疼痛程度与组织损伤程度可呈分离现象,可伴有痛觉过敏、痛觉异常、常规止痛治疗疗效不佳等特点,常导致患者抑郁和焦虑,造成身心极大伤害,严重影响其生活质量。癌痛的缓解依赖于肿瘤细胞的杀灭或阻断痛觉传导通路。多数慢性癌痛患者的预期生存时间有限,通常较少考虑药物的依赖性或可能引起的长期毒性。

(3) 持续性疼痛 (persistent pain,简称持续痛):也称为基础性疼痛或基线疼痛 (baseline pain)、背景痛 (background pain),是指患者主诉 24h 内有 12h 或以上处于一般疼痛强度的状态。

(4) 爆发性疼痛 (breakthrough pain,简称爆发痛):也称为突破性疼痛、突发性疼痛,是指患者的基础性疼痛在按时服用阿片类药物得以满意控制时,仍然出现的短暂的疼痛加剧 (欧洲姑息治疗学会,2012) (见图 3-1)。慢性癌痛中约 2/3 患者可发生爆发性疼痛。

①爆发痛的类型。

A. 伴发性疼痛 (incident pain):也称为诱发性疼痛 (precipitated pain),指疼痛发作由特殊活动或事件引发,因而有时候是可预测的。伴发性疼痛细分成 3 类:自主性伴发痛(由自主活动引起,如身体移动、吞咽、解尿、排便)、非自主性伴发痛 (由不自主活动引起,如咳嗽、肠道或膀胱痉挛等) 和操作性疼痛 (与诊疗措施有关,如组织活检、化疗、放疗等)。半衰期短的即释阿片类药物可用于治疗预期性爆发痛,可在预期性疼痛发作前 20~30min 内给药。

B. 自发性疼痛 (spontaneous pain):也称为特发性疼痛 (idiopathic pain),指疼痛发作与可识别的诱发因素无关,因而是不可预测的。

②爆发痛的特征：与一般的持续性疼痛相比较，爆发痛通常具有不规律的发生频率、急性发作、中到重度疼痛，疼痛常在数分钟内快速恶化，且持续时间短（15～30min）。

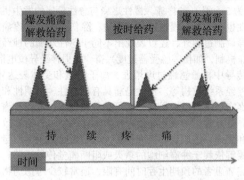

图 3-1　持续痛与爆发痛模式

（5）剂量末期疼痛（end of dose failure pain）：指疼痛发生在按时服用阿片类药物方案的剂量间期末端。其特性为疼痛逐渐形成，且持续时间一般也较其他种类的爆发痛更久。此类疼痛与按时给予的止痛药基础剂量不足或前后给药的时间间隔过长有关，因此，调整按时给药的基础药量或给药时间间隔，将会使这类疼痛获得显著的改善。

（6）未控制的持续性疼痛（uncontrolled persistent pain）：指疼痛总是不能被当前的按时阿片类药物方案控制。需调整按时给药的基础药量或给药时间间隔，才能缓解疼痛。

3. 从病理生理学角度分类

（1）伤害感受性疼痛（nociceptive pain）：是指伤害性刺激（组织损伤或炎症）致敏和/或激活完整的伤害性感受器（nociceptors），后者将刺激转换为神经冲动并传入中枢神经系统而产生的疼痛。伤害感受性疼痛是机体对损伤所表现出的生理性痛觉神经信息传导与应答的过程。伤害性刺激（noxious stimulus）是指可激活伤害性感受器的刺激。伤害性感受器（nociceptor）是接受躯体或内脏伤害性刺激的第一级神经元的纤维末梢，是一种对组织损伤或对长时间存在可引起组织损伤的刺激具有特异敏感性的感受器。伤害感受性疼痛包括躯体痛和内脏痛。躯体痛能精确定位，常表现为锐痛、跳动性或压迫性疼痛。内脏痛多由癌浸润、牵拉或挤压胸腔或腹腔内脏所致，通常表现为定位不够准确的弥漫性钝痛和绞痛，当癌侵及器官被膜或肠系膜时疼痛性质则变为尖锐、持久或跳动性。

(2) 神经病理性疼痛 (neuropathic pain)：是指因损伤或疾病导致周围或中枢感觉神经系统受损而引起的疼痛。由于周围感受器、传入神经或中枢神经受损，导致其自发性或异位性放电而引起疼痛，常表现为刺痛、烧灼样痛、放电样痛、枪击样疼痛、麻木痛、麻刺痛、幻觉痛、中枢性坠痛、胀痛，常合并自发性疼痛、痛觉异常、痛觉过敏和病态痛觉。

①神经病理性疼痛的分类：

解剖分类：a. 周围神经病理性疼痛：由于解剖结构、化学或代谢等因素所致的周围神经结构的损伤，如肿瘤压迫、外科手术、糖尿病、化疗或放疗后、带状疱疹后神经痛和三叉神经痛等。b. 中枢神经病理性疼痛：周围或中枢神经结构损伤引起脑或脊髓病理生理改变，可造成中枢神经病理性疼痛。虽然中枢神经痛和周围神经痛界限分明，但周围神经损伤后会对中枢神经系统产生继发的细胞水平改变，影响躯体感觉。

病因分类：分为代谢性、外伤性、肿瘤性（压迫、浸润、转移）、感染性、缺血性、遗传性、中毒性、免疫介导性和特发性等，这种分类方法有助于疼痛病因的鉴别诊断。

②神经病理性疼痛的特征：a. 痛性感觉缺失（在感觉缺失区出现的疼痛）。b. 痛觉异常（痛阈下降，对正常情况下的无痛刺激感到疼痛，如触摸痛）。c. 痛觉过敏（反应增强，对正常情况下的疼痛刺激产生过度痛反应）。d. 病态痛觉或痛觉过度（痛阈上升，反应增强，对刺激产生异常疼痛反应，可伴随痛觉异常、痛觉过敏、感觉过敏或痛性感觉异常。可表现为对刺激的性质和定位的误判、迟发性和放射性感觉、感觉残留，疼痛常见爆发性特征）。e. 阵发性疼痛（自发性电击样、刺痛）。f. 感觉异常（非痛性异常感觉，如麻木感）。g. 痛性感觉异常（不愉快的异常感觉，如麻刺痛）。h. 牵涉性疼痛。

神经病理性疼痛是一种最难治疗的疼痛，对治疗具有耐受性，特点是患者对 NSAIDs 无反应，对阿片类耐受或不敏感。辅助镇痛药（抗抑郁药和抗惊厥药等）可能有效，但不良事件较多。

(3) 混合性疼痛:是由伤害感受性疼痛和神经病理性疼痛混合而成的疼痛。

第二节 癌痛评估的原则及方法

一、癌痛全面评估原则

(1) 相信患者的主诉:对疼痛的评估一定要相信患者的主诉,也就是说疼痛应该像患者所说那样,而不是医生认为应该是怎样。应让患者和家属参与疼痛强度评估。

(2) 收集全面、详细的疼痛病史:包括疼痛的潜在病因、部位、程度、性质、时间特征(持续性、间断性及爆发性)、加重或减轻的因素,镇痛治疗(过去、现在)情况及疗效,目前治疗存在的问题,重要器官功能情况,心理因素及精神状态,家庭及社会支持情况,以及既往史(如精神病史、药物滥用史)等。

(3) 进行仔细的体格检查,尤其是神经系统的检查。

(4) 收集其他(实验室、影像学检查)有关疼痛的客观资料,评估引起疼痛的潜在病因及确定是否需要进行特殊治疗,例如:存在先兆脊髓压迫时,仅给予阿片以缓解疼痛是不恰当的,应考虑添加皮质激素和局部放疗。

(5) 评估放疗、手术、化疗在疼痛控制中的潜在作用。

(6) 镇痛治疗开始前,应与患者和家属讨论制订疼痛控制的个体化目标;治疗开始后,需对治疗有效性和不良反应再评估(动态评估)。

二、癌痛程度的量化评估

1. 主诉评级量表法 (verbal rating scales, VRS)

0级(无痛)。

Ⅰ级(轻度疼痛):虽有疼痛但可以忍受,能正常生活,睡眠不受干扰。

Ⅱ级(中度疼痛):疼痛明显,不能忍受,要求服用镇痛药物,睡眠受到干扰。

Ⅲ级(重度疼痛):疼痛剧烈,不能忍受,需用镇痛药物,睡眠受到严重干扰,可伴有自主神经紊乱或被动体位。

2. 数字评分量表法 (number rating scales, NRS)

如图 3-2 所示，数字分级法用 0~10 代表不同程度的疼痛，0 为无痛，10 为剧痛。按照疼痛对应的数字将疼痛程度分为：轻度疼痛 (1~3)，中度疼痛 (4~6)，重度疼痛 (7~10)。应该询问患者：你的疼痛有多严重？由医护人员根据患者对疼痛的描述选择相应的数字或让患者自己圈出一个最能代表自身疼痛程度的数字，以表明其疼痛程度。

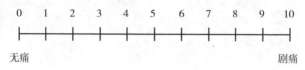

图 3-2 数字疼痛程度评分法

以上两种分级法相互对应如表 3-1。

表 3-1 VRS 与 NRS 分级法相互对应	
VRS	NRS
无痛	0
轻度疼痛	1~3
中度疼痛	4~6
重度疼痛	7~10

3. 视觉模拟量表法 (visual analogue scale, VAS)

此法即画线法，用一条长 10cm 的直线，左端代表无痛，右端代表最剧烈疼痛。让患者在线上最能反映自己疼痛程度之处画一交叉线。评估者根据患者画"×"的位置估计患者的疼痛程度，如图 3-3 所示。

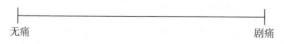

图 3-3 视觉模拟量表

4. 面部表情量表法

由医护人员根据患者疼痛时的面部表情状态，对照"面部表情疼痛评分量表"（见图3-4）进行疼痛评估，适用于表达困难的患者，如儿童、老年人，以及存在语言或文化差异或其他交流障碍的患者。

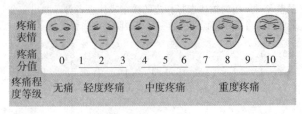

图3-4 面部表情疼痛评分量表

5. 简明疼痛评估量表（BPI）

评估疼痛及其对患者情绪、睡眠、活动能力、食欲、日常生活、行走能力、与他人交往等生活质量的影响（见附件）。应当重视和鼓励患者描述对止痛治疗的需求及顾虑，并根据患者的病情和意愿，制订患者的生活质量最优化目标，进行个体化的疼痛治疗。

6. 疼痛处理效果评估

（1）完全缓解（CR）：无痛（VRS法）或疼痛缓解100%（NRS法）。

（2）部分缓解（PR）：疼痛较给药前明显减轻，睡眠基本不受干扰（VRS法）或疼痛缓解大于50%（NRS法）。

（3）轻微缓解（MR）：疼痛较给药前减轻，但仍有明显疼痛，睡眠受干扰（VRS法）或疼痛缓解小于50%（NRS法）。

（4）无效（NR）：与基线比较，疼痛无减轻。

第三节 癌痛的治疗原则

一、癌痛的治疗原则

癌痛应当采用综合治疗的原则，根据患者的病情和身体状况，有效应用止痛治疗手段，持续、有效地消除疼痛，预防和控制药物的不良反应，降低疼痛及治疗带来的心理负担，

传递和调节,其中 μ1、δ2 和 κ3 在脊髓上水平参与镇痛调节,μ2、δ1 和 κ1 在脊髓水平参与镇痛调节。μ1 受体是与镇痛相关的最主要受体,μ2 受体激动主要与不良反应相关。现有的阿片类药物对 μ 受体的选择性无明显差别。因此,现有的强阿片类药物作用机制相似,不良反应也相似,而吗啡是其中最经典的强阿片类药物。δ 受体与 μ 受体不同,它潜藏在神经细胞内部,既有镇痛作用,又有致痛作用,因为运载受体的囊泡内含有致痛物质神经肽。κ 受体激动既能产生镇痛效应,又能引起痛觉超敏。

表 3-3 阿片受体配体及激动效应

受体	激动剂	拮抗剂	激动效应
μ	β 内啡肽	纳洛酮	镇静
	吗啡	纳曲酮	瞳孔缩小
	芬太尼		呼吸抑制
	舒芬太尼		心动过缓
	哌替啶		欣快或淡漠
			抑制胃肠蠕动
			恶心、呕吐
δ	脑啡肽	纳洛酮	镇痛和抗镇痛
			瞳孔扩大
			呼吸兴奋
			心动过速
			谵妄
κ	强啡肽	纳洛酮	镇痛和痛觉超敏
			瞳孔缩小(弱)
			呼吸抑制(弱)
			镇静、焦虑

NSAIDs，对轻度疼痛有效，若无禁忌证则可适用于任何程度疼痛的治疗。

1. NSAIDs

不同 NSAIDs 有相似的作用机制，可以抑制肿瘤浸润局部组织所引起的致痛物质前列腺素的合成，具有止痛和抗炎作用，常用于缓解轻度疼痛，或与阿片类药物联合用于缓解中、重度疼痛。此类药物对炎性疼痛和骨关节疼痛治疗效果较好。不能同时使用两种 NSAIDs。当一种 NSAIDs 药物增加到一定剂量后，仍达不到止痛效果，或疼痛持续或加剧时，不宜再更换其他 NSAIDs 药物，而应升级到第二阶梯用药。常用于癌痛治疗的 NSAIDs 包括：阿司匹林、布洛芬、双氯芬酸、吲哚美辛、塞来昔布等。NSAIDs 常见的不良反应有：消化性溃疡、消化道出血、血小板功能障碍、肾功能损伤、肝功能损伤等。其不良反应的发生，与用药剂量及使用持续时间相关。

2. 扑热息痛

扑热息痛（对乙酰氨基酚）具有与 NSAIDs 药物相似的镇痛效果，其胃肠道出血风险低，也不抑制血小板聚集，更安全，宜优先考虑与阿片类药物联合使用，但其缺乏外周抗炎活性，所以适用于非炎性疼痛。长期大量使用时应注意肝脏毒性。近日，美国食品药品监管局（FDA）声明称，将督促医生避免开出含量超过 325mg/ 片扑热息痛的药物，以减少对患者肝脏损伤。

3. 复合制剂

非阿片类药物无成瘾性，但有天花板效应，如果非阿片类药物日用剂量已达到限制性用量而疗效不佳时，应考虑更换为阿片类止痛药；如为联合用药，则只增加阿片类止痛药用药剂量。

二、阿片类

阿片类镇痛药又称为麻醉性镇痛药，它是癌痛治疗的核心药物。该类药物与中枢神经系统内的阿片受体结合而产生镇痛作用。

体内存在多种阿片受体，至少可分为 μ、κ、δ 3 种（见表 3-3）。每一类型阿片受体又存在不同的亚型，至少已发现 $\mu 1$ 和 $\mu 2$ 受体，$\delta 1$ 和 $\delta 2$ 受体，$\kappa 1$、$\kappa 2$ 和 $\kappa 3$ 受体。除了 $\kappa 2$ 受体尚不清楚之外，已发现各亚型受体均参与痛觉

续表

药品	常用剂量	给药间隔	给药途径	极量	不良反应
塞来昔布	100~200mg	12~24h	口服	400mg	轻度胃肠反应
美洛昔康	7.5~15mg	24h	口服	15mg	轻度胃肠反应
萘丁美酮	1000mg	24h	口服	2g	轻度胃肠反应

表 3-2 常用非阿片类药物

药品	常用剂量	给药间隔	给药途径	极量	不良反应
扑热息痛	325~650mg 1000mg	4~6h 6h	口服	4g（肝功能不全和老龄患者≤3g）	极小，肝肾毒性
阿司匹林	500~1000mg	4~6h	口服	4g	胃肠道溃疡，出血，血小板聚集，抗肝肾毒性
布洛芬	200~400mg	4~6h	口服	2.4g	胃肠道溃疡，出血，血小板聚集，抗肝肾毒性
吲哚美辛	25~50mg 50~100mg	8h 24h	口服 直肠	150mg	胃肠道溃疡，出血，血小板聚集，抗肝肾毒性
萘普生	250~500mg	6~8h	口服	1.5g	胃肠道溃疡，出血，血小板聚集，抗肝肾毒性
双氯酚酸	25~50mg	6~8h	口服	200mg	胃肠道溃疡，出血，血小板聚集，抗肝肾毒性

后连接输液泵,以连续滴注或间断推注的方式控制疼痛,其优点是起效迅速,镇痛效果可靠,可用于需要迅速缓解疼痛、其他给药方式效果不佳及副作用过大的疼痛患者。

8.其他给药途径

(1) 鼻腔给药:芬太尼鼻腔喷雾给药较静脉给药安全、易操作,能够安全、有效地控制癌症爆发性疼痛。

(2) 椎管内给药:包括硬膜外和蛛网膜下腔(鞘内)给药。在脊髓后角存在高密度的阿片受体,这是阿片类药物脊髓应用的理论基础。与常规给药的途径相比,阿片类药物椎管内给药具有用量小、作用强、不良反应小的特点。吗啡注射剂是最常用的药物,吗啡不同给药途径的等效镇痛比,静脉:硬膜外:蛛网膜下腔给药 =1:0.1:0.01。硬膜外给药通常用于非癌症疼痛,不良事件包括导管脱落、污染、硬膜外腔脓肿等。蛛网膜下腔给药提高了镇痛效果,减少感染机会,为顽固性癌痛治疗提供了一种新的方法,但需采用患者自控镇痛(patient-controlled analgesia,PCA)技术或持续注药泵技术,需要较为复杂的穿刺和包埋皮下输液港,治疗费用高。

(3) 脑室内注射:具有止痛效果可靠、止痛作用时间长、每次用药量少的特点。适用于癌症晚期全身多发性疼痛的患者,与内分泌相关的癌症治疗效果更好,但安装脑室内导管需要较为复杂的穿刺,患者的管理需要更高的要求。

(4) 吸入给药:肺泡面积巨大($60m^2$),肺毛细血管中血液循环迅速、肺泡上皮细胞的通透性大,使肺泡成为有效的吸收药物的器官。吗啡及海洛因易于经肺吸收,但目前尚无经肺吸入的气雾制剂镇痛药物供临床使用。

第五节 镇痛药的合理使用

应当根据癌症患者疼痛的程度、性质、现行的镇痛治疗和伴随疾病情况以及患者的意愿,合理选择止痛药物和辅助药物,个体化调整用药剂量、给药频率,防治不良反应,以期获得最佳的止痛效果,减少不良反应发生。

一、非阿片类(治疗轻度到中度疼痛)(见表3-2)

非阿片类药物是癌痛治疗的基本药物,包括扑热息痛和

有芬太尼口腔黏膜贴片、舌下含片供临床使用，多用于阿片类药物耐受癌症患者爆发性疼痛的临时性处理。

5. 肌肉注射

水溶性药物在深部肌肉注射后，吸收十分迅速。但具有刺激性的药物或注入的药液容量过大，均可导致疼痛。此外，刺激性药物可以导致注射的局部组织发生无菌性炎症，形成硬结，明显影响药物的吸收。临床使用中不仅有疼痛问题，而且吸收也不可靠。因此，长期使用肌肉注射治疗疼痛，存在血药浓度波动大、加快阿片类药物的耐药性、止痛效果不确切、维持时间不稳定等问题。目前肌肉注射多用于急性疼痛时临时止痛治疗，临床不推荐用于长期的癌痛治疗。

6. 皮下给药

可不经过肠道，无药物的首过效应，吸收的时间较口服用药方式明显缩短，止痛作用起效快，生物利用度高。对于不能口服（顽固性的恶心呕吐、肠梗阻、严重吞咽困难）、无法应用透皮贴剂或需要紧急处理的严重疼痛患者，可首选皮下给药途径。有资料表明，皮下给药具有静脉给药方式80%的效能。为了迅速控制患者的疼痛和精细调整患者的用药剂量，可以首先采用皮下注射法进行剂量滴定，在获得稳定的止痛效果后，改用皮下持续注射给药或转换为口服给药（如有可能）。持续皮下注射给药安全而且简便，优于持续静脉注射，因此作为各种药物的给药方法在姑息治疗病房中频繁使用。其优点是装置比较小，不影响患者活动；针刺入拔出简单，痛苦小。将27G翼状针及输液管连接至自动注射器泵后，在腹壁上插入27G翼状针并固定好，调节注速。皮下吸收的入液量最好在1mL/h（每日约24mL）。皮下连续注药的方式本身无特殊副作用，但应注意留置针所放置的部位如时间过长，有可能出现局部刺激、感染、药物吸收延迟等问题，一般1~3周更换留置针和穿刺部位一次，基本可以避免上述问题。若出现合并皮下给药的禁忌证（如外周水肿、凝血功能障碍、末梢循环差以及需要高容量或高剂量），应考虑静脉给药。

7. 静脉给药

水溶性药物可以直接静脉注射，避开了影响药物吸收的各种因素。静脉注射是迅速、有效和精确的给药方式，血浆药物浓度迅速达到峰值，用药后快速产生止痛作用，但过高的血药浓度可能会引起不良反应。目前多采用中心静脉插管

到如此高的血药浓度,其血药浓度仅在有效镇痛阈内,不产生欣快感等现象,所以长期口服不易造成心理依赖性(成瘾)。

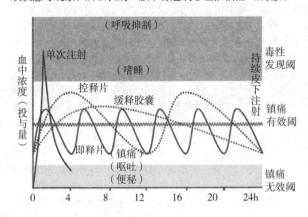

图3-6 阿片类镇痛药的血药浓度与药理作用

2. 透皮吸收给药

透皮吸收给药是使止痛药物透过皮肤,通过扩散作用进入皮下的微血管进而发挥止痛效应。芬太尼透皮贴剂采用缓释技术,持续72h释放药物,在初次用药时,一般在6~12h起效,可用于疼痛相对稳定的患者。其优点是使用简单有效、对人体无创伤、血药浓度稳定、疼痛控制时间长、无首过代谢及便秘、嗜睡等副作用低于吗啡口服给药。

3. 直肠给药

直肠的吸收面积小,吸收后的药物有部分直接进入体循环,药剂吸收率取决于直肠内有无粪便和药剂在直肠的位置(越接近直肠壁则越利于吸收)。吗啡片剂可以直肠内用药,缓释吗啡直肠用药的效果与口服用药相同,口服/直肠等效镇痛强度比为1∶1。直肠给药适用于严重呕吐或口服困难者。尽管阿片直肠给药是有效的,但很多情况下并无合适的剂型,而且很多患者也不愿采用这一给药方式,故直肠给药应仅作为次选途径。

4. 口腔给药

口腔黏膜有丰富的淋巴管和血管,药物吸收后直接进入体循环,因此避免了药物的首过代谢,对口服生物利用度低的药物具有重要意义,适用于胃肠道功能障碍的患者。目前

要按时给药,即在癌痛过程中,不管时轻时重,甚或暂时无痛,都要按照规定的时间间隔规律性给药。按时给药有助于维持稳定、有效的血药浓度,能够有效地缓解持续性疼痛。

所有药物都有一定的起效时间、达峰时间与作用持续时间,疼痛出现后再给药,即便皮下注射或静脉注射也难以立即止痛,且其止痛效果会显著减弱。当其血药浓度降低到低谷,药效持续时间终了,则疼痛加剧,所以应在药效终了前给药,以预防疼痛再现。普通即释阿片类药物口服给药应每4h给药1次,口服缓释阿片类药物如硫酸吗啡缓释片、盐酸羟考酮缓释片,应每12h给药1次。在出现爆发痛时,均应按需立即给予解救剂量的即释阿片。

4. 个体化给药

由于个体差异,使用阿片类药物时,阿片类药物无理想标准用药剂量,应当根据患者的病情,个体化滴定药物剂量,以确保疼痛得到有效缓解。同时,还应鉴别是否有神经病理性疼痛的性质,考虑联合辅助药物。所谓滴定(Titration)是指要根据患者的个体情况,对阿片类药物的使用剂量进行调整,在可耐受药物不良反应的剂量范围内,达到最佳疗效剂量。最佳疗效应该根据患者的具体情况、预期的治疗目标来制订。

5. 注意具体细节

对使用止痛药的患者要加强监护,密切观察其疼痛缓解程度和药物不良反应。医护人员要将药物的正确使用方法、可能出现的副作用告诉患者,目的是要患者能获得最佳疗效而发生的不良反应最小。

三、镇痛药的给药途径

1. 口服给药

口服给药是晚期癌痛患者首选的给药途径,具有以下特点:a. 方便,不受人员、地点限制,便于应用,易于调整剂量。b. 效果满意。c. 副作用小,耐受性及躯体依赖性低。

阿片类镇痛药的血药浓度可分为3个层次,低浓度时无镇痛作用,高浓度时出现毒性反应,可产生欣快感、嗜睡、呼吸抑制等,两者之间为有效镇痛阈,此时镇痛效果良好,而上述轻重不等的毒性反应并不出现(见图3-6)。麻醉性镇痛药注射时的血药浓度短时可达到毒性反应阈,出现欣快感、镇静、嗜睡现象,这正是吸毒者所追求的目的,而口服给药通常不会达

治疗效果不佳的中度疼痛患者提供了更多的治疗选择。若疼痛仍不能控制或加重，则应进入第三阶梯。

(3) 第三阶梯：强阿片类药物 ± 非阿片类药物 ± 辅助药物。强阿片类药物如吗啡、羟考酮、芬太尼，适用于中度到重度疼痛。该类药物无"天花板效应"。

非阿片类药物与阿片类药物联合应用可增强镇痛效果，并能减少阿片类药物的用量，从而减少阿片类药物的副作用。针对疼痛性质的不同，在各阶梯均可加辅助药物，例如诊为神经病理性疼痛，应联合抗抑郁类药物、抗惊厥类药物、局部麻醉药或皮质激素等。

二、三阶梯止痛原则

1. 口服给药

阿片类止痛药物有多种剂型和给药途径，在可能情况下，力争口服给药，若患者不能口服，则选用透皮贴剂或直肠无创性给药途径，最后选用有创给药，如皮下给药、静脉给药或患者自控镇痛。

2. 按阶梯给药

根据患者的疼痛程度选择相应阶梯的止痛药物（见图3-5）。对于一开始就呈中度到重度疼痛的患者可以跳过第一阶梯，直接进入第二或第三阶梯。

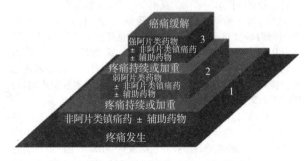

图 3-5 WHO 癌痛三阶梯止痛疗法

3. 按时给药

按时给药指按规定时间间隔规律性给予止痛药。一般性疾病的药物治疗多是按需给药，而癌痛药物治疗不同，一定

满足患者对机体功能和舒适度的需求,以期最大限度地提高患者生活质量。

从无创性和低危性治疗方法开始,然后再考虑有创性和高危性治疗方法。对处于早期、正在接受积极治疗的患者,治疗的目的是使疼痛充分缓解、患者能耐受抗癌治疗所必需的各种诊治措施,从而提高抗癌效果;对于晚期患者,其目的是充分缓解疼痛,改善其生活质量并达到相对无痛苦的死亡。

二、疼痛控制的目标设定

数字评估法的疼痛强度 < 3 或达到 0;24h 内爆发痛次数 < 3 次;24h 内需要解救给药次数 < 3 次。

国外也有学者提出将睡眠时无痛、休息时无痛及活动时无痛作为疼痛控制标准。

第四节 癌痛的药物治疗

药物治疗是控制癌痛的主要手段。WHO 癌症三阶梯止痛治疗方案是一个在国际上被广泛认同的疼痛药物治疗原则。

一、WHO 癌症三阶梯止痛的含义

三阶梯止痛是指根据患者疼痛程度(轻、中、重度)的不同,分别选择第一、第二及第三阶梯的止痛药物。

(1) 第一阶梯:非阿片类药物 ± 辅助药物。非阿片类药物对轻度疼痛有效,包括扑热息痛和非甾体类抗炎药(NSAIDs)。该类药物有"天花板效应"或"封顶效应",即当药物增加到一定剂量后,疼痛仍不能控制时,再增加剂量也不会提高疗效而只能增加不良反应。若疼痛不能控制或加重,则应进入第二阶梯。

(2) 第二阶梯:弱阿片类药物 ± 非阿片类药物 ± 辅助药物。弱阿片类药物如可卡因和曲马朵,适用于轻度到中度疼痛患者,或经规律口服扑热息痛或 NSAIDs 不能满意控制的轻至中度疼痛患者。2012 年欧洲姑息治疗学会(EAPC)发表了《阿片类镇痛药物在癌痛治疗中的应用:EAPC 基于循证医学证据的推荐》,指南推荐将低剂量第三阶梯阿片类药物(如吗啡每日剂量 ≤ 30mg 或羟考酮每日剂量 ≤ 20mg)归入第二阶梯药物,可用其替代可待因或曲马朵,为弱阿片类药物

出，故不宜用于多痰黏稠的患者。不推荐成人一次用量超过1.5mg/kg，因为副作用增加而止痛效果没有增加。该药与扑热息痛合用其血药浓度增加1.5倍。

(2) 布桂嗪（强痛定）：布桂嗪仅属二阶梯药物，可单独给药或与非阿片类药物联合应用，镇痛强度为吗啡的1/3，比解热镇痛药的药效强，为氨基比林的4~20倍。对皮肤、黏膜、运动器官（包括关节、肌肉、肌腱等）的疼痛有明显的抑制作用，对内脏器官疼痛的镇痛效果较差。无抑制肠蠕动作用，对平滑肌痉挛的镇痛效果差。

(3) 曲马朵：曲马朵仅属二阶梯药物，可单独给药或与非阿片类药物联合应用，每日剂量不超过400mg。本药为人工合成的不典型弱阿片类镇痛药物，具有双重作用机制，可同时作用于μ阿片受体和去甲肾上腺素、5-羟色胺受体以达到镇痛效果。其与阿片受体亲和力很弱，对μ受体的亲和力相当于吗啡的1/6000，对κ和δ受体的亲和力仅为μ受体的1/25。其镇痛强度为吗啡的1/10~1/8，其镇咳强度为可待因的1/2。对平滑肌和横纹肌无作用。曲马朵的副作用与剂量相关，常见的副作用有恶心、呕吐、头晕等，应遵循从低剂量开始，缓慢逐渐加量的原则。起始剂量每次25~50mg、每日1~2次，最大量每日400mg。应注意不能与5-羟色胺类药物（包括SNRIs）同时使用，以避免5-羟色胺综合征的风险。

2.强阿片类

此类药物可治疗慢性中度到重度癌痛（NRS ≥ 4）（见表3-6~表3-8）。

(1) 吗啡：吗啡是最常用的强阿片类药物，常用于剂量滴定、基础性疼痛和爆发痛的治疗。

口服吗啡是首选的给药途径。口服即释吗啡来控制基础性疼痛的用药频率为每4h给药1次，睡前可剂量加倍，夜间不必叫醒患者。口服吗啡缓释片常用于疼痛稳定的患者，应每12h给药1次，应同时备用即释吗啡用来处理爆发痛。尽管口服给药是推荐的给药途径，但当患者存在需要紧急处理的严重疼痛时，应该进行胃肠外阿片滴定和治疗，常用的给药途径是皮下或静脉给药。吗啡直肠给药时，其吸收不经过肝脏代谢而直接进入体循环。相同计量的吗啡直肠给药比口服给药的血药浓度高。在腹泻、便血时或人工肛门给药时，因为吸收不稳定一般不用。肾功能障碍时需注意吗啡代谢产物蓄积易引起的中枢神经毒性（特别是谵妄）。

表3-6 常用强阿片类药物

药物	半衰期(h)	常用有效剂量	给药途径	作用持续时间(h)
盐酸吗啡	2~3.5	5~30mg/4~6h	口服	3~6
		10mg/1~6h	皮下	
吗啡缓释片		10~30mg/12h	口服	8~12
芬太尼透皮贴剂		25~100μg/h	透皮贴剂	72
盐酸羟考酮缓释片	4.5~5.1	10mg/12h	口服	12
哌替啶	2~3	50~100mg/4~6h	肌注	2~4

表3-7 阿片类药物的药代动力学

药物	起效时间	峰效时间	药效持续时间
口服即释药物（吗啡、可待因、羟考酮）	0.5h	1~2h	3~4h
缓释口服药（吗啡、羟考酮）	1h	2~3h	12h
皮下注射药物（吗啡）	10~15min	30min	3~4h
静脉内药物（吗啡）	5min	15~30min	1~2h
芬太尼透皮贴剂	12h	24~48h+	72h

表 3-8 吗啡不同给药途径与口服镇痛强度之比

给药途径	口服/直肠	静脉/皮下	硬膜外	蛛网膜下腔
转换比	1	1/3	1/15~1/10	1/100~1/50

(2) 芬太尼透皮贴剂：芬太尼透皮贴剂最好用于阿片需要量稳定的患者，应每72h更换。同吗啡相比嗜睡及便秘等副作用均轻。由于没有经肾排泄的代谢产物，肾功能障碍时使用也不受限制。要注意，皮肤温度超过40℃时，吸收率增加30%。因为国内没有芬太尼的口服制剂，爆发痛时要使用短效吗啡制剂解救。口服吗啡与芬太尼透皮贴剂的等效镇痛剂量换算比为100∶1，例如，口服吗啡60mg/d=芬太尼透皮贴剂25μg/h（600μg/d）。

(3) 羟考酮：羟考酮是常用的强阿片类药物，口服吗啡与羟考酮的等效镇痛剂量换算比为1.5∶1~2∶1，例如，口服吗啡60mg/d=口服羟考酮30~40mg/d。

(4) 哌替啶：哌替啶只作用于μ受体，并且是一个弱激动剂。其代谢产物去甲哌替啶具有中枢神经毒性作用，且半衰期较长，连续使用哌替啶易在体内蓄积中毒。故哌替啶只适用于治疗急性疼痛。WHO已将哌替啶列为癌症治疗不推荐的药物，建议使用吗啡及其他止痛药物。

(5) 双膦酸盐：该类药物常用于癌症骨转移，破骨细胞活性增加导致骨吸收而引起的重度骨痛，并可减轻骨溶解所造成的一系列并发症，如高钙血症、骨折、需要放射治疗等。

①帕米膦酸：60~90mg，大于4h静脉滴注，每3~4周重复。

②伊班膦酸：4~6mg，静脉滴注，每3~4周重复。

③唑来膦酸：4mg，大于15min静脉滴注，每3~4周给药1次。

三、阿片类药物的剂量滴定

1. 滴定的目的和适应证

每个人对疼痛的耐受程度不同，对阿片类药物敏感度的个体差异也很大，同一个患者在癌症的不同病程阶段其疼痛程度也在变化,在阿片类药物治疗前很难预测其有效镇痛剂量,因此,当患者开始阿片类药物治疗时,应个体化滴定药物剂量,以确保疼痛得到有效缓解。滴定目的是快速获得满意镇痛所需的最低全日阿片类药物剂量以及可耐受的不良反应。滴定过程就是发现有效镇痛剂量的过程。

阿片类药物滴定适应证包括:a.需要开始接受阿片类药物治疗的患者。b.需要阿片类药物转换的患者。c.已经接受强阿片类药物治疗,因病情变化出现疼痛加剧或新发疼痛需要增加剂量的患者。d.由于之前长期的用药不足,需要高强度快速干预的患者。

2. 阿片耐受的判断

判断患者是否存在阿片耐受,是确定阿片类药物初始剂量的前提。阿片耐受是指无疾病进展前提下,持续给予阿片类药物出现的一种生理性适应现象。美国FDA对阿片耐受的定义是:已按时服用阿片类药物至少1周以上,且每日总量至少为口服吗啡60mg、芬太尼透皮贴剂25μg/h、羟考酮30mg、氢吗啡酮8mg、羟吗啡酮25mg或等效剂量其他阿片。不符合上述阿片耐受定义的患者,阿片剂量未达到上述标准并持续1周或更长时间时,则定义为阿片未耐受。

阿片耐受主要表现在两个方面:一是镇痛效果减低,表现为持续给予阿片类药物后镇痛作用逐渐减弱甚至消失,需增加阿片类药物剂量才能获得同等镇痛效果,即药物的量效曲线右移所呈现的临床现象;二是除便秘之外的副作用逐渐减轻甚至消失的现象,阿片类药物相关的副作用,如恶心、呕吐、嗜睡、头晕、皮肤瘙痒等一般会随着耐受的产生而逐渐减轻,甚至消失,机体对便秘很少产生耐受或只产生较弱的耐受。阿片耐受的形成机制复杂,主要是阿片受体表达、活化过程及胞内信号转导系统发生变化,相同血药浓度下阿片与受体结合数量下降或结合后效应发生变化,直接导致阿片的量效曲线右移。耐受性是阿片类药物的正常药理学现象,不影响药物的继续使用,但应注意与阿片剂量不足和阿片所致的痛觉敏化相鉴别。

3. 滴定策略

近年来,美国《NCCN成人癌痛指南》建议对中、重度癌痛患者阿片类药物滴定的最初24h应采取"积极的滴定策略",根据患者的疼痛程度按需给药,力求尽快控制疼痛。滴定时可选择口服和静脉（或皮下）途径给药。口服给药是滴定时主要的给药途径，其优势在于无创而且简便易行，门诊或住院患者均可施行。静脉（或皮下）给药主要适用于住院患者、重度疼痛、止痛药用量较大并需频繁调整剂量、不能口服药物或存在口服吸收障碍等患者。静脉（或皮下）给药的优势在于起效、达峰时间快，其劣势在于操作相对复杂、比口服用药风险高，需严密观察和频繁调整，患者依从性较差，对医护人员的要求较高。药物通常选择半衰期短的阿片类药物，对轻度到中度癌痛的患者也可选择缓释剂型，但需同时按需给予一种即释阿片类药物以处理未控制的基础性疼痛。吗啡是滴定阶段的首选药物，该药的全球可获得性最高，且价格低廉、剂型丰富，既有口服片剂和口服液，也有注射剂型。此外，患者在该阶段获得稳定的疼痛缓解后向缓释剂型转换时，也有明显优势，与其他阿片类药物的剂量转换相比明确，便于临床使用。

(1) 口服即释吗啡滴定方案。

确定初始剂量：阿片未耐受患者口服即释吗啡（峰效应60min）初始剂量为5~15mg；阿片耐受患者初始剂量为前24h所需吗啡总量（按时给药以及按需给药的剂量）的10%~20%。

后续剂量：每隔60min再评估剂量的有效性和不良反应，根据疼痛程度调整后续剂量（见图3-7），直到疼痛改善且充分控制后，在最初24h按需给予当前有效剂量。如果2~3个剂量周期后疗效不佳，考虑静脉（或皮下）滴定或阿片类药物转换。

(2) 静脉吗啡滴定方案。

确定初始剂量：阿片未耐受患者静注吗啡（峰效应15min）初始剂量为2~5mg；阿片耐受患者初始剂量为计算前24h所需吗啡总量，换算成等效静脉吗啡总量，给予静脉吗啡总量的10%~20%。

后续剂量：每隔15min再评估剂量的有效性和不良反应，根据疼痛程度给予后续剂量（见表3-9），直到疼痛改善且充分控制后，在最初24h按需给予当前有效剂量。如果2~3个剂量周期后疗效不佳，考虑进行全面疼痛评估。

(3) 皮下吗啡滴定方案。

确定初始剂量：阿片未耐受患者皮下注射吗啡（峰效应30min）初始剂量为2~5mg；阿片耐受患者初始剂量为计算前24h所需吗啡总量，换算成等效皮下吗啡总量，给予皮下

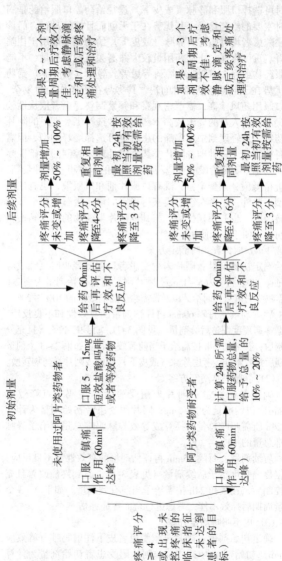

图 3-7 口服即释吗啡滴定方案

吗啡总量的 10%～20%。

后续剂量：每隔 30min 再评估剂量的有效性和不良反应，根据疼痛程度给予后续剂量（见表 3-9），直到疼痛改善且充分控制后，在最初 24h 按需给予当前有效剂量。如果 2～3 个剂量周期后疗效不佳，考虑进行全面疼痛评估。

表 3-9　剂量滴定增加幅度参考标准

疼痛程度	剂量滴定增加幅度
疼痛无变化或加重	增量 50%～100%
疼痛减轻但控制不充分	重复相同剂量
疼痛改善且充分控制	在最初 24h 按需给予当前有效剂量

（4）口服缓释羟考酮（奥施康定）滴定方案。

确定初始固定剂量：阿片未耐受的患者，中度疼痛（NRS 评分 4～6 分者）初始固定剂量为 10mg，q12h；重度疼痛（NRS 评分 7～10 分者），初始固定剂量为 10mg～20mg，q12h。阿片耐受的患者初始固定剂量：前 24h 阿片类药物总剂量，转换为等效缓释羟考酮，q12h。

补充剂量：按时给药期间每隔 60min 再评估剂量的有效性和不良反应，对未控的疼痛，应按需给予口服即释吗啡，其剂量为 24h 所需等效吗啡总量的 10%～20% 或 q4h 单次剂量的 50%～100%。每 24h 调整用药 1 次（见表 3-10），直至疼痛改善且得到充分控制。

表 3-10　盐酸羟考酮缓释片剂量滴定示例

固定剂量	未控疼痛的补充剂量	按需给药次数	24h 阿片总量	次日给药
口服羟考酮缓释片 20mg，q12h	口服即释吗啡 10mg	3 次	所需口服羟考酮缓释片总量：20×2+10×3/1.5=60mg	固定剂量：口服羟考酮缓释片 30mg，q12h。补充剂量：口服即释吗啡 15mg

四、阿片类药物的维持用药和爆发痛处理

如果疼痛被有效控制[无痛(0分)或基本不痛(NRS 1~3分)],应计算前24h所需短效阿片类药物总量作为次日维持用药的基础剂量,制订维持用药计划,例如,口服即释吗啡10mg,q4h。

当24h阿片类药物的止痛剂量比较稳定时,考虑将短效阿片类药物更换为缓释阿片类药物来控制慢性持续性疼痛,例如,即释吗啡片10mg, q4h→吗啡缓释片30mg, q12h。

在按时给药的基础上,应当同时备用短效阿片类药物以针对爆发性疼痛进行解救治疗。解救剂量应为当前全日总量的10%~20%或q4h单次剂量的50%~100%。治疗预期性爆发痛可在诱发动作开始前20~30min内给药。每日解救用药次数≥3次时,应当考虑增加按时给药的基础药量(例如,可将前24h解救给药剂量计入按时给药的基础药量中),而非增加给药次数。当调整按时给药剂量时,应同时调整解救剂量(见表3-11)。

表3-11 爆发痛处理示例

固定剂量	解救剂量(爆发痛剂量)	爆发痛给药次数	24h阿片总量	次日给药剂量
口服即释吗啡10mg, q4h	口服即释吗啡10mg	3次	10×6+10×3=90mg	固定剂量:15mg, q4h。解救剂量:15mg
口服缓释吗啡30mg, q12h	口服即释吗啡10mg	3次	30×2+10×3=90mg	固定剂量:45mg, q12h。解救剂量:15mg

五、阿片类药物剂量滴定的注意事项

(1)患者的意愿是选择滴定给药途径的重要参考因素,应尽量尊重和满足患者的意愿。

(2)恰当的止痛剂量是指在作用时间内既能充分镇痛又

无不可耐受的不良反应的剂量。

（3）老年、虚弱、恶病质的患者，应选择较低的起始剂量，缓慢增量，避免过量。

（4）所有接受滴定治疗后疼痛仍然维持在中度以上的患者需要继续进行阿片药物滴定或者再评估阿片类药物滴定疗效，同时应当考虑特殊的疼痛状况以及考虑专科会诊。

（5）如果患者出现难治的不良反应，疼痛评分又≤3分，考虑阿片止痛药减量10%~25%，然后再评估止痛效果，并且对患者进行密切随访以确保疼痛不再加剧。

（6）重视对药物不良反应的预防。

（7）有肝、肾功能损伤的患者应根据不同阿片类药物的药代动力学特点合理选择用药，避免药物蓄积中毒。吗啡的主要代谢产物为吗啡-6-葡糖苷酸（M-6-G）和吗啡-3-葡糖苷酸（M-3-G），前者具有强大的镇痛作用，后者虽无镇痛作用，但却是导致吗啡中枢毒性的主要物质。肾脏功能不全时，两种代谢产物都极易在体内蓄积，导致药物过量或毒性增加。因此，严重肾功能损害的患者（肾小球滤过率< 30mL/min），应慎用吗啡。芬太尼的排泄受肾脏功能影响较小，肾功能不全时不易导致蓄积中毒，因此尤其适用于合并肾功能不全的老年患者。

（8）告知患者及家属用药初期可能出现嗜睡或补睡情况，不必紧张。

（9）考虑阿片类药物的使用安全性，严格执行我国麻醉药品管理和处方规定，避免药物滥用或流弊的产生。

六、阿片类药物的转换

阿片类药物的转换是指在合理滴定药物剂量的前提下，首选的阿片类药物不能在疗效和副作用方面达到最佳平衡时，需换用另一种第三阶梯药物镇痛的临床过程。阿片类药物转换的目的是在镇痛和不良反应之间找到更好的平衡。其药理学理论基础为各种阿片类药物之间存在不完全交叉耐受性。患者应用第三阶梯药物止痛时，如疼痛不能有效控制，且不良反应加重或难以有效治疗时，可能会从阿片转换获益。

在需要进行药物转换时，应遵循以下原则：①计算出有效控制疼痛所需服用的目前阿片类药物的24h总量。②计算出新阿片类药物的等效剂量。③如果疼痛得到有效控制，减量 25%~50% 以减少不同阿片类药物之间的不完全性交叉耐药；如果之前的剂量无效，可给予 100% 的等效镇痛剂量或加量 25%。④所有患者在阿片转换后都需要根据临床止痛疗效进行剂量滴定。⑤将每天需要的新阿片类药物剂量按所需的给药次数平分（如口服即释吗啡需每 4h 用药 1 次，即分为 6 份；缓释吗啡每 12h 用药 1 次，即分为 2 份）。

如果临床需要将其他给药途径转换为芬太尼透皮贴剂，应当注意：a. 在使用贴剂前，需先应用短效阿片类药物控制疼痛到较好的状态。对疼痛不稳定、需频繁调整剂量的患者不推荐使用贴剂。b. 计算出所需的 24h 口服吗啡的等效剂量。c. 根据阿片类药物转换剂量换算表换算出芬太尼透皮贴剂每小时用量（见表 3-12）。d. 贴剂的疗效持续时间为 72h，对于有些患者可能只维持 48h。e. 发热、用热灯或电热毯加热等，会加速药物的释放，从而导致给药剂量变化，应尽量避免。⑥同时处方按需给药的吗啡或其他短效阿片类药物，在最初的 8~24h 可能尤为需要。根据 72h 内阿片类药物的额外平均需要量来增加贴剂的剂量。当贴剂作用稳定时，仍需继续备用短效阿片药物治疗爆发痛。

表 3-12 阿片类药物转换剂量换算表

药物名称	等效剂量换算比
口服吗啡转换为口服羟考酮	1.5∶1
口服羟考酮转换为口服氢吗啡酮	4∶1
口服吗啡转换为口服氢吗啡酮	5∶1
口服吗啡转换为丁丙诺啡透皮贴剂 *	75∶1
口服吗啡转换为芬太尼透皮贴剂 **	100∶1

*：60mg 口服吗啡相当于 35μg/h 丁丙诺啡透皮贴剂（相当于 0.8mg/24h）

**：60mg 口服吗啡相当于 25μg/h 芬太尼透皮贴剂（相当于 0.6mg/24h）

七、阿片类药物的停药

对于因其他附加治疗使疼痛已经减轻的患者,镇痛药物应该逐渐减量,即先减量30%,2d后再减少25%,直到每天剂量相当于30mg口服吗啡的药量,继续服用2d后即可停药观察。

八、阿片类药物不良反应的预防和处理

阿片类药物的常见不良反应主要包括便秘、恶心呕吐、皮肤瘙痒、尿潴留、过度镇静和嗜睡、呼吸抑制和精神依赖等。除便秘外,阿片类药物的不良反应大多是暂时性或可耐受的。应把预防和处理阿片类止痛药不良反应作为止痛治疗计划的重要组成部分。

1. 便秘

(1) 便秘症状通常会持续发生于阿片类药物止痛治疗的全过程,多数患者(除外腹泻患者)处方止痛药时需要使用缓泻剂防治便秘,并随阿片用药剂量的增长而增加。

(2) 补充液体。

(3) 增加食物纤维的摄入量。

(4) 如病情允许,可适当进行运动。

(5) 反复评估便秘的原因和严重程度。

(6) 除外肠梗阻,治疗其他原因。

(7) 对于顽固性便秘,不同机制的药物联合治疗比单一用药效果好。目标是每1~2d能够非用力性排大便1次。传统通便药物治疗无效时,可考虑皮下注射甲基纳曲酮。

(8) 考虑增加辅助药物,以减少阿片类药物的用量,或改变给药途径(如口服给药→持续皮下或静脉给药),或转换阿片的种类。

(9) 检查有无粪便嵌塞,必要时行甘油灌肠,或用手抠出大便等。

(10) 灌肠治疗(盐水、自来水等)。

(11) 考虑使用胃肠动力药,如甲氧氯普胺:10~20mg,q6~8h口服。

(12) 考虑神经轴索阻滞(蛛网膜下腔麻醉、硬膜外麻醉以及两者之间的联合)或神经毁损以减少阿片用量。

2. 恶心呕吐

（1）一般不需要常规给予预防性止吐药物。此前用过阿片类药物且有严重胃肠道反应的患者可预先给予止吐药物。

（2）对于阿片相关性呕吐，应采用抗多巴胺能类药物如氟哌啶醇及那些既有抗多巴胺能作用又兼具其他作用机制的止吐药物如甲氧氯普胺治疗。氟哌啶醇 0.5~1.0mg，q6~8h 口服；甲氧氯普胺：10~20mg，q6~8h 口服。

（3）考虑 5-HT3 受体拮抗剂（如格雷司琼 2mg，每日 1 次口服；恩丹西酮，8mg，每日 3 次口服）。

（4）评估恶心的其他原因（如便秘、中枢神经系统病变、放疗、化疗、高钙血症）和严重程度。

（5）难治性恶心时，应考虑阿片转换、更换给药途径或阿片减量。

（6）应考虑神经轴索阻滞、神经毁损或其他介入治疗技术以减少阿片用量。

3. 嗜睡

（1）阿片治疗开始后轻度嗜睡几天后可自行改善。

（2）评估嗜睡的其他原因：如中枢神经系统病变、高钙血症、脱水、菌毒血症、低氧血症。

（3）如果疼痛得到控制，减少阿片剂量。

（4）考虑联合用药，以减少阿片剂量。

（5）考虑用更低剂量而增加给药次数或改变给药途径（如：口服给药→持续皮下或静脉给药），以降低血浆峰浓度，或阿片转换。

（6）考虑加用咖啡因：100~200mg，q6h 口服，或右苯丙胺：5~10mg，每日 1 次口服，或哌甲酯：5~10mg，q6~12h 口服。

（7）阿片治疗疼痛若相对过量时会出现很强的嗜睡（嗜睡倾向），浓度再高时易出现呼吸抑制。

（8）严重嗜睡的对策：考虑神经阻滞疗法以减少阿片用量。

4. 瘙痒

（1）评估其他因素，如其他药物。

（2）如果瘙痒伴随皮疹或荨麻疹，考虑是真正的药物过敏，应转换为另一种阿片类药物。

（3）考虑抗组胺治疗，如苯海拉明：25~50mg 肌注或口服，q6h；或异丙嗪：12.5~25mg，q6h 口服。

5. 尿潴留

尿潴留常发生于老年患者。阿片类药物通过改变膀胱平滑肌张力，使括约肌张力增加而引起尿潴留。由于有耐受性，若症状轻观察即可。必要时对患者进行导尿治疗。

6. 呼吸抑制

（1）因阿片显著过量引起，可出现瞳孔缩小倾向，应减少阿片剂量。

（2）呼吸次数显著减少，小于 8 次/min 时，阿片应暂时停止使用，考虑使用低剂量纳洛酮，将纳洛酮 0.4mg 稀释到生理盐水 10mL 中，0.5mL（0.02mg）静脉注射，每 2min 1 次，如果 20min 内呼吸仍无改善，可能是由于 0.4mg 的纳洛酮不足以逆转摄入体内的阿片类药物，此时应继续注射纳洛酮，直至呼吸改善。

7. "新的"不良反应

新的不良反应随着阿片类药物用药剂量的增加和用药时间的延长而出现。以下不良反应只有在晚期癌症患者接受高剂量阿片类药物时才发生。

（1）认知障碍：在初用阿片类药物或突然增加用药剂量时，患者可能出现短暂性注意力减退及精神运动功能减退症状，阿片类药物诱发的认知障碍在部分患者中可能是永久性的。应给予苯丙胺衍生物（如哌甲酯）进行治疗，可逆转某些认知功能。

（2）对中枢神经系统的其他影响。

①长期接受大剂量阿片类药物治疗的患者，可能出现谵妄、肌阵挛、癫痫大发作甚至痛觉过敏症状，可能因阿片类药物的活性代谢物蓄积所致。

②评估谵妄、肌阵挛、癫痫大发作、痛觉过敏的其他原因（如中枢神经系统病变或转移、高钙血症、其他精神活性药）。

③改善肾功能。

④考虑联合辅助药物，以减少阿片类药物剂量。

⑤考虑阿片类药物减量或转换。

⑥低剂量氟哌啶醇：0.5~2mg，q4~6h 口服，或奥氮平：2.5~5mg，q6~8h 口服，或利培酮：0.25~0.5mg，每日 1~2 次口服，可改善谵妄症状。肌阵挛可用氯硝西泮治疗，氯硝西泮：初始剂量 0.5mg，每日 2 次口服，然后每 3 天滴定 1

次剂量，每日最高用药剂量限制在20mg内。

（3）严重的过度镇静及昏迷：长期接受恒定剂量阿片类药物治疗的患者，一旦发生昏迷，应怀疑是否为阿片类药物的活性代谢物蓄积所致。中断使用阿片类药物后，患者的症状会迅速改善。

九、辅助药物

辅助药物能够增强阿片类药物的止痛效果，或产生直接镇痛作用。辅助药物不能常规给予，应根据患者的需要而定。其作用包括以下方面：a.治疗特殊类型的疼痛，如神经病理性疼痛、骨痛、内脏痛。b.增加主要药物的镇痛效果和减少阿片类药物的毒性反应。c.改善终末期癌症患者疼痛以外的其他症状。此类药物可以用于癌痛三阶梯治疗中的任一阶梯。

1. 皮质激素类药物

此类药物具有抗炎作用，能减轻肿瘤组织周围水肿，从而通过降低对痛觉组织的压迫达到缓解疼痛的目的。对中枢神经系统和周围神经相关的压迫性及破坏性疼痛有效。地塞米松：4~20mg/d，口服或静脉注射，作用强，半衰期长，无盐类代谢的副作用。

2. 抗惊厥类药物

（1）加巴喷丁和普瑞巴林：是钙通道调节剂，是神经病理性疼痛的一线辅助用药。两者作用机制为调节电压门控钙通道 $\alpha 2\delta$ 亚基，减少谷氨酸、去甲肾上腺素和P物质释放。除能减轻疼痛外也可改善患者的睡眠和情绪。药物的吸收受食物影响较小，不与血浆蛋白结合，基本不经肝脏代谢，没有重要的临床药物相互作用。副作用主要为剂量依赖的嗜睡和头晕，肾功能不全的患者应减量。

加巴喷丁：通常起始剂量为300mg/d，每日3次。可缓慢逐渐滴定至有效剂量，常用剂量900~1800mg/d。普瑞巴林是在加巴喷丁基础上研制的新一代药物，药代动力学呈线性。该药起始剂量为150mg/d，分2次使用，常用剂量为150~600mg/d。为避免头晕及嗜睡，应遵循晚上开始、小量使用、逐渐加量、缓慢减量的原则。

（2）卡马西平：是钠通道阻断剂，可作为三叉神经痛的一线用药。初始剂量为200~400mg/d，有效剂量为200~1200mg/d。副作用较多见，包括镇静、头晕、步态异常、低钠血症以及骨髓抑制等。有发生剥脱性皮炎的风险,严重时可发生 Stenens-Johnson 综合征及感染性休克而危及生命。

3. 抗抑郁药

(1) 三环类抗抑郁药 (TCAs):最常用的为阿米替林。可作用于疼痛传导通路的多个环节:阻断多种离子通道,抑制 5-羟色胺和去甲肾上腺素的再摄取,主要在疼痛传导途径中的下行通路发挥作用。目前是治疗神经病理性疼痛的一线辅助药物。阿米替林首剂应睡前服用,每次 12.5~25mg,根据患者反应可每 3~5 天逐渐增加剂量,最大剂量 150mg/d。使用阿米替林时应注意其心脏毒性、窦性心动过速、直立性低血压、心室异位搏动增加、心肌缺血甚至心源性猝死。有缺血性心脏病或心源性猝死风险的患者应避免使用 TCAs。此外,该药可能导致或加重认知障碍和步态异常。

(2) 5-羟色胺、去甲肾上腺素再摄取抑制药类 (SNRIs):常用药物有文拉法辛和度洛西汀等。该类药物选择性抑制 5-羟色胺、去甲肾上腺素再摄取,提高二者在突触间隙的浓度,在疼痛传导途径中的下行通路发挥作用。文法拉辛的有效剂量为 150~225mg/d,每日 1 次。度洛西汀的起始剂量为 30mg/d,1 周后调整到 60mg/d,可 1 次服用或分 2 次服用。常见不良反应有恶心、口干、出汗、乏力、焦虑、震颤等。

4. 双膦酸盐

该类药物常用于癌症骨转移,破骨细胞活性增加导致骨吸收而引起的重度骨痛,减轻骨溶解所造成的一系列并发症,如高钙血症、骨折、需要放射治疗等。

(1) 帕米膦酸:60~90mg,大于 4h 静脉滴注,每 3~4 周重复。

(2) 伊班膦酸:4mg,静脉滴注,每 3~4 周重复。

(3) 唑来膦酸:4mg,大于 15min 静脉滴注,每 3~4 周给药 1 次。

5. 局部麻醉药

局部利多卡因常作为带状疱疹相关神经痛的一线用药。常用剂型有利多卡因凝胶剂及贴剂。副作用包括皮肤红斑或皮疹。

6. NMDA 受体 (N-甲基-D-天冬氨酸受体) 拮抗药

对预防阿片类药物耐受和治疗神经病理性疼痛有效。

氯胺酮:$5\sim20\mu g/(kg\cdot min)$,持续静脉注射或持续皮

下注射。副作用有皮下注射部位的硬结、头晕、多梦。

第六节 其他止痛方法

一、疼痛的非药物疗法

适当应用非药物疗法,可作为药物止痛治疗的有益补充,与止痛药物治疗联合应用,可增加止痛治疗的效果。如有可能,应鼓励患者坚持活动及参与自我管理。非药物疗法包括物理疗法、认知—行为疗法和社会心理支持疗法。这些疗法可能通过增强患者的自控感,直接或间接强化疼痛控制,需与患者沟通方可确定其中哪一种疗法有最佳的止痛效果。

1. 物理疗法

(1) 热敷:热敷可直接提升患处的温度,使皮下血管扩张,加速血液循环和局部代谢,达到消除慢性炎症、止痛、去肿、缓解肌肉痉挛、松弛神经、改善筋腱柔软度及保暖的效果。一般可利用热毛巾、暖水袋、暖袋(先以毛巾包裹,可协助吸收汗液及降低灼伤的机会),直接敷于痛处,每天 2~3 次,每次 15~20min。患有急性化脓性炎症、皮肤炎、血栓性静脉炎、外周血管疾病,患处有伤口、刚愈合的皮肤、水肿部位、失去分辨冷热的能力(例如部分糖尿病患者)、各种内脏出血、不能明白指示者(例如严重老年痴呆症患者),都不宜使用。放射治疗区域组织禁忌热敷,肿瘤部位不推荐热敷。热敷期间,应注意防止烫伤,尤其是小孩、昏迷患者、老年人及患有瘫痪、糖尿病、肾炎等血液循环不好或感觉不灵敏的患者,使用热敷时,应随时检查局部皮肤的变化,如发红起泡时,应立即停止。若疼痛加剧或有不适,应立即停止,并向医护人员查询。

中药热敷法结合药物与热敷的双重作用,使药物通过局部吸收,达到治疗的目的,是临床中常用的方法。操作时可用毛巾蘸取加热好的药液敷于患处或将加热好的膏剂或热奄包直接敷于患处,或外用神灯治疗仪加温至适宜温度,每次治疗时间为 15~30min,1~2 次 /d。

(2) 冷敷:冷敷可使毛细血管收缩、减少局部血流,减轻局部充血、防止炎症扩散、延缓神经传导速度,使冷的感觉居于支配地位,而减轻疼痛。治疗时,患者取合适的体位（既能暴露需要冷敷的部位，又能舒适地保持一段时间），将预先准备好的冷敷用具放置在患处，每次冷敷时间为15~20min，不宜过长。冷敷完毕后，用干毛巾将冷敷部位的皮肤擦干。冷敷不宜用于组织损伤、破裂、水肿、外周血管性病变区域、慢性炎症或深部化脓病灶或放射治疗损伤区域。禁止在心前区附近做冷敷，以避免引起冠状动脉痉挛而发生危险。做冷敷时，要了解患者的感觉，观察患处皮肤的反应，如果感到不适或疼痛、皮肤发灰、出现紫斑或水泡时，应立即停止冷敷。对老人、幼儿、身体极度虚弱者，或失去知觉，或瘫痪患者要特别小心。一般冷敷不宜在肢体的末端进行，以免引起血液循环障碍，而发生组织缺血缺氧。对有伤口或手术后以及眼部冷敷时，冷敷用具一定要严格消毒后使用，以防止污染，引起交叉感染。

（3）锻炼：运动锻炼有助于强化虚弱的肌力、松动僵硬的关节、恢复身体的协调和平衡及提供心血管调节作用。治疗师、家属或陪护可以帮助运动幅度功能受限的患者进行运动锻炼，有助于保持体力和关节功能。在疼痛发作期间，运动锻炼应限制在能够自我照顾的活动范围内。在有可能发生骨折的情况下，应避免承重锻炼。

（4）改变体位：经常改变活动受限患者的体位以保持正确的体位、姿态，可以预防或减轻疼痛，预防褥疮的发生。

（5）限制活动：限制活动对管理急性疼痛、稳定骨折或其他受损肢体或关节是有益的。用可调节的松紧带或吊带固定患者，有助于使其保持正确的体位。保持关节处于最大功能位，而不是最大范围。避免长期限制活动。

（6）经皮神经电刺激：经皮神经电刺激（TENS）疗法是通过皮肤将特定的低频脉冲电流输入人体以治疗疼痛的电疗方法。TENS主要是通过刺激感觉纤维而达到止痛作用，其镇痛机制主要用"闸门"控制假说和内源性吗啡多肽理论来解释。闸门控制假说认为，TENS是一种兴奋粗纤维的刺激，粗纤维的兴奋，关闭了疼痛传入的闸门，从而缓解了疼痛症状。电生理实验证明，频率100Hz左右，波宽0.1ms的方波，是兴奋粗纤维较适宜的刺激。内源性吗啡物质释放假说认为，一定的低频脉冲电流刺激，可能激活脑内的内源性吗啡多肽能神经元，引起内源性吗啡样多肽释放而产生镇痛效果。

一般主张由患者自己选择认为恰当的频率。大多数患者适宜采用刺激频率100Hz,宽度0.1~0.3ms。电流强度以引起明显的震颤感而不致痛为宜。一般15~30mA,依患者耐受而定。治疗时间一般为20min,亦可长达数小时。禁忌证包括带有心脏起搏器的患者,特别是按需型起搏器更应注意,因为TENS的电流容易干扰起搏器的步调;刺激颈动脉窦;早孕妇女的腰和下腹部;有认知功能障碍者不能自己治疗;皮肤破损及化脓;局部感觉缺失和对电过敏患者。

(7) 推拿与按摩:物理刺激产生的机械效应有助于身心放松。推拿和按摩治疗对癌症患者是安全的,但注意应避开肿瘤部位、伤口、皮肤破损区、受过放疗的软组织。

(8) 针灸疗法:针灸几乎可以治疗各种疼痛,而且其治疗效果可达到立竿见影的程度。有关针灸镇痛机制的研究成果相当丰富,一般认为中枢神经系统,除了存在一些对伤害性刺激非常敏感的痛觉中枢外,在中枢各级水平尚存有痛觉调制系统,可以抑制或调制痛觉冲动向中枢的传递,针刺信息和疼痛信息经传入神经进入脊髓,通过一定的神经传导途径和痛觉调制系统的加工整合,使伤害性疼痛刺激引起的感觉和反应受到抑制,从而产生镇痛效应。此外,针灸的镇痛效应还有体液因素的参与。针灸治疗疼痛常用的腧穴有中脘、足三里、内关、公孙、脾俞、胃俞、合谷、曲池、委中等。针灸治疗还能减轻止痛药物所产生的副作用,如便秘、恶心、呕吐、排尿困难等。

2. 认知—行为疗法

疼痛会诱发一些不良的行为和情绪反应,若患者不能恰如其分地评价和应对疼痛,长期处于这种状态会导致明显的认知扭曲和无助感,产生心理障碍。认知—行为疗法是通过改善患者的错误认知,努力去除导致患者不健康情绪及不良反应行为的认知根源,并结合行为训练及其他各种技能的学习,达到缓解疼痛,提高生活质量的目的。认知—行为疗法适用于意识清醒、精神正常、有适当体力的轻、中度癌痛患者,不适用于急性剧烈疼痛的治疗。

实施方法包括评估导致患者能力减弱的心理、社会、行为因素,通过宣传教育和医生、患者、家属间的交流,重塑患者对待疼痛的态度,让患者获得一些有关疼痛和止痛治疗的知识,掌握各种应对疼痛的技巧,增强他们控制疼痛的能力和信心。例如进行放松式训练,如缓慢有节奏的呼吸,或将精力分散在听音乐、看电视、谈话等方面,而不要放在疼痛或伴随疼痛的消极情绪上。

3. 心理—社会支持疗法

心理—社会支持疗法的目的是解决患者一系列精神、心理、社会需要的障碍,消除导致疼痛阈值低下的各种因素(如抑郁、焦虑和恐惧),使疼痛阈值上升,使患者心理承受能力提高。应向患者及其家属提供情感支持,鼓励患者建立起抗疼痛信心,在医疗缓解疼痛的基础上从而延长疼痛缓解的时限。心理疗法适用于意识清醒、精神正常、有适当体力的轻、中度癌痛患者。社会支持也是一个非常重要的方面。应向患者及其家属提供病友互助、免费服务、慈善赠药等社会资源和信息。

二、疼痛的介入治疗

介入治疗前应当综合评估患者的预期生存时间及体能状况、是否存在抗肿瘤治疗指征、介入治疗的潜在获益和风险等。

1. 神经阻滞

神经阻滞是神经病理性疼痛常用的治疗方法,神经阻滞的药物选择必须要考虑以下几方面问题:①药物的作用机制与治疗目的。②不良反应。③联合用药的利弊。目前得到广泛认可的神经阻滞治疗用药主要包括局部麻醉药、糖皮质激素、阿片类药物、神经毁损药物等。根据癌痛的不同部位和范围,选择不同的阻滞方法,包括周围神经阻滞、神经根阻滞、神经丛阻滞、神经轴索阻滞(硬膜外阻滞、蛛网膜下腔阻滞)、交感神经阻滞(星状神经节阻滞)等。神经阻滞应做好充分的患者病情评估,把握神经阻滞的适应证,熟悉阻滞部位的解剖结构、阻滞用药的作用机制、规范的穿刺及操作技术、准确的神经阻滞效果评价及了解其可能的并发症及预防。

2. 神经毁损

损毁神经组织,切断痛觉传导通路,以达到永久性无痛。毁损性治疗包括化学性毁损、物理性(射频、冷冻、放射)毁损和手术性毁损等,为不可逆的治疗,可能产生其所支配区域的感觉麻木甚至肌力下降等并发症,应严格掌握适应证,并取得患者的知情同意。

3. 椎管内镇痛

对于镇痛效果不佳或全身用药时副反应严重的患者,可能会从椎管内给药获益。鞘内药物输注治疗是通过埋藏在患者体内的药物输注泵,将泵内的药物输注到患者的蛛网膜下腔,作用于脊髓或中枢相应的位点,阻断疼痛信号向中枢传递,使疼痛信号无法到达大脑皮层,从而达到控制疼痛的目的。国内常见的鞘内泵配制的药物包括阿片类药物、局麻药、钙通道阻滞剂、α2受体激动剂及NMDA受体拮抗剂等,其中吗啡的临床应用最广,也被视为一线药物。一般初次剂量从胃肠外剂量的1%开始,根据镇痛效果与患者一般情况逐渐调整,以达到最好的镇痛效果和最小的不良反应。

4. 骨科手术

当正侧位X线平片显示一半以上骨皮质破坏时,约2/3的患者将发生病理性骨折或即使无严重骨皮质破坏而长骨的骨破坏超过3cm时,应给予固定术(包括夹板、悬吊等)。一旦病理性骨折发生,应即行内或外固定术。四肢骨肿瘤可采用癌段切除后修复重建的方法,能恢复肢体绝大部分或部分功能、消除和减轻疼痛、降低致残率、延长生命、提高生存质量。

三、病因治疗

针对引起癌症疼痛的病因进行治疗。癌症疼痛的主要病因是癌症本身、并发症等。针对癌症患者给予抗癌治疗,如手术、放射治疗或化学治疗等,可能解除癌症疼痛。

四、患者及家属宣教

癌痛治疗过程中,患者及家属的理解和配合至关重要,应当有针对性地开展止痛知识宣传教育。重点宣教以下内容:鼓励患者主动向医护人员描述疼痛的程度;止痛治疗是肿瘤综合治疗的重要部分,忍痛对患者有害无益;多数癌痛可通过药物治疗得到有效控制,患者应当在医师指导下进行止痛治疗,规律服药,不宜自行调整止痛剂量和止痛方案;吗啡及其同类药物是癌痛治疗的常用药物,在癌痛治疗时应用吗啡类药物引起成瘾的现象极为罕见;应当确保药物安全放置;止痛治疗时要密切观察疗效和药物的不良反应,随时与医务人员沟通,调整治疗目标及治疗措施;应当定期复诊或随访。

第七节 癌痛的中医药诊疗

一、病因、病机

（一）病因

恶性肿瘤中医古称"积证"，在中国古代不同时期，对肿瘤病因的认识也逐渐丰富起来，而癌痛与肿瘤的病因基本一致。

1. 外感六淫邪毒

《灵枢·九针论》曰："四时八风之客于经脉之中，为瘤病者。"提出了"八风"停留在经络之中而成瘤病。《诸病源候论》中曰："恶核者，内里忽有核累累如梅李，小如豆粒……此风邪夹毒所成。"都说明风、寒、暑、湿、燥、火，这六淫邪毒直接侵袭是癌肿形成的因素之一，邪毒之气，由表入里，客邪久留，而致脏腑气血阴阳失调，而出现气滞、血瘀、痰浊等病变，终致癌毒形成，发生癌性疼痛。

2. 七情内伤

元代朱震亨《格致余论》中指出乳岩的病因："……忧怒抑郁，朝夕积累，脾气消阻，肝气积滞，遂成隐核。"情志不遂，肝郁气滞，久则导致血瘀；气机逆乱，气不布津，久则津凝为痰，血瘀、痰浊互结，经络不通，化生癌毒，引发癌肿，日久则导致各种癌痛的发生。而情志与疼痛息息相关，情志舒展，则疼痛可缓，情志郁结，则疼痛更甚。长期的精神刺激或突然受到剧烈的精神创伤，超出了正常生理活动所能调节的范围，造成七情太过或不及均可引起体内气血运行失常。

3. 饮食失节

金代张元素《活法机要》论积证时，亦指出："脾胃虚弱，气血两衰，四时有感，皆能成积。"嗜食肥甘厚味，或常用不洁之物，损伤脾胃，脏腑失调，气血不畅，气虚血瘀，经络不通；脾失健运，水谷精微运输失调，水湿运化不利，则痰浊内生。痰湿阻络，重浊黏腻，则疼痛日久不愈。

4. 正气虚亏

隋代巢元方《诸病源候论》中曰："积聚由阴阳不和，脏腑虚弱，受于内邪，搏于脏腑之气所为也。"先天禀赋不足，或后天失养，致脏腑功能紊乱，各种致病因素乘虚而入，可导致癌毒的发生，此为因虚致实，当癌肿不断增长，更加耗伤人体正气，此为由实致虚，虚实夹杂，迁延日久，导致疼痛不断加重。

(二) 病机

古人认为"积证"的病机主要是正气内虚，而致气滞、血瘀、痰湿、癌毒等病理因素相互纠结，日久积滞而成癌肿，总属本虚标实之证。

(1) "不通则痛"：由于气滞、血瘀、寒邪等病邪壅滞于脏腑经络，使气机运行不畅而导致，临床表现多为实证。

(2) "不荣则痛"：主要是气血阴阳亏虚、经络失养，脏腑亏虚而致，临床表现多为虚证。

因此气、痰、瘀、毒是主要的病理因素。

二、治则治法

临床辨证应该在"不通"和"不荣"的基础上，进一步辨别寒热虚实。以八纲辨证及脏腑辨证为主，分清阴、阳、气、血、寒、热、虚、实。

根据"通则不痛"的理论，治疗上应以通为要。实证多采用理气、祛瘀、利湿、清热等；虚证在补益气血的基础上，同时增加理气行气之品。因此多以行气导滞、活血化瘀、化痰散结、通络止痛、清热解毒为主要治疗大法。

三、辨证论治

1. 寒邪内阻

症状：疼痛暴作，遇寒加剧，得暖稍缓解，小便清长，大便溏薄，舌质淡红，舌苔白腻，脉弦紧。

治法：温中散寒，行气止痛。

方药：良附丸或当归四逆汤加减。

2. 肝郁气滞

症状：疼痛性质以胀痛为主，窜痛，痛无定处，疼痛每因情志增减，胸闷气短，纳呆，嗳气频作，苔薄，脉多见弦象。

治法：疏肝解郁，理气止痛。

方药：柴胡疏肝散加减。

3. 瘀血阻滞

症状：特点是刺痛、拒按、痛处固定，入夜更甚，舌质紫黯或有瘀点瘀斑，脉沉涩。

治法：疏肝解郁，行气止痛。

方药：失笑散合血府逐瘀汤加减。

4. 痰湿中阻

症状：特点是痛而重着，常见胸脘痞满，腹胀身困，头晕嗜睡，舌苔腻，脉沉。

治法：化痰渗湿，理气止痛。

方药：导痰汤合平胃散加减。

5. 热毒壅盛

症状：特点是灼痛、痛处不移，多伴有发热、口渴、出血等。

治法：清热解毒，行气止痛。

方药：五味消毒饮加减。

6. 气血亏虚

症状：疼痛绵绵，隐痛钝痛，疼痛喜按，温热得舒，常伴有头晕，心悸不宁，多梦寐差，舌质淡，苔薄白，脉细弱。

治法：益气养血，温经止痛。

方药：八珍汤加减。

四、常用中药饮片和中成药制剂

1. 常用中药饮片

常用中药饮片有川芎、延胡索、姜黄、三七、乳香、没药、莪术、木香、防风、桂枝、白芍、当归、草豆蔻、天南星、独活、威灵仙、续断、乌药、虎杖、刘寄奴、木芙蓉叶、麝香、冰片、罂粟壳等。这些单味中药中具有镇痛作用的主要化学成分有以下三大类：生物碱类镇痛活性成分、黄酮类镇痛活性成分、皂苷类镇痛活性成分，此外还有多糖类以及许多单体镇痛成分。

2. 口服中成药

（1）元胡止痛片：具有理气、活血、止痛的作用。用于气滞血瘀所致的胃痛、胁痛、头痛及痛经。每次4~6片，每日3次口服。

（2）血府逐瘀口服液：具有活血化瘀、行气止痛的作用。用于气滞血瘀所致的胸痹、头痛日久、痛如针刺而有定处。每次1支，每日3次口服。

（3）气滞胃痛颗粒：具有疏肝理气、和胃止痛的功效。

用于肝郁气滞所致的胸痞胀满、胃脘疼痛。每次5g，每日3次，开水冲服。

（4）平消胶囊/片：具有活血化瘀、止痛散结、清热解毒、扶正祛邪作用，对肿瘤具有一定的缓解症状、缩小瘤体、抑制肿瘤生长、提高人体免疫力、延长患者生存期的作用。每次4~8片，每日3次，饭后服用。

（5）华蟾素片：具有解毒、消肿、止痛功能。用于中晚期肿瘤，慢性乙型肝炎等。每次3~4片，每日3~4次口服。避免与剧烈兴奋心脏药物配伍。

（6）新癀片：具有清热解毒、活血化瘀、消肿止痛作用，可用于癌痛的镇痛治疗，与阿片类药物合用，可加强镇痛作用，并可减轻阿片类药物的便秘、厌食等副反应。每次2~4片，每日3次，饭后服用。

（7）大黄胶囊：具有解毒逐瘀、泻下通便之功，临床试验证明，大黄胶囊配合阿片类药物治疗中重度癌痛，既可缓解阿片类药物的便秘、恶心呕吐等副作用，又能增加其止痛效果。

（8）草乌甲素片：药物成分为草乌甲素，具有较强的镇痛及明显的消炎作用。其镇痛作用是中枢性的，起效时间比吗啡慢，但维持时间长，无成瘾性。适用于各类疼痛患者。每次1片，每日2~3次，温水送服。

（9）西黄丸：具有清热解毒、消癥散结、活血祛瘀止痛之功效。适用于证属痰瘀互结、热毒内盛患者。每次3g，每日2次，温水送服。

（10）片仔癀片：具有清热解毒、消肿止痛之功效，适用于热毒炽盛伴疼痛之患者。每次0.6g，每日3次，温水送服。

（11）玉枢丹：具有化痰开窍、辟秽解毒、消肿止痛之功效，适用于痰热壅盛之疼痛患者。每次1.5g，每日2次口服。

3. 中成药静脉输液

（1）复方苦参注射液：清热利湿、凉血解毒、散结止痛，用于湿热瘀毒内结所致的癌性疼痛、出血。以本品12mL加入200mL生理盐水中静脉滴注，每日1次。

（2）华蟾素注射液：主要成分是干蟾蜍提取物，功能为清热解毒、消肿止痛、活血化瘀、软坚散结。用于中晚期肿瘤，慢性乙型肝炎等。每日或隔日1次，每次10~20mL，用5%葡萄糖注射液500mL稀释后缓慢滴注。每个疗程4周，用药1周后休息1~2日。

(3) 汉防己甲素注射液：功能为镇痛及抗肿瘤。用于关节痛、神经痛。每日200~300mg，用5%葡萄糖或氯化钠注射液稀释后，缓慢静脉滴注。用药6d，停药1d，疗程为3个月。

五、中药外治法止痛

外治法通过外部用药可使药物先在局部组织内形成较高的浓度，将邪毒驱散，局部气血得以疏通，痛症缓解。中药外敷因可经局部皮肤、黏膜吸收，止痛迅速有效，且避免口服药经消化道吸收所引起的一系列灭活作用，从而受到广泛的使用。

(1) 蟾酥膏：为蟾酥、生川乌、两面针、公丁香、肉桂、细辛、七叶一枝花、红花等18味中药制成的中药橡皮膏。功能为活血化瘀、消肿止痛。适用于癌性疼痛。外贴于癌性疼痛区，每24小时换药1次，7d为1个疗程。

(2) 癌痛酊：以散寒止痛为法的中药外用酊剂，方由川芎、三七、地龙、生附子等8味中药组成，药理学研究证实，癌痛酊具有改善血液循环、止痛的功能。临床观察表明，癌痛酊体表给药，经皮肤吸收后，药力直达病所，止痛迅速有效。

(3) 琥珀止痛膏：由山奈、石菖蒲、黄连、马钱子、斑蝥、威灵仙、天南星、蟾酥、琥珀油、丁香罗勒油、薄荷油、八角茴香油、桂皮油、冰片、樟脑等中药制成的中药橡皮胶膏。功能为活血化瘀、消肿散结、通络止痛。用于痰瘀互结引起的肿瘤疼痛、神经性疼痛、风湿痹痛、跌打瘀痛等。外用，贴于洗净的患处。每片橡胶膏可贴1~2d。

(4) 双柏油膏：双柏散是广东省已故名老中医黄耀燊的经验方，由大黄、侧柏叶、黄柏、泽兰、薄荷，按2：2：1：1：1比例配药后研细末而成。双柏散应用蒸馏水和少量蜂蜜煮调成糊状制成双柏油膏，具有活血化瘀、清热解毒、消肿止痛之功效。每次用150~300g，持续止痛6h左右，每天1次。

(5) 常用癌痛外治中药：有学者将"辽宁中医药大学癌痛Access数据库"中收载的治疗癌痛的105个外治方剂录入"中医传承辅助系统"软件，涉及药物207种，利用其软件中集成的数据挖掘方法，分析得到治疗癌痛方剂的药物使用频次，并提取出的药对及关联系数，演化出50个核心组合，从核心组合进一步演化出10个中药癌痛外治新方。药方中主要药物有五倍子、没药、乳香、阿魏、木鳖子、全蝎、黄药子、松节油、附子、全蝎、蜈蚣、鳖甲、壁虎、马钱子、细辛等。由此可见,外用中药多以活血化瘀、通络止痛的驱邪中药为主,旨在药力强劲,直达患处,迅速止痛。

六、非药物疗法

1. 针灸疗法

针刺法又分为普通针刺法、电针法等,具体选穴及操作如下:

(1) 处方:针灸治疗疼痛以局部取阿是穴为主,远处取穴为辅,以及所属脏腑之郄穴配合使用,共奏舒经活络、行气活血之功。

(2) 配穴:随症配穴外还有辨病取穴、辨经取穴等方法。气滞血瘀加支沟、膈俞;气血亏虚加血海、足三里;胸痛加丰隆、少府;胁痛加太冲、丘墟;腹痛加足三里、三阴交;肺癌加风门、肺俞、定喘、丰隆;肝癌、胃癌、胰腺癌加阴陵泉、阳陵泉。常用的腧穴有中脘、足三里、合谷、内关、公孙、脾俞、胃俞、合谷、曲池、委中等。

(3) 操作:毫针刺,泻法,每次留针 1~2h。在体针的基础上,将电针的输出电极接于主穴和配穴(每次可选 2 对 4 穴),以连续波、快频率、强电流连续刺激 30min 以上,以痛止为度,重者可每日治疗 2 次。

2. 其他疗法

其他传统疗法包括耳穴经皮电刺激、磁针疗法、火罐、穴位埋线疗法、艾灸、气功、推拿按摩疗法等。需在专业人员指导下操作。

(1) 气功:我国气功中的静功是放松疗法中静默法的典型代表。练功时采取坐位或卧位,调整呼吸,排除杂念,意守丹田,入静。或者运用意念引导"内气",使之按经络循行路线循环,达到调理阴阳、疏通经络、更新气血、疗养疾病、缓解疼痛的目的。

(2) 推拿按摩疗法:是一种古老的治疗疾病的方法,常用手法有:推、拿、按、摩、揉、捏、弹、拨、点、摇、滚、拍、击、拔伸、牵引、复位等。临床根据不同患者的体质、病症、部位及目的等采取不同的推拿按摩手法。推拿按摩法主要作用于体表局部,通过经络腧穴的作用,能间接影响机体脏腑的功能活动。具有舒筋通络、理筋整复、行气活血、祛瘀止痛等作用，通过刺激的强弱、作用时间的长短、频率的快慢以及手法方向的变化等各种不同性质和量的刺激，对具体脏腑起到治疗作用。

第八节 癌痛管理中存在的误区

在疼痛的诊断和治疗工作中，常存在一些误区，主要集中在对于麻醉性镇痛药的错误认识上。这些误区可能对正确诊断和治疗疼痛、合理使用镇痛药物以及疼痛患者的预后产生不良的影响

一、误认为"癌痛使用非麻醉性镇痛药更安全"

事实上，麻醉性镇痛药相对于应用 NSAIDs 而言更加安全有效。麻醉性镇痛药很少产生胃肠、肝、肾等器官的毒性作用。因此 WHO 在 2000 年就提出"尽管癌症疼痛的药物治疗及非药物治疗方法多种多样，但是在所有止痛治疗方法中，麻醉性镇痛药物是癌痛治疗中必不可少的药物。对于中度及重度的癌痛患者，麻醉性镇痛药具有无可取代的地位"。

二、误认为"剧烈疼痛时才应用镇痛药物"

事实上，及时应用镇痛药物才更加安全有效，而且所需要的镇痛药物的强度和剂量也相对较低，长期得不到充分、有效止痛的患者，更容易出现因为疼痛而导致的神经病理性疼痛，最终引起痛觉过敏和异常痛觉等难以治疗的慢性疼痛。

三、误认为"疼痛治疗能够使患者的疼痛部分缓解即可"

事实上，疼痛治疗的目的除缓解疼痛以外，更重要的是改善功能及提高疼痛患者的生活质量，因此，无痛睡眠是疼痛治疗的最低要求，理想的疼痛治疗除了达到此目的以外，还应该让患者达到无痛休息和无痛活动的目标，以实现真正意义上提高疼痛患者生活质量的目的。

四、误认为"哌替啶止痛效果更好"

哌替啶口服可靠性差,止痛效果仅为吗啡的 1/10,时间只可维持 2.5~3.5h。它的代谢产物——去甲哌替啶,具有潜在的神经系统毒性和肾脏毒性,其半衰期长达 12~16h,长期应用容易在体内蓄积,使出现神经中毒症状,如震颤、幻觉、抽搐、肌阵挛和癫痫发作等。因此哌替啶只可用于短时的急性疼痛,被 WHO 列为不推荐长期使用(尤其是癌痛)的麻醉性镇痛药物。

五、误认为"长期应用麻醉性镇痛药不可避免会成瘾"

事实上,WHO 已经不再使用"成瘾性"这一术语,取而代之的是"药物依赖性"。目前,已经把药物依赖性区分为身体依赖性(或称为生理依赖性)和心理依赖性,前者是指机体长期应用麻醉性镇痛药时产生的一种机体适应状态,如果突然停药(或突然减少用量),患者会出现一系列的生理功能紊乱或严重反应,即戒断综合征;后者是指没有疾病时,为了达到某种心理和精神上的享受而出现的不择手段的觅药行为。只要患者的病情需要,短期使用不要考虑麻醉性镇痛药的心理依赖性,在癌症疼痛的治疗过程中很少出现心理依赖性。

附件

简明疼痛评估量表(BPI)

患者姓名: 病案号: 诊断:
评估时间: 评估医师:

1. 大多数人一生中都有过疼痛经历(如轻微头痛、扭伤后痛、牙痛)。除这些常见的疼痛外,现在您是否还感到有别的类型的疼痛?
 (1)是 (2)否
2. 请您在下图中标出您的疼痛部位,并在疼痛最剧烈的部位以"X"标出。

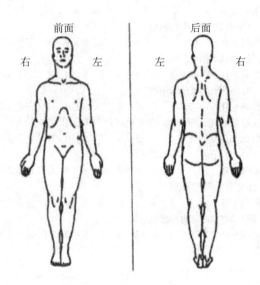

前面　　　　　　后面
右　　　左　　　左　　　右

3. 请选择下面的一个数字,以表示过去 24h 内您疼痛最剧烈的程度。
(不痛) 0　1　2　3　4　5　6　7　8　9　10(最剧烈)

4. 请选择下面的一个数字,以表示过去 24h 内您疼痛最轻微的程度。
(不痛) 0　1　2　3　4　5　6　7　8　9　10(最剧烈)

5. 请选择下面的一个数字,以表示过去 24h 内您疼痛的平均程度。
(不痛) 0　1　2　3　4　5　6　7　8　9　10(最剧烈)

6. 请选择下面的一个数字,以表示您目前的疼痛程度。
(不痛) 0　1　2　3　4　5　6　7　8　9　10(最剧烈)

7. 您希望接受何种药物或治疗控制您的疼痛?

8. 在过去的 24h 内,由于药物或治疗的作用,您的疼痛缓解了多少?请选择下面的一个百分数,以表示疼痛缓解的程度。
(无缓解) 0　10%　20%　30%　40%　50%　60%　70%　80%　90%　100%(完全缓解)

9. 请选择下面的一个数字，以表示过去24h内疼痛对您的影响

(1) 对日常生活的影响

(无影响) 0　1　2　3　4　5　6　7　8　9　10 (完全影响)

(2) 对情绪的影响

(无影响) 0　1　2　3　4　5　6　7　8　9　10 (完全影响)

(3) 对行走能力的影响

(无影响) 0　1　2　3　4　5　6　7　8　9　10 (完全影响)

(4) 对日常工作的影响（包括外出工作和家务劳动）

(无影响) 0　1　2　3　4　5　6　7　8　9　10 (完全影响)

(5) 对与他人关系的影响

(无影响) 0　1　2　3　4　5　6　7　8　9　10 (完全影响)

(6) 对睡眠的影响

(无影响) 0　1　2　3　4　5　6　7　8　9　10 (完全影响)

(7) 对生活兴趣的影响

(无影响) 0　1　2　3　4　5　6　7　8　9　10 (完全影响)

第四章 呼吸系统

第一节 咳嗽

咳嗽是一种突然反射性或自主性从肺爆发性地排出气体的动作,通常伴有爆破声。它是呼吸系统的一种防御性反应,可以因气道受到刺激引起反射性咳嗽,也可以在主观控制下产生自主性咳嗽。咳嗽有利于清除呼吸道的分泌物和有害因子,但长期频繁剧烈的刺激性咳嗽影响患者的工作、生活和社会活动,甚至引起喉痛、音哑和呼吸肌痛等症状,此为病理现象。终末期肿瘤患者中约有50%的患者出现咳嗽症状,其中肺癌患者约占80%。

一、诊断基础

(一)临床表现

(1) 咳嗽持续时间:通常按时间分为3类:急性咳嗽、亚急性咳嗽和慢性咳嗽,急性咳嗽持续时间<3周,亚急性咳嗽持续时间3~8周,慢性咳嗽持续时间>8周。

①急性咳嗽:多由于上呼吸道炎症、急性支气管炎、慢性支气管炎急性发作、支气管哮喘、气管和支气管内异物吸入、刺激性气体吸入等引起。

②亚急性咳嗽:最常见原因是感染后咳嗽、细菌性鼻窦炎、哮喘等。

③慢性咳嗽:原因较多,通常可分为两类:一类为初查X线胸片有明确病变者,如肺炎、肺结核、肺癌等;另一类为X线胸片无明显异常,以咳嗽为主或唯一症状者,即通常所说的不明原因慢性咳嗽(简称慢性咳嗽),常见原因有咳嗽变异型哮喘(CVA)、上气道咳嗽综合征(UACS,又称PNDS)、血管紧张素转化酶(ACE)抑制剂、嗜酸粒细胞性支气管炎(EB)、胃食管反流(GERC)、慢性支气管炎、支气管扩张、支气管内膜结核、变应性咳嗽、心理性咳嗽等。

(2) 咳嗽的节律:阵发性咳嗽多见于异物吸入、百日咳、支气管结核、支气管肺癌、支气管淋巴结核及支气管淋巴转移癌；连续性咳嗽多见于慢性气管炎、支气管扩张、空洞性肺结核等。

(3) 咳嗽的时间：晨间咳嗽多见于上呼吸道炎症、烟瘾者；昼间咳嗽见于支气管和肺部炎症、心力衰竭者；夜间咳嗽多见于慢性左心衰竭、肺结核、肺癌、百日咳等，引起夜间咳嗽的原因，可能与夜间肺瘀血加重及迷走神经兴奋性增高有关。

(4) 咳嗽的性质：咳嗽无痰或痰量极少，称为干性咳嗽。干咳无痰多见于急性咽喉炎、气管炎初期、气管内异物、胸膜炎、气胸、心包炎及药物引起等；呛咳（发作性的刺激性咳嗽）可见于百日咳、支原体肺炎、肺癌等；咳嗽伴有咯痰称为湿性咳嗽，湿性咳嗽（有痰）多见于气管炎、支气管扩张、肺脓肿、空洞性肺结核等。

(5) 痰的颜色、性状：黄色或淡黄色痰提示呼吸系统有化脓性感染；黄绿色痰见于肺部绿脓杆菌感染；红色或棕色痰见于肺结核、肺脓肿、肺炎、支气管扩张、肺癌、肺梗死等；粉红色泡沫样痰见于急性肺水肿；铁锈色痰见于大叶性肺炎、肺梗死及肺坏疽；棕色痰常见于心脏病引起的慢性肺瘀血；黑色痰多见于煤矿工人、锅炉工人、过量吸烟者；恶臭痰见于肺脓肿、支气管扩张等。

(6) 咳声：咳嗽声音嘶哑，多为声带的炎症或肿瘤压迫喉返神经所致，见于声带炎症、纵隔肿瘤、肺癌；鸡鸣样咳嗽，表现为连续阵发性剧咳伴有高调吸气回声，多见于百日咳、会厌肾患、喉部肾患或气管受压；金属音咳嗽见于气管和支气管狭窄（如肿瘤压迫）；咳嗽声音低微或无声见于高度全身衰竭的患者、喉返神经麻痹者。

(7) 伴随症状：咳嗽伴发热的见于上呼吸道感染、急性气管炎、肺炎、肺结核等；咳嗽伴胸痛的见于大叶性肺炎、胸膜炎、肺癌等；咳嗽伴呼吸困难见于支气管哮喘、左心衰竭、气胸、肺癌等；咳嗽伴呕吐多见于小儿百日咳者。

(二) 体格检查

(1) 皮肤、黏膜：口唇发绀多见于重症哮喘、心功能不全。

(2) 浅表淋巴结：颈部和锁骨上淋巴结肿大多见于肺结核、鼻咽癌和肺癌的转移以及恶性淋巴瘤、结节病等。

(3) 咽喉部：咽充血、扁桃体肿大者，多为咽部与扁桃体疾病。

（4）心肺检查：肺部有干性或湿性啰音者，提示支气管、肺部疾病；有心脏增大、心脏杂音、心力衰竭者，提示心脏疾病；呼气期哮鸣音时，提示哮喘；有吸气性哮鸣音者，要警惕患中心性肺癌或支气管内膜结核的可能。

（5）杵状指、趾：提示肺脓肿、支气管扩张、肺癌。

（三）辅助检查

1. 血常规

白细胞升高多见于呼吸道感染性疾病，嗜酸细胞增多常见于嗜酸粒细胞增多症肺浸润和过敏性肺炎。

2. 痰液检查

（1）显微镜检查：如见中性粒细胞及脓细胞，多为支气管扩张、肺脓肿；如见嗜酸粒细胞，多为支气管哮喘；如见淋巴细胞，多为肺结核；如找到肺吸虫卵、溶组织阿米巴滋养体或包囊、蛔虫卵等，有助于相应疾病的诊断。

（2）细菌学检查（涂片、培养、动物接种等）发现致病菌，有助于感染性疾病的诊断。

（3）细胞病理学检查：找到癌细胞有助于肺癌的诊断。

（4）胸部 X 线检查：对咳嗽患者常规做胸部 X 线透视或摄片检查，有助于确定肺部病变的部位、范围、形态和性质。

（5）特殊检查：根据病情可做肺功能检查、胸部 CT、MRI、PET/CT 和纤维支气管镜检查、24h 食管 pH 监测、咳嗽敏感性检查等。

二、治疗基础

（一）对咳嗽可逆的原因进行针对性治疗

(1) 普通感冒：伪麻黄碱、解热镇痛药、抗组胺药。
(2) PNDS：抗组胺药、皮质类固醇、抗生素。
(3) 嗜酸粒细胞性支气管炎：皮质类固醇。
(4) 胃食管反流病：抑酸剂、促胃动力药。
(5) COPD：戒烟、支气管扩张剂、抗生素 ± 皮质类固醇。
(6) 变应性咳嗽：抗组胺药、皮质类固醇。
(7) 感染后咳嗽：抗组胺药、止咳药、皮质类固醇。
(8) 支气管哮喘：支气管扩张剂 ± 皮质类固醇。
(9) 支气管内膜结核：抗结核治疗。

(10) ACEI：转换成血管紧张素Ⅱ受体拮抗剂。

(11) 心理性咳嗽：抗焦虑药。

(12) 心力衰竭：强心、利尿、扩张血管。

(13) 癌症：放疗、化疗、皮质类固醇或手术。

(二) 西药治疗

对于湿性咳嗽最好使用祛痰药，帮助清除呼吸道的分泌物。对于干咳或终末期癌症患者不适合继续鼓励患者咳痰者，应适当应用镇咳药、抗胆碱药、皮质类固醇或抗生素以缓解这种无效咳嗽。

1. 祛痰药 (expectorant)

(1) 生理盐水 10mL 中溶入地塞米松注射液 5mg、α-糜蛋白酶注射液 5mg (4000U)，每日 1~2 次雾化吸入；或 α-糜蛋白酶注射液：5mg，每日 1~2 次肌肉注射。

(2) 盐酸氨溴索 (Ambroxol) 30mg：每日 2~3 次口服，雾化吸入，肌肉注射。

(3) 乙酰半胱氨酸 (Broncholysin)：600mg，每日 1~2 次口服。

(4) 美敏伪麻溶液 (主要成分为氢溴酸右美沙芬 1mg，盐酸伪麻黄碱 3mg，马来酸氯苯那敏 0.2mg)：10mL/次，每日 3 次口服。

2. 镇咳药

(1) 外周性镇咳药 (peripheral antitussive drugs)

苯佐那酯 (Benzonatate)：50~100mg，每日 3 次口服。

2% 利多卡因 50~100mg 加入 20mL 生理盐水中，每日 2~3 次，超声雾化吸入。

苯丙哌啉：1~2 片，每日 3 次口服。其作用机制是阻断肺及胸膜感受器的传入感觉神经冲动，同时也直接对镇咳中枢产生抑制作用。

(2) 中枢性镇咳药 (central antitussive drugs)

可待因：15~30mg，q4~6h 口服。

吗啡：2.5~5mg，q4~6h 口服。

3. 抗胆碱药 (anticholine drugs)

抗胆碱药可抑制唾液腺和支气管腺体分泌，常用药物有：

(1) 丁溴东莨菪碱：10~20mg，或一次用 10mg，间隔 20~30min 后再用 10mg，肌肉注射或静脉注射，也可溶于 5% 葡萄糖注射液或 0.9% 氯化钠注射液中静脉滴注。

(2) 山莨菪碱 (654-2): 5~10mg, 每日1~2次肌肉注射或静脉注射, 也可经稀释后静脉滴注。

(3) 格隆溴铵 (Glycopyrronium bromide): 1~2mg, q6~8h口服。

4. 皮质类固醇 (Corticosteroid)

皮质类固醇可抑制呼吸道炎症, 减少黏液分泌, 可口服或吸入用药。

5. 抗生素 (Antibiotic)

对慢性持续性感染者可雾化吸入庆大霉素8~16万U, 或应用大环内酯类抗生素。有脓臭痰时提示厌氧菌感染, 可使用甲硝唑或替硝唑。

6. 其他药物

(1) 色甘酸钠气雾剂 (Sodium Cromoglicate Aerosol): 3.5~7mg, q6~8h, 吸入。能预防或减轻支气管平滑肌痉挛、黏膜组织水肿和血管通透性增加。

(2) 地西泮 (Diazepam): 有助于减轻焦虑情绪。

(三) 中医治疗

咳嗽与外邪的侵袭及脏腑功能失调有关, 治疗应分清邪正虚实。外感咳嗽多为实证, 应祛邪利肺, 按病邪性质分风寒、风热、风燥论治。内伤咳嗽多属邪实正虚, 治以祛邪止咳, 扶正补虚, 标本兼顾, 分清虚实主次处理。

1. 辨证论治

(1) 外感咳嗽。

①风寒袭肺。

症状: 咽痒咳嗽声重, 气急, 咯痰稀薄色白, 常伴鼻塞、流清涕, 头痛, 肢体酸楚, 恶寒发热, 无汗等表证, 舌苔薄白, 脉浮或浮紧。

治法: 疏风散寒, 宣肺止咳。

方药: 三拗汤合止嗽散加减。

②风热犯肺。

症状: 咳嗽频剧, 气粗或咳声嘎哑, 喉燥咽痛, 咯痰不爽, 痰黏稠或稠黄, 咳时汗出, 常伴鼻流黄涕, 口渴, 头痛, 肢楚, 恶风, 身热等表证, 舌苔薄黄, 脉浮或浮滑。

治法: 疏风清热, 宣肺止咳。

方药: 桑菊饮加减。

③风燥伤肺。

症状：喉痒干咳，连声作呛，咽喉干痛，唇鼻干燥，无痰或痰少而粘连成丝，不易咯出，或痰中带有血丝，口干，初起或伴鼻塞、头痛、微寒等表证，舌质红而少津，苔薄白或薄黄，脉浮数或小数。

治法：疏风清肺，润燥止咳。

方药：桑杏汤加减。

(2) 内伤咳嗽。

①痰湿蕴肺。

症状：咳嗽反复发作，咳声重浊，胸闷气憋，尤以晨起咳甚，痰多，痰黏腻或稠成块，色白或带灰色，痰出则憋减咳缓。常伴体倦，脘痞，食少，腹胀，大便时溏，舌苔白腻，脉濡滑。

治法：燥湿化痰，理气止咳。

方药：二陈汤平胃散合三子养亲汤加减。

②痰热郁肺。

症状：咳嗽气息粗促，或喉中有痰声，痰多质黏厚或稠黄，咯吐不爽，或有热腥味，或咯血痰，胸胁胀满，咳时引痛，面赤，或有身热，口干而黏，欲饮水，舌质红，舌苔薄黄腻，脉滑数。

治法：清热肃肺，豁痰止咳。

方药：清金化痰汤加减。

③肝火犯肺。

症状：上气咳逆阵作，咳时面赤，咽干口苦，常感痰滞而咯之难出，量少质黏，或如絮条，胸胁胀痛，咳时引痛，症状可随情绪波动而增减，舌红或舌边红，脉弦数。

治法：清肝泻肺，化痰止咳。

方药：黛蛤散合泻白散加减。

④肺阴亏耗。

症状：干咳，咳声短促，或痰中带血丝，低热，午后颧红，盗汗，口干，舌质红，少苔，脉细数。

治法：滋阴润肺，化痰止咳。

方药：百合固金汤加减。

2. 针灸治疗

(1) 外感咳嗽。

①风寒袭肺：合谷、列缺、外关、肺俞；头痛者加风池。

②风热犯肺：曲池、尺泽、外关；热甚者加大椎。

③风燥伤肺：列缺、肺俞、鱼际；口干咽痛者加太溪、照海。

(2) 内伤咳嗽

①痰湿蕴肺：太渊、太白、丰隆、肺俞、脾俞；胸脘满闷加中脘。

②痰热郁肺：尺泽、肺俞、丰隆、列缺；痰热壅盛加曲池、大椎。

③肝火犯肺：行间、太冲、尺泽、肺俞；胁痛甚者加期门、阳陵泉。

④肺阴亏耗：肺俞、太渊、太溪、中府、经渠；心烦加内关。

(四) 调护

对湿性咳嗽（咳嗽有痰）在协助下能够有效咳嗽的患者，可嘱其立位或坐位、深吸气，从而使咳嗽更为有效，咳嗽时可用手按压腹部帮助排痰，或通过叩拍背部、体位引流等方法促进排痰；持续性咳嗽时，取半坐卧位，可频饮温开水，以减轻咽喉部的刺激；剧烈咳嗽时，用双手固定肋骨处，防止剧烈咳嗽引起骨折；咳嗽胸痛者取半卧位或半坐卧位，少说话；咯痰不畅可以取半卧位，并且轻拍背部；咳嗽时，可遵医嘱耳穴贴压（耳穴埋豆），可选择肺、气管、神门、皮质下等穴位；咳嗽时，亦可穴位贴敷，可选择肺俞、膏肓、定喘、天突、膻中、涌泉等穴位；对终末期癌症患者，因过度虚弱或生命垂危不能咯痰时，应该使用药物治疗。

三、诊治流程

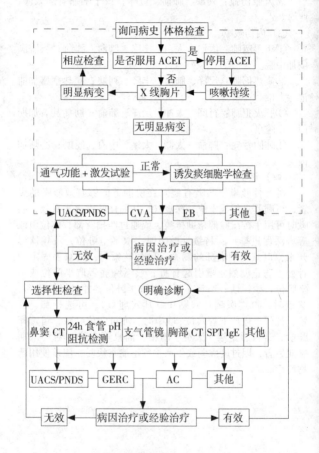

第二节　呼吸困难

呼吸困难（dyspnea）指患者的某种不同强度、不同性质的空气不足、呼吸不畅、呼吸费力及窒息等呼吸不适感的主观体验，伴或不伴呼吸费力表现，如张口呼吸、鼻翼扇动、呼吸肌辅助参与呼吸运动等，也可伴有呼吸频率、深度与节律的改变，患者的精神状况、生活环境、文化水平、心理因素及疾病性质等对其呼吸困难的描述具有一定的影响。呼吸困难是临床常见的症状之一，常伴随喘鸣、发热、疼痛、贫血、腹胀、心悸、乏力、抑郁、焦虑等症状。呼吸困难与癌痛相似，是一种主观感觉，它与患者的呼吸状态、疾病的严重程度、血气分析不一定呈正相关。70%的晚期肿瘤患者在死亡前6周内出现呼吸困难。

一、诊断基础

(一) 临床表现

1. 呼吸系统疾病呼吸困难可分为3种类型

(1) 吸气性呼吸困难：吸气时显著困难，重者呼吸肌极度用力，吸气时呈"三凹征"，伴干咳及高调喘鸣，多见于上呼吸道有机械性障碍者，如肿瘤、异物、水肿、白喉、喉痉挛或周围肿块压迫气管时。

(2) 呼气性呼吸困难：呼气时费力，呼气时间延长，多伴哮鸣。常见于支气管哮喘、慢性阻塞性肺病等。

(3) 混合性呼吸困难：伴高热者常为肺部感染性疾病；伴胸痛者考虑肺癌、自发性气胸、肺炎、肺梗死、胸膜炎等；发作性呼吸困难有哮鸣时见于支气管哮喘或心源性哮喘；伴昏迷时多为肺性脑病（注意排除水、电解质失衡紊乱或低渗血症以及颅脑损害和中毒性疾病）。

2. 循环系统疾病

(1) 有重症心脏病。

(2) 呼吸困难在卧位时加重。

(3) 肺底部有中小湿啰音。

(4) 胸片心影异常，肺门及其附近充血或肺水肿征。

(5) 静脉压可升高，臂—舌循环时间延长。

(6) 可能伴心脏器质性杂音或心律失常。

(7) 左心衰时可有血性泡沫痰咳出。

(8) 右心衰时大循环瘀血征。

(9) 心包积液时可见心脏压塞征等。

3. 中毒性疾病

根据毒物接触史、药物过量史、急性感染病或代谢性酸中毒病史等不难做出诊断。

4. 血源性疾病

常有贫血或出血性临床表现。血液学检查易于发现,但应排除其他疾病引起的血液学变化。

5. 神经精神疾病

某些疾病如颅脑疾病严重时常损及呼吸中枢,呼吸变深而慢,可伴节律异常,如双吸气等。癔症患者常表现为呼吸频数,60~100次/min,伴口周、四肢麻木和手足搐搦,情绪变化并有反复发作史,间歇期无任何器质性疾病。神经症患者自述呼吸困难,常在叹息之后自感轻快,肺功能检查正常。

6. 其他全身性疾病

因其他全身性疾病引起呼吸困难者,根据不同疾病做相应的检查。

(二) 体格检查

(1) 观察生命体征有无发热、血压升高、心率增快;神志欠清要考虑肺性脑病、颅脑病变、中毒;一般情况有无贫血、发绀、结膜水肿等;端坐呼吸见于左心衰、重症哮喘;患侧卧位考虑胸腔积液。

(2) 注意呼吸频率、节律及幅度,特殊的呼吸形式常常是诊断的重要线索:

①Kussmaul's呼吸:代谢性酸中毒时表现的深大呼吸,见于糖尿病酮症酸中毒,尿毒症酸中毒等(呼吸代偿)。

②周期性呼吸:包括Cheyne-stokes呼吸和Boit's呼吸,见于重症脑疾病。

③低通气:见于呼吸中枢抑制,如脑血管病、头外伤、吗啡过量等;也可见于呼吸肌无力所导致的泵衰竭,如重症肌无力累及膈肌或双侧膈肌瘫痪。

④叹气式呼吸:呼吸不规则,常有长叹气,是心因性呼吸困难的常见表现。

(3) 肺部异常体征:有无呼吸音、叩诊音的变化以及一些病理性呼吸音(哮鸣音、湿啰音、Velcro呼吸音)的出现。

(4) 心脏体征:心界是否扩大,有无心音异常、瓣膜杂音等心脏疾病。

(5) 腹部检查有无腹部隆起病变抬高膈肌导致呼吸困难。

(6) 神经系统的检查。

(三) 辅助检查

(1) 正侧位胸片可以发现明显的肺脏与心脏的病变,如肺实质与胸膜病变、心脏形态异常以及肺水肿。胸片正常者多见于哮喘、肺血管病变（肺栓塞）等。

（2）心电图与超声心动图对于心源性呼吸困难的诊断具有重要价值。

（3）血气分析有助于呼吸困难类型和呼吸衰竭的诊断。

（4）肺功能检查对诊断通气和换气功能障碍及程度有价值。

二、治疗基础

（一）解除呼吸困难可逆的原因

(1) 细菌感染：抗生素、祛痰药。
(2) 支气管痉挛：支气管扩张剂、皮质激素、茶碱。
(3) 心功能不全：强心、利尿、扩张血管。
(4) 气道梗阻/上腔静脉综合征：激素、放疗、支架。
(5) 癌性淋巴管炎：激素、支气管扩张剂。
(6) 胸水：胸腔穿刺及利尿、胸膜固定术。
(7) 腹水：利尿剂、腹腔穿刺。
(8) 发热：解热镇痛剂。
(9) 贫血：输血、补铁、红细胞生成素（EPO）。
(10) 低氧血症：吸氧，COPD 患者应避免高流量吸氧。
(11) 焦虑/抑郁：抗焦虑剂、抗抑郁剂。
(12) 放/化疗的肺毒性：激素。
(13) 酸中毒：碳酸氢钠。

（二）西药治疗

1. 阿片类

轻度呼吸困难时可选用可待因：30mg，每日 3 次口服。中、重度呼吸困难时应选用硫酸吗啡控释剂（美施康定）：10mg，q12h 口服，或即释吗啡：2.5～10mg，q4～6h 口服，并根据患者对治疗的反应逐渐滴定。吗啡是缓解呼吸困难最有效的药物。其机制是通过减低患者对低氧血症的感受性而减轻呼吸困难，而且还有镇咳作用。临床经验表明，吗啡并不引起重大的呼吸抑制，也不易引起 CO_2 潴留，能减少不当的过度换气，减少呼吸频率，使呼吸更加有效。关于用量，与镇痛治疗不同，多数情况是小量即可起效，已服吗啡止痛的患者，应增加剂量的 25%~40%，不能口服时要改用持续皮下注射或持续静脉滴注，从口服剂量的 1/3～1/2 开始用起。

2. 激素

地塞米松注射液：10~20mg 溶于 0.9% 氯化钠注射液 100mL 中，每日 1 次静脉滴注；或地塞米松片：4~8mg，每日 1 次口服，连用 3~5d。激素有强大的抑制炎症作用，能减轻癌性淋巴管炎、癌性胸膜炎、哮喘、肺炎的炎症反应，并且能够减轻肿瘤相关性水肿，改善因肿瘤对气管、支气管及上腔静脉的压迫而引起的呼吸困难。

3. 支气管扩张剂

β2 受体激动剂，如沙丁胺醇：2.5~5mg，雾化吸入 6h，或 2 喷/次，q4~6h。

抗胆碱药，如异丙托溴铵：100~500μg，用生理盐水稀释到 3~4mL，置入雾化器中吸入，或 2 喷/次，q4~6h。

支气管扩张剂用于治疗可逆性支气管狭窄，使用沙丁胺醇应注意心动过速的发生，异丙托溴铵兼有减少痰液分泌作用。

4. 茶碱类

氨茶碱：0.1~0.2g，每日 3 次口服；或 0.25g，每日 1~2 次静推；或 0.25~0.5g 溶于 5% 葡萄糖注射液 250mL 中，每日 1~2 次静点。

多索茶碱：0.2~0.4g，每日 2 次口服（餐前或餐后 3h）；或 0.2~0.4g，每日 1~2 次静推；或 0.2~0.4g 溶于 5% 葡萄糖注射液 250mL 中，每日 1 次静点。

茶碱类药物通过抑制磷酸二酯酶，升高组织中 cAMP/cGMP 的比值，而松弛支气管平滑肌，能减轻对支气管扩张剂无效的呼吸困难。

5. 抗分泌药

山莨菪碱（654-2）：5~10mg，每日 3 次口服或静推。对于气管内分泌物异常增多有效，还有缓解胃肠平滑肌痉挛作用，对于临终前常常出现的死前喘鸣也非常有效。

6. 祛痰药

（1）生理盐水 20mL 中溶入庆大霉素注射液 16 万 U、地塞米松注射液 5mg、α-糜蛋白酶注射液 5mg（4000U），每日 1~2 次雾化吸入；或 α-糜蛋白酶注射液：5mg，每日 1~2 次肌肉注射。

（2）盐酸氨溴索：30mg，每日 2~3 次口服，或雾化吸入，或静推或静点。

（3）乙酰半胱氨酸：600mg，每日 1~2 次口服。

7. 抗焦虑药

地西泮：2.5~5mg，每日2~3次口服，对伴有焦虑、过度通气的呼吸困难患者有效。

(三) **中医治疗**

呼吸困难的病理性质有虚实两方面，有邪者为实，无邪者为虚，病情错杂者可虚实并见，治疗时应当分清虚实、权衡标本。

1. 辨证论治

(1) 实证型。

①风寒束肺。

症状：喘咳气急，胸部胀闷，痰多稀薄色白，兼有头痛、恶寒，或伴发热，口不渴，无汗。苔薄白而滑，脉浮紧。

治法：宣肺散寒。

方药：麻黄汤加减。

若寒痰阻肺，痰气不利可加半夏、橘红、苏子；若得汗而喘不平，可用桂枝加厚朴杏子汤。

②表寒里热。

症状：喘逆上气，胸胀或痛，息粗，鼻煽，咳而不爽，痰吐稠黏，伴有形寒，身热，烦闷，身痛，有汗或无汗，口渴，苔薄白或黄，质红，脉浮数。

治法：解表清里，化痰平喘。

方药：麻杏石甘汤加减。

若痰多可加用葶苈子、射干。

③痰热郁肺。

症状：喘咳气涌，胸部胀痛，痰多黏稠色黄或夹血色，伴有胸中烦热，身热，有汗，渴喜冷饮，面红，咽干，尿赤，大便或秘，苔黄或腻，脉滑数。

治法：清热化痰，宣肺平喘。

方药：桑白皮汤加减。

身热甚者加石膏、知母；痰多黏稠加海蛤粉；口渴咽干加天花粉；喘不能卧，痰涌便秘酌加葶苈子、大黄、风化硝；痰有腥味配鱼腥草、冬瓜子、薏苡仁、芦根。

④痰浊阻肺。

症状：喘而胸满闷窒，甚则胸盈仰息，咳嗽痰多黏腻色白，咯吐不利，兼有呕恶、纳呆，口黏不渴，苔厚腻、色白，脉滑。

治法：祛痰降逆，宣肺平喘。
方药：二陈汤合三子养亲汤加减。
⑤肺气郁闭（肝气犯肺）。
症状：每遇情志刺激而诱发，发时突然呼吸短促，但喉中痰声不著，气憋，胸闷胸痛，咽中如窒，或失眠，心悸，苔薄，脉弦。
治法：开郁降气平喘。
方药：五磨饮子加减。
伴有心悸、失眠者加百合、合欢花、酸枣仁等宁心安神。
⑥水气凌心。
症状：喘咳心悸，眩晕，胸脘痞满，形寒肢冷，或下肢水肿，尿少，渴不欲饮，恶心吐涎，舌质淡胖，脉沉细。
治法：温阳利水，泻肺平喘。
方药：真武汤合葶苈大枣泻肺汤。
(2) 虚证型。
①肺气虚耗。
症状：喘促短气，气怯声低，喉有鼾声，咳声低弱，痰吐稀薄，自汗畏风，或咳呛痰少质黏，烦热口干，咽喉不利，面潮红，舌质淡红或舌红苔剥，脉软弱或细数。
治法：补肺益气养阴。
方药：生脉散合补肺汤。
若寒痰内盛，可加钟乳石、苏子、款冬花温肺化痰定喘，若肺阴虚甚，可加沙参、玉竹、百合。
②肾虚不纳。
症状：喘促日久，动则喘甚，呼多吸少，气不得续，形瘦神惫，跗肿，汗出肢冷，面青唇紫，舌苔淡白或黑润，脉微细或沉弱。或喘咳，面红烦躁，口咽干燥，足冷，汗出如油，舌红少津，脉细数。
治法：补肾纳气。
方药：金匮肾气丸合参蛤散加减。
若冲气上逆，脐下悸动，气从少腹上奔者加紫石英、磁石、沉香等镇纳之。肾阴虚可用七味都气丸合生脉散。兼戴阳证加龙骨、牡蛎以潜阳。
③正虚喘脱。
症状：喘逆剧甚，张口抬肩，鼻翼翕动，端坐不能平卧，稍动则喘剧欲绝，心慌动悸，烦躁不安，面青唇紫，汗出如

珠，脉浮大无根或见歇止，或模糊不清。

治法：扶阳固脱，镇摄肾气。

方药：参附汤送服黑锡丹。

对于口服药物困难的患者可以应用生脉注射液20~60mL，或参麦注射液20~60mL，或参附注射液20~60mL，稀释后，每日1次，静脉滴注。在畏寒及四肢发冷的情况下，可以应用参附注射液，其余的可以应用生脉注射液或参麦注射液。

2. 针灸治疗

（1）实证。

主穴：列缺、尺泽、膻中、肺俞、定喘。

配穴：风寒者，加风门；风热者，加大椎、曲池；痰热者，加丰隆；喘甚者，加天突。

（2）虚证。

主穴：肺俞、膏肓、肾俞、定喘、太渊、太溪、足三里。

配穴：肺气虚者，加气海；肾气虚者，加阴谷、关元。

3. 其他治疗

穴位贴敷法：选肺俞、膏肓、膻中、定喘。用白芥子30g，甘遂15g，细辛15g共为细末，用生姜汁调药粉成糊状，制成药饼如蚕豆大，上放少许丁桂散，敷于穴位上，用胶布固定。贴30~60min后取掉，局部红晕微痛为度。也可用斑蝥膏贴敷发泡。

（四）调护

1. 调整体位

半卧位或坐位，改善通气，以患者自觉舒适为原则。

2. 调整环境

保持适度的室内温度及湿度，温度保持在18~22℃，湿度控制在50%~60%，避免灰尘、刺激性气味等，保证室内空气流通，戒烟，减少活动量，保持安静，尽可能分散注意力。如果病情允许时，鼓励患者做适度的户外及社会活动，循序渐进地增加活动量和改变运动方式，有利于患者建立信心提高生活质量。

3. 舒适的衬衣及被褥

可以使用舒适的衬衣以及轻柔、富于保暖的被褥，必要时利用架起被的装置可以轻减压迫感，注意手、足的保暖。

4. 呼吸锻炼和物理疗法

指导患者进行深呼吸、腹式呼吸、缩唇呼吸、侧扩张运动等有效率的呼吸,可以轻轻振动胸、背部,促进痰的排出。遵医嘱耳穴贴压(耳穴埋豆),可选择肺、气管、神门、皮质下、脾、肾等穴位。

5. 心理的调护

经常查房,充分地倾听其主诉,向患者解释呼吸困难可以控制,以消除不安感。亦可采用共情的方式,站在患者的角度,耐心倾听其主诉,寻找情绪产生的原因,运用认知行为疗法,开导患者,改变患者的思考角度,从而改善不良情绪;多听舒缓的音乐,保持心情舒畅,稳定情绪;焦虑患者,听安静柔和婉约的乐曲,如高山流水、古筝等;抑郁患者听冥想式的乐曲,如沉思、古筝等。尽量让亲属与患者在一起,避免让患者独处病室。

6. 饮食的调护

每日摄入足够的热量,避免刺激性强易于产气的食物,做好口腔护理。

三、诊治流程

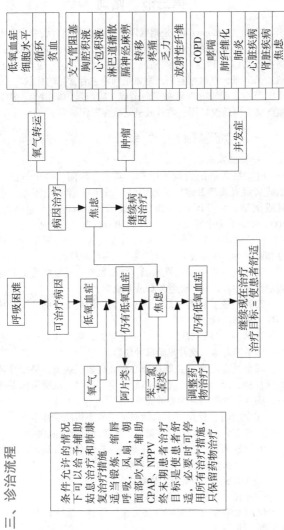

第三节 咯血

咯血（hemoptysis）是指喉以下呼吸道及器官病变出血经口咳出。咯血常由于呼吸系统疾病所致，也可由循环系统疾病、外伤以及其他系统疾病或全身性因素引起。应与口腔、咽、鼻出血、呕血相鉴别。咯血是肺癌患者常见的症状之一，常因癌组织侵犯支气管黏膜而造成。咳血量一般很少，常为血丝痰，可持续数周、数月或呈间歇性发作。

一、诊断基础

（一）临床表现

（1）最常见的表现为喉痒、咳嗽、胸闷、咯出鲜红色血或者混有痰液及泡沫的血痰（呈碱性），伴（或不伴）有呼吸困难。一般认为，24h 出血量不足 100mL 为小量咯血，100~500mL 为中等量咯血，多于 500mL 为大量咯血。

（2）临床上常见的咯血病因有支气管扩张、肺结核、肺癌和肺炎等，因原发病不同，临床表现差异较大。

①支气管扩张：慢性咳嗽、大量脓痰、反复咯血，肺部固定性湿啰音，胸片见卷发影或双轨影。

②肺结核：伴有午后低热、乏力、消瘦等，胸片见结核病灶，痰菌阳性。

③肺癌：既往有吸烟史的中老年人，咯血伴有声嘶、呛咳、体重减轻等，胸片见肺部肿块影。

④急性左心衰竭：既往冠心病、高血压病史，咯粉红色泡沫样痰，端坐呼吸，心尖部舒张期奔马律，双肺听诊湿啰音，胸片见以肺门为中心的蝶翼状阴影。

⑤血液病：伴全身出血倾向见于血小板减少性紫癜、白血病、血友病、再生障碍性贫血、弥散性血管内凝血等。

⑥肺栓塞：长期卧床、有骨折、外伤及心脏病、口服避孕药者，咯血伴胸痛、晕厥、呼吸困难。

⑦ARDS：晚期咯血水样痰。

⑧肺炎球菌肺炎：咯出铁锈色血痰。

（3）大咯血可引起窒息、失血性休克、吸入性肺炎、阻塞性肺不张等。

(二) 体格检查

(1) 注意一般状态和生命体征，如血压、心率、呼吸、神志。一旦发现低血压或大咯血所致的窒息，需立即给予急救处理，迅速稳定生命体征。

(2) 观察患者皮肤颜色是否正常，是否有出血点或贫血的体征。发绀：见于急、慢性心肺疾病，先天性心脏病。

(3) 颈部及其他部位浅表淋巴结肿大：见于淋巴结结核、转移性肿瘤、淋巴瘤等。

(4) 肺部体征：

①大咯血的主要阳性体征有肺部啰音、呼吸音降低或消失。

②肺部湿性啰音：见于肺炎、肺结核、支气管扩张症、肺癌继发阻塞性肺炎等肺部炎症性病变，以及气道血液存积、急性左心衰。

③局限性哮鸣音：见于肿瘤、支气管异物引起的支气管狭窄或不完全阻塞。

④两肺散在干湿啰音：提示慢性喘息型支气管炎。

⑤胸膜摩擦音：见于累及胸膜的病变，如肺炎、肺脓肿、肺栓塞。

(5) 心脏体征：二尖瓣面容、心律失常、心脏或血管杂音见于循环系统疾病。

(6) 杵状指/趾：见于支气管扩张症、慢性肺脓肿、肺癌、先天性心脏病。

(7) 其他体征：注意检查肝脾大小、下肢水肿等，有助于发现潜在病因。

(三) 辅助检查

(1) 血常规：

①白细胞及中性粒细胞比例增高，伴或不伴核左移，提示有感染可能。

②红细胞计数有助于估计失血的程度。

③血小板计数异常提示凝血障碍。

④如发现幼稚细胞提示白血病的可能。

⑤嗜酸粒细胞增多提示过敏性疾病或寄生虫病的可能。

(2) 凝血功能：凝血时间、凝血酶原时间异常提示凝血功能障碍。

(3) 其他血液检查：血型、血电解质、肝肾功能、血D-二聚体、血细胞压积、动脉血气分析。

①血细胞压积有助于估计失血的程度。

②动脉血气分析有助于评估病情严重程度。

③血 D- 二聚体增高时应排除肺栓塞。

④肝肾功能检查有助于查找导致咯血的其他原因。

(4) 痰液检查：痰涂片及痰培养有助于寻找肺部感染所致咯血的致病原，如细菌、真菌、寄生虫卵。

①怀疑肺结核时，直接涂片镜检抗酸杆菌是一项重要的检查。

②痰液细胞学检查有助于肺癌的早期诊断。

(5) 初步影像学检查：

①胸部 X 线检查：可初步鉴别潜在病因，例如肺结核、肺炎、肺脓肿、支气管扩张症、肺部肿瘤、慢性支气管炎、尘肺。

②大咯血：除原发病灶表现外，可见肺内积血实变、双侧肺内血液播散等表现。

(6) 心电图和超声心动图：可能发现引起咯血的心脏疾病或肺栓塞。

(7) 如有需要可进行纤维支气管镜检查，找出出血部位和明确病变性质或局部止血治疗。

(8) 支气管动脉造影：怀疑支气管动脉出血如支气管扩张等，为了明确出血部位和进行治疗，可考虑此项检查。

(9) 肺动脉造影：怀疑肺动脉出血，如肺栓塞、肺动静脉瘘可考虑此项检查。

(10) 其他辅助检查：还有骨髓检查、免疫系统检查等。

二、治疗基础

(一) 治疗原则

治疗原则包括制止出血、治疗原发病、防治并发症、维持患者生命功能。

(二) 非药物治疗

1. 一般处理措施

(1) 小量咯血无须特殊处理，让患者休息，按需给予对症治疗；中量以上咯血需严格卧床休息，尽量减少患者的移动。

(2) 正确体位：向患侧卧位以保持健侧肺的气体交换，并预防血液进入健侧支气管内或误吸。出血部位不明时采取平卧或半卧位。呼吸困难者采取半卧位。

(3) 鼓励患者轻咳，将气道内积血轻轻咳出吐尽，以免滞留于呼吸道内，阻塞呼吸道或造成肺不张。

(4) 给予心理疏导，消除患者的紧张焦虑情绪。

(5) 饮食：以温凉适中、半流质或流质为主。大咯血期间暂时禁食，禁食期间应给予足够热量以保持体力。

(6) 保持大便通畅，避免用力排便而加重出血。

2. 气道管理

(1) 吸氧：呼吸困难、休克、窒息、先兆窒息者，或动脉血气检查提示存在低氧血症者应给予氧疗。

(2) 保持患者呼吸道通畅，及时清除口腔及咽喉部血凝块。床边放置吸痰器等抢救设备。

3. 密切监测

(1) 对中等量以上咯血患者应加强护理，密切观察，定时测量血压、脉搏、呼吸及注意、意识状态等重要生命体征；对危重大出血和老年患者应监测中心静脉压、心电图、血氧饱和度。

(2) 详细记录咯血量，观察有无新鲜出血。

(3) 观察肢体温度、皮肤及甲床颜色、周围静脉充盈情况、尿量等。

4. 大咯血患者血容量已补足的指征

(1) 四肢末端由湿冷、青紫转为温暖、红润。

(2) 神志清楚或意识障碍好转，无明显脱水貌。

(3) 脉搏由快、弱转为正常、有力，且 < 100 次/min。

(4) 收缩压达 90~120mmHg，脉压差 > 30mmHg。

(5) 肛温与皮温差从 > 3℃转为 < 1℃。

(6) 尿量 > 40mL/h。

(三) 介入和手术治疗

1. 支气管镜止血

(1) 治疗指征：对持续咯血、诊断及出血部位不明确、药物治疗无效，或有窒息先兆者官应用支气管镜清除积血和止血。严重心肺功能障碍、极度衰竭的患者忌用。

(2) 疗效：防止窒息、肺不张和吸入性肺炎等并发症；发现出血部位，有助于诊断；直视下于出血部位行局部止血，效果明显。

(3) 治疗方法：

①冷盐水灌洗：4℃冷盐水 500mL 加用肾上腺素 5mg，分次注入出血肺段，保留 1min 后吸出。

②气囊导管止血：用支气管镜放置气囊导管，堵塞出血支气管压迫止血，防止窒息。24h 后放松气囊，观察几小时无出血后可考虑拔管。

③激光冷冻止血：有条件者可以考虑试用。

2. 支气管动脉栓塞术

（1）治疗指征：常规治疗无法控制大咯血或因心肺功能不全不宜开胸手术者，可采用此治疗方法。

（2）治疗方法：

①首先经支气管动脉造影显示病变部位，如局部造影剂外漏，血管异常扩张，体、肺动脉交通等；然后采用吸收性明胶海绵、氧化纤维素、聚氨基甲酸乙酯或无水酒精等栓塞局部血管。

②支气管动脉栓塞后，如仍有咯血，需考虑肺动脉出血的可能，如侵蚀性假性动脉瘤、肺脓肿、肺动脉畸形或肺动脉破裂。此时还需行肺动脉造影，一旦明确病变位置，需进一步做相应的肺动脉栓塞治疗。

3. 手术治疗

（1）手术指征：反复大量咯血经内科治疗无效；24h 血量 > 1500mL 或 1 次咯血量 > 500mL；有窒息前兆、出血部位明确。

（2）禁忌：两肺广泛弥漫性病变、出血部位不明确；全身情况差或心肺功能衰竭不能耐受手术、凝血功能障碍。

（3）手术方法：肺叶、肺段切除术。手术时机最好选在咯血间隙期，以减少手术并发症，提高成功率。

（四）西药治疗

1. 作用于肺血管的药物

（1）垂体后叶素（Hypophysine）：5~10U，溶于 20~40mL 葡萄糖溶液中，缓慢静脉注射；然后将 10~20U 溶于 250~500mL 液体中，以 0.1U/（kg·h）的速率静脉点滴维持。持续静脉给药至咯血停止 1~2d 后停用。用于无高血压、冠心病、肺心病或心衰的非妊娠患者。

（2）酚妥拉明（Phentolamine）：10~20mg，加入 5% 葡萄糖溶液 500mL 中，静脉滴注。可根据病情需要重复给予。一般持续应用 5~7d，不适于长期治疗。用于垂体后叶素无效或有禁忌者，尤其适用于有高血压的患者。

（3）普鲁卡因（Procaine）：200~300mg，加入 5% 葡萄

糖溶液 500mL 中，静脉滴注。可根据病情需要重复给予。用于垂体后叶素无效或有禁忌者。

2. 糖皮质激素

甲泼尼龙（Methylprednisolone）：20~40mg/次，每日 1~2 次静点，连用数天。用于一般治疗及垂体后叶素无效的患者，可短期或少量应用。特别适用于肺结核所致的咯血。

3. 止血药

（1）抗纤溶药物：

氨基己酸（Aminocaproic Acid）：4~6g，加入 5% 葡萄糖溶液 250mL 中，每日 1 次静点；2g/次，每日 3~4 次口服。

氨甲苯酸（Aminomethylbenzoic Acid）：0.1~0.3g/次，稀释后每日 1 次缓慢静脉滴注。最大剂量：0.6g/d。

氨甲环酸（Tranexamic Acid）：静滴 1~2g/d，分 1~2 次静脉滴注 5~10min，或静脉滴注 30min 以上。1~2g/d，分 2~4 次口服。

小量咯血者可口服。

（2）卡巴克络（卡络磺钠，安络血）（Carbazochrome）：20mg/次，每日 2 次肌注，或 60~80mg/次，静脉滴注。或 2.5~5mg，每日 3 次口服。

（3）酚磺乙胺（止血敏）（Ethamsylate）：0.25~0.75g/次，每日 2~3 次肌肉注射或静脉滴注。或 0.5~1g，每日 3 次口服。

（4）维生素 K1（Vitamin K1）：10mg/次，每日 2~3 次肌注。

（5）纤维蛋白原：将 1.5~3.0g 本药加入 5% 葡萄糖溶液 500mL 中静脉点滴，1 次 /d。

（6）白眉蛇毒血凝酶：1kU，每日 1 次肌肉注射。

（7）注射用血凝酶：1U，每日 1 次肌肉注射。

4. 辅助用药

（1）镇静药物：

①地西泮：10mg 肌肉注射，或 5~10mg 口服。

②苯巴妥钠：0.1~0.2g 肌肉注射。

（2）镇咳祛痰药物：与治疗咳嗽相同。

（五）输血治疗

大量咯血，造成血流动力学不稳定，收缩压降至 90mmHg 以下者或导致血红蛋白明显降低时，需考虑给予输血。

（六）并发症的防治

1. 窒息

这是导致大咯血患者死亡的最主要原因。一旦发现患者有明显胸闷、烦躁、原先的咯血突然减少或停止、喉部作响、呼吸浅快、大汗淋漓甚至神志不清等窒息的临床表现，应立即组织抢救。

①可迅速抱起患者，使其头朝下，躯干与床面呈 45°～90°，清除口、咽部血块，拍击胸背部，使堵塞的血块咯出。

②用导管经鼻腔插至咽喉部，借吸引器吸出血液（块），并刺激咽喉部，使患者用力咯出堵塞于气管内的血液（块），如有必要可气管插管，通过吸引和冲洗，迅速恢复呼吸道通畅，如需较长期作局部治疗者，应行气管切开。

③高浓度吸氧（吸入氧浓度40%~60%或更高）或高频喷射通气给氧。

④迅速建立静脉通道，应用呼吸中枢兴奋剂、止血药及补充血容量、抗感染等；窒息解除后的相应治疗，包括绝对卧床休息、注意体位引流、继续严密观察各项生命体征、纠正代谢性酸中毒、控制休克、补充循环血容量、治疗肺不张及呼吸道感染等。

2. 失血性休克

患者因大量失血而出现脉搏细速、四肢湿冷、血压下降、脉压减小、尿量减少甚至意识丧失等失血性休克的临床表现时，应按照失血性休克的救治原则抢救。

3. 吸入性肺炎

患者咯血后常因血液被吸收而出现发热、咳嗽剧烈、血白细胞总数和（或）中性分类增高伴（或不伴）核左移、胸片病灶增大的情况，提示有合并吸入性肺炎可能，应给予积极充分的抗感染治疗。

4. 肺不张

由于血块堵塞支气管而造成肺不张。其治疗首先是注意加强血液（血块）的引流，并鼓励和帮助患者咳嗽，尽可能咳出堵塞物，可用雾化方式湿化气道，有利于堵塞物的排出。较好的治疗方法是行支气管镜局部冲洗吸引，清除气道内的堵塞物。

（七）中医治疗

1. 辨证论治

咯血治疗不能仅见血止血，应辨证求本，标本兼治，疗效方可持久。大咯血时，亦必急则治标，中西兼用，不能胶固。咯血可分外感及内伤两类，病机则有属火属虚之别。由火热熏灼肺络引起者多，但火有虚实之别，外感之火及肝郁之火属于实火；阴虚火旺之火则为虚火。属虚者多为内伤所致。虚有阴虚及气虚，阴虚则火灼肺络，气虚则不能摄血而导致咯血。

(1) 燥热伤肺。

症状：喉痒咳嗽，痰中带血，口干鼻燥，或有身热，舌质红，少津，苔薄黄，脉数。

治法：清热润肺，宁络止血。

方药：桑白皮汤加减。

(2) 肝火犯肺。

症状：咳嗽阵作，痰中带血或纯血鲜红，胸胁胀痛，烦躁易怒，口苦，舌质红，苔薄黄，脉弦数。

治法：清肝泻火，凉血止血。

方药：泻白散合黛蛤散加减。

肝火较甚，头晕目赤，心烦易怒者，加丹皮、栀子清肝泻火。若咳血量较多，纯血鲜红，可用犀角地黄汤加三七粉冲服，以清热泻火，凉血止血。

(3) 阴虚肺热。

症状：咳嗽痰少，痰中带血，或反复咯血，血色鲜红，口干咽燥，颧红，潮热盗汗，舌质红，脉细数。

治法：滋阴润肺，宁络止血。

方药：百合固金汤加减。

可合用十灰散凉血止血。反复及咳血量多者，加阿胶、三七养血止血；潮热，颧红者，加青蒿、鳖甲、地骨皮、白薇等清退虚热；盗汗加糯稻根、浮小麦、五味子、牡蛎等收敛固涩。

其他常用止血中药：仙鹤草、白茅根、棕榈炭、荆芥炭、蒲黄炭、茜草炭、血余炭、藕节炭、大蓟、小蓟、三七等，临证时在辨证用药的基础上可适当加入以上中药，能增强止血效果。

2. 应急治疗

(1) 三七粉 3g，每日 3 次，口服。

(2) 云南白药胶囊 1~2g，每日 3 次，口服，或可先服保险子 1 粒。

(3) 止血散（三七、云南白药、花蕊石各等分）3~6g，每日3次,口服。

(4) 大黄醇提片3g,每日3次,口服。

(5) 生脉注射液(或参麦注射液)30~50mL加入10%葡萄糖注射液100mL,静脉滴注每日1~2次。适用于阴虚和气虚所致的咯血。

3. 针灸治疗

(1) 燥热伤肺:肺俞、孔最、鱼际。

外感加风门;肝火加太冲;血脱加涌泉。

(2) 阴虚肺热:肺俞、中府、太溪、大椎。

4. 其他治疗

咳血不止,可用大蒜捣如泥作饼,贴敷双侧涌泉穴。贴前应在足底部涂抹石蜡油,以防皮肤受刺激而感染。

(八) 调护

(1) 保持病室空气新鲜,温湿度适宜,温度保持在18~22℃,湿度控制在50%~60%。

(2) 指导患者不用力吸气、屏气、剧咳,喉间有痰轻轻咳出;及时清除口鼻腔积血,淡盐水擦拭口腔。

(3) 注意饮食有节,起居有常,劳逸适度。宜进食清淡、易于消化、富有营养的食物,如新鲜蔬菜、水果、瘦肉、蛋类等,忌食辛辣香燥、油腻炙煿之品,戒除烟酒。保持大便通畅,大咯血时禁食。

(4) 避免情志过极。患者要注意精神调摄,消除其紧张、恐惧、忧虑等不良情绪,禁恼怒、戒忧愁、宁心神。

(5) 注意休息。少量咯血静卧休息;大量咯血绝对卧床,取患侧卧位,出血部位不明患者取仰卧位,头偏向一侧,尽量少语、少翻身,严密观察病情的发展和变化,若出现头昏、心慌、汗出、面色苍白、四肢湿冷、脉芤或细数等,应及时救治,以防产生厥脱之证。

三、诊治流程

初诊
患者主要因咳血,伴有或不伴有咳痰,发热等症状前来就诊

→ **诊断明确是否为真性咳血**

→ **假性咳血的处理**
对于以下常见病症给予相应处理措施：鼻、口咽、下咽部出血、上消化道出血

是 ↓

病情评估严重程度性

窒息或出血性休克 → **急救处理**
保持呼吸道通畅、清除口咽部和气管内积血、缓解窒息。稳定生命体征,包括建立静脉通道、快速补液、备血和酌情输血,纠正休克紧急介入治疗以快速止血

其他患者 ↓

进一步诊断明确病因 → **病因治疗**
常见病因：
· 肺结核
· 支气管扩张症
· 肺癌
· 肺脓肿

止血治疗
在治疗原发病及并发症,维持生命体征稳定的同时给予止血治疗
A. 非药物治疗
· 静卧休息等一般处理措施和对症支持治疗
· 密切监测：大量咳血患者需收入ICU监测
B. 药物治疗
· 镇静药物：如苯二氮䓬类药物用于缓解患者的紧张和恐惧
· 作用于肺血管的止血药物：垂体后叶素为大咳血的首选药物；酚妥拉明或普鲁卡因为备用药物
· 一般止血药物：包括抗纤溶药物、卡巴克洛、酚磺乙胺、维生素K等
· 糖皮质激素：短期用于垂体后叶素疗效不佳的患者
C. 介入治疗
出血量大时可以考虑如下止血措施：
· 紧急气管镜检查和止血：冷盐水灌洗,气囊导管止血,激光冷冻止血
· 支气管动脉栓塞术

↓

疗效评估咳血是否停止?

是 ↓

后续处理
· 继续上述有效治疗
· 治疗原发病和随访
· 预防和治疗并发症
例如：
- 防止窒息
- 抗感染药物
- 如出现肺不张,给予适当湿化治疗

否 →

进一步治疗
· 请专家会诊和调整治疗
· 已行介入治疗者可手术治疗：
- 肺叶、段切除术；
- 未行介入治疗者考虑行介入检查和治疗

第四节 恶性胸腔积液

恶性胸腔积液（malignant pleural effusion，MPE）是指原发于胸膜的恶性肿瘤或其他部位的恶性肿瘤转移至胸膜引起的胸腔积液。几乎所有的恶性肿瘤均可出现 MPE。肺癌是最常见的病因，约占 MPE 的 1/3，乳腺癌次之，淋巴瘤也是导致出现 MPE 的重要原因，卵巢癌和胃肠道癌出现 MPE 者也不少见，5%~10% 的 MPE 找不到原发肿瘤病灶。95% 以上的恶性胸腔积液是渗出性。出现 MPE 表明肿瘤播散或已进展至晚期，患者预期寿命将显著缩短。

一、诊断基础

（一）临床表现

呼吸困难是 MPE 患者最常见的症状，见于半数以上患者。胸痛不常见，是否出现胸痛通常与恶性肿瘤累及壁层胸膜、肋骨及其他肋间组织结构有关。晚期患者可出现全身性症状，如体重下降、乏力、食欲减退等。约 15% 的患者，其胸水量 < 500mL，可无症状。

（二）体格检查

体检可发现超过 500mL 的胸腔积液，患侧呈现胸廓饱满，触诊语颤减弱，叩诊呈浊音或实音，听诊呼吸音减弱或消失，积液上方有时可闻及支气管呼吸音。大量胸腔积液可致气管、心脏向对侧移位。

（三）辅助检查

1. 胸部 X 线（CXR）

CXR 可检测出 > 175mL 的胸水，后前位可见肋膈角变钝，侧卧位摄片可进一步确认。中等至大量（500~2000mL）时表现为患侧肺中、下野大片状均匀致密阴影，其上界呈外高内低的弧形凹面，如上缘完全水平提示合并气胸。填塞性胸腔积液（massive pleural effusion）是指占据整个单侧胸腔的积液，最常见于恶性肿瘤患者。表现为单侧肺野完全变"白"，纵隔向对侧移位。若纵隔不向对侧移位（纵隔固定），须考虑主支气管被肿瘤阻塞（通常是鳞癌）或广泛的胸膜侵犯。包裹性积液（encapsulated effusion）表现为边缘光滑饱满的致密阴影，且不随体位变化而变动。

2. 超声检查

超声检查对胸水敏感，可用于确认有无胸腔积液，协助诊断或治疗性胸腔穿刺定位，并可随访疾病演变和治疗效果。

3. 胸部 CT

能够发现单纯胸片不能确认的横膈后少量胸水，并可判断积液的性质，显示纵隔淋巴结、肺实质肿块、胸膜肿块、心包积液及远处转移等病变。

4. 诊断性胸腔穿刺术

当考虑 MPE 时，须行胸穿及胸腔积液分析。进行胸腔穿刺无绝对禁忌证，相对禁忌证包括胸水量过少（单侧卧位胸水平面距离胸壁 < 1cm）、出血倾向、正在接受抗凝治疗和机械通气等。胸腔穿刺术不会增加轻中度凝血障碍或血小板减少患者出血的机会。胸腔穿刺术的主要并发症包括胸膜反应、气胸、出血、感染及脾脏或肝脏的刺伤。

检测胸水的外观、总蛋白、LDH、pH、葡萄糖、微生物学及细胞学检查。如有必要，需行胸水免疫学检查（如类风湿因子、ANA、补体等）：

(1) 确定胸腔积液是渗出液还是漏出液：根据 Light 标准，渗出性胸水须满足以下的任何一项：胸水 LDH > 血清 LDH 正常值上限的 2/3；胸水 LDH/ 血清 LDH > 0.6；胸水蛋白 / 血清蛋白 > 0.5。几乎所有 MPE 均为渗出液，仅少量为漏出液。

(2) 胸水脱落细胞学检查：应至少采集 250mL 的胸水送检，恶性胸水诊断的阳性率第一次约 50%，如果第一次是阴性时，二次送检可增加 20% 的阳性率，再增加标本数量则无助于诊断率的提高。

(3) 肿瘤标志物检测：CEA、CA19-9、CA15-3、CA125、PSA 等肿瘤标志物可在不同原发肿瘤所致的 MPE 中相应升高，且胸水 / 血清比值 > 1。

(4) 其他方法如应用单克隆抗体对肿瘤标志物进行免疫组化染色及染色体分析等，有助于胸水的鉴别诊断。由于其敏感性和特异性相对较低，因此不能单凭这些方法确诊。染色体分析可能有助于淋巴瘤和白血病的诊断，特别是初次细胞学检查结果为阴性时，可应用流式细胞术检测 DNA 非整倍体以协助诊断。

5. 胸膜活检术

如胸水细胞学检查不能得出结论，可考虑用 Cope 针或 Abrams 针进行壁层胸膜活检，胸腔镜、CT 或超声引导下胸膜活检可以提高诊断率。电视辅助胸腔镜手术（VATS）或开胸活检亦可采用，但 VATS 需全麻和单肺通气，开胸活检创伤较大，所以选择合适患者很重要。

6. 支气管镜检查术

当怀疑存在肺内占位、出血、肺膨胀不全、支气管黏膜病变或大量胸水无纵隔移位时应行支气管镜检查术。支气管镜检查术也可用于排除胸膜固定术后肺膨胀不全的支气管腔阻塞。

二、治疗基础

（一）纠正可逆转的病因

非恶性胸腔积液和部分类恶性胸腔积液可经针对性治疗和恰当的对症治疗缓解，如心力衰竭患者给予利尿治疗，多在 48h 后胸水明显减少或消失。

（二）MPE 的治疗

当诊断 MPE 后，需在评估患者的症状、全身状态、原发肿瘤对化疗的敏感性和预期生存期的基础上制定治疗策略和方案。如无症状，可密切观察和随诊。如有症状，其原发肿瘤可能对化疗有反应时（如小细胞肺癌、淋巴瘤、卵巢癌、乳腺癌和生殖细胞肿瘤等），若无禁忌证应行全身性化疗，并可联合治疗性胸穿或胸膜固定术。内分泌治疗对雌、孕激素受体阳性的乳腺癌患者也是一个合适选择。

当存在禁忌证或全身治疗无效时，可采取局部姑息性治疗。常用的方法有：

1. 治疗性胸腔穿刺术

能简单而有效地减轻呼吸困难等症状，是 MPE 重要的姑息性治疗措施。在选择的患者中，治疗性胸穿可作为初治的形式，对一般情况差伴有低 pH（pH ≤ 7.2）或预期生存期不超过 8 周的晚期患者，可行周期性胸穿治疗。胸穿时安全的抽液量仍不明确，通常第一次穿刺排液量应控制在 600mL 内，最多不超过 1000mL，并注意放液速度不能过快。过快、过多抽液可引起胸腔内压力骤降，发生肺水肿或血压降低。其他常见并发症有胸膜反应、气胸、出血等。

2. 胸腔插管引流和胸膜固定术

胸腔插管引流：采用静脉穿刺置管技术，将静脉用管置入胸腔内引流，尽量将胸水引流干净，然后将 45~60mg 博来霉素溶于 50~60mL 生理盐水注入胸腔内。用肝素帽将导管封闭。嘱患者每 15min 变换一次体位，持续 1h 以上。

观察 5~7d 后如胸水不再产生可拔掉导管，如胸水又产生或增多，再次引尽胸水，按上述方案重复给药一次。引流或针刺抽液过程中，如患者出现咳嗽或气短，除注意是否发生气胸外，最常见的原因是因胸腔内的压力减低，被压缩的肺部重新膨胀，大量的血液涌入肺血管内，而肺血管的功能尚未恢复，通透性增加以致出现肺水肿。此时，应停止引流或抽液。

对于预期生存期超过 8 周或需频繁胸腔穿刺患者，可留置一次性胸腔穿刺导管，目前多倾向于应用小导管（8-16F），有较好的耐受性，且效果等同于大导管（24-32F）。如有条件，可在胸水排尽，肺完全复张后进行化学性胸膜固定术。如果患者正在服用皮质激素，如有可能，应减量或停药，因为可能会减低胸膜固定术的效果。常用的药物有：

（1）滑石粉：滑石粉胸膜固定术是最有效的方法，成功率可达 93%。滑石粉剂和滑石粉浆的成功率类似，二者复发率也无明显差异。

滑石粉剂需在全身麻醉后经胸腔镜引导下进行，推荐剂量为 2.5~10g。使其均匀分布到胸膜腔表面。术后需插入一根 24-32F 的胸腔导管，行持续吸引直到每天引流量少于 100mL 时可拔管。

滑石粉浆可通过胸腔导管注入胸膜腔。标准的胸腔导管（18-24F）或小导管（10-12F）都可用于滑石粉浆胸膜固定术。先尽可能把胸水全部引流出去，当胸膜腔已无胸水或少量胸水且肺已复张时，可将 4~5g 滑石粉溶入 50mL 生理盐水中经导管缓慢注入胸膜腔。注入滑石粉浆后，应夹管 1h，推荐患者每 15min 变换一次体位。放开导管后，患者应进行 $20cmH_2O$ 的负压持续吸引。当 24h 的引流量小于 100~150mL 时可拔管。

若 48~72h 后引流量仍过多（>250mL/24h），则需重复注入和初治剂量同等的滑石粉。

最常见的短期副作用是发热和胸痛，少数可出现严重副作用，如急性呼吸窘迫综合征（ARDS）、呼吸衰竭、心律失常、心脏骤停、心肌梗死或低血压等，应引起注意。

胸腔内注射硬化剂可致疼痛，行胸膜固定术前经引流管注射局麻药可减轻不适感。利多卡因是胸腔注射最常用的局麻药，其起效迅速，应在注射硬化剂前即时给药。利多卡因常用剂量为 3mg/kg，一次最大剂量为 250mg。

（2）多西环素：多西环素成功率达到 80%~85%，推荐剂量 500mg，混合在 50~100mL 无菌生理盐水中经导管缓慢注入胸膜腔。胸痛是最常见的并发症，推荐给予麻醉性镇痛剂和/或镇静剂。

（3）博来霉素：多采用 60IU 的博来霉素溶入 50~100mL 的无菌生理盐水中经导管缓慢注入胸膜腔。成功率类似于或高于多四环素。缺点是其价格较为昂贵。

3. 胸腔内化疗或胸腔内生物反应调节剂治疗

胸腔内注入抗癌药，可在胸腔局部产生较高的药物浓度，药物清除率低，增加了有效药物浓度与肿瘤接触的时间，药物通过细胞膜渗入细胞内而杀伤肿瘤细胞。常用药物有顺铂、卡铂、阿霉素、5-FU。

生物反应调节剂也可被直接注入胸膜腔，常用的有 IL-2、IFN，可能是通过硬化活性或者是免疫效应起效。

国内也有学者尝试胸腔内注入金黄色葡萄球菌素或香菇多糖等，还有学者试用胸腔局部热灌注治疗 MPE。

4. 胸腔内注射纤维蛋白溶解剂

胸腔内注射纤维蛋白溶解剂是通过降解胸膜腔中的纤维蛋白，降低胸腔积液的黏稠度，清除胸膜粘连及分隔，避免或减少多房性包裹性胸腔积液形成。与全身用药不同，胸腔内注射纤维蛋白溶解剂极少出现免疫介导的不良反应或出血倾向等并发症。对多房性 MPE、单纯引流效果不佳的患者，推荐胸腔内注射纤维溶解剂如尿激酶、链激酶等，减轻胸膜粘连，改善 MPE 引流，缓解呼吸困难症状。

5. 手术

主要手术方式为壁层胸膜切除术、胸膜外纤维层剥除术、胸膜肺切除术和胸腹膜分流术。在减轻症状和治愈率方面，单纯手术治疗并不优于胸膜固定术。姑息手术可与胸膜固定术同时进行，和/或插管进行胸腹膜分流，可经 VATS 或局部的开胸术进行。手术的死亡率为 12%，所以病例的选择很重要。

(三) 中医治疗

恶性胸腔积液属于中医"悬饮"范畴。病机主要与脾、肺、肾三脏有关,肺之通调涩滞,脾之转输无权,肾之蒸化失职,三焦气化不利,日久而导致水液代谢失常,水湿积聚成饮,停聚于胸胁而成悬饮。若饮阻气郁,久则可以化火伤阴,或耗损肺气。病理性质属本虚标实,本虚为阳虚,标实为邪盛。饮多偏寒,故"病痰饮者,当以温药和之"是总的治疗原则,同时根据表里虚实的不同,审证求因,采取相应的治法。

1. 辨证论治

(1) 饮停胸胁。

症状:胸胁胀闷疼痛,咳唾痛甚,气息短促,或眩晕,身体转侧或呼吸时胸胁部牵引作痛,舌苔白滑,脉沉弦。

治法:泻肺祛饮。

方药:椒目瓜蒌汤合十枣汤或控涎丹。

(2) 饮停胸肺。

症状:咳喘胸满,不能平卧,痰如白沫而多,遇寒即发,苔白腻,脉紧弦。

治法:温肺化饮。

方药:小青龙汤加减。

(3) 脾胃阳虚。

症状:胸胁支满,或眩晕心悸,脘腹部喜温喜按,胃中振水音,或背寒冷如掌大,苔白滑,脉弦细而滑。

治法:温脾化饮。

方药:苓桂术甘汤加减。

(4) 脾肾阳虚。

症状:咳嗽,胸闷气短,喘满,或心悸,伴精神萎靡,倦怠乏力,少气懒言,怯寒肢冷,少腹拘急不仁,小便不利,苔白腻,脉沉细而滑。

治法:温补脾肾,利湿逐饮。

方药:真武汤加减。

(5) 阴虚内热。

症状:干咳少痰或痰黏难咳或痰中带血,胸闷气急喘促,甚则不能平卧,伴午后低热,颧红盗汗,舌红或绛少津,脉细数。

治法：滋阴清热，布津逐饮。
方药：沙参麦门冬汤合二陈汤。

2. 针灸疗法

主穴：中脘、足三里、章门、脾俞、胃俞、阴陵泉、丰隆、太渊、太溪。

配穴：咳嗽甚者加肺俞、风门；咳血者加孔最；胸闷喘满甚者加膻中、气海。

3. 胸腔内注射抗癌中药注射液疗法

抗癌中药注射液胸腔内注射能抑制肿瘤生长，改变或增强细胞免疫原性，从而诱发或促进机体对肿瘤的免疫反应，能使胸膜产生无菌性炎症，促进胸膜纤维增厚和粘连，防止液体的渗出，促使胸腔积液的减少或消失。因无化疗药物所致全身性不良反应，故也可与化疗联合，可提高胸水治疗疗效。常用药物有：

（1）榄香烯注射液：每次 200～300mg/m^2，1～2次/周，连续2周为1疗程。

（2）康莱特注射液：100～200mL/次，1～2次/周，连续2周为1疗程。

（3）艾迪注射液：50mL/次，1次/周，连续2周为1疗程。

（四）调护

（1）保持舒适安静的环境，减少不良刺激，保证患者充分休息。

（2）胸腔积液引流时，一般采取半卧位或患侧卧位，减少胸水对患侧肺的压迫。

（3）疼痛或胸痛时，给予舒适的体位，如端坐位、半健侧卧位，有意识地控制呼吸，避免剧烈咳嗽，避免激烈活动或突然改变体位。

（4）注意饮食，避免劳累。保持心情舒畅，情绪稳定，安排好生活起居，适当进行户外活动，如十八段锦、简化太极拳等。

（5）避免受凉，预防呼吸道感染，戒烟。

（6）注意多食富含粗纤维、高热量、高蛋白饮食。

（7）一旦出现胸痛、呼吸困难立即到医院救治。

三、诊治流程

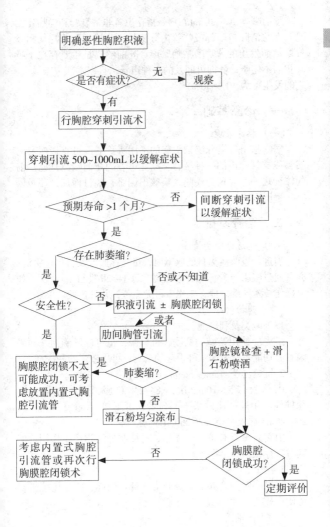

第五节　死前喘鸣

死前喘鸣（death rattle）是指在患者非常衰弱和濒临死亡时，无法清除口咽部或气管内分泌物，分泌物随着呼气和吸气摆动而发出的"咕噜咕噜"声。死前喘鸣是主要存在于吸气相的不用听诊器即可闻及的一种声音，且以喉部声响最大。它的发生率为30%~50%。

一、诊断基础

（一）临床表现

喘鸣指由气道分泌物引起的不用听诊器即可直接闻及的气管或支气管内的一种杂音。癌症患者的死前喘鸣是死亡前的体征之一，表现为喘鸣，痰咳出困难，痰量增加，呼吸困难，恐惧不安。

二、治疗基础

（一）气道分泌物清除

当进行以咳痰为目的咳嗽时，可支撑胸壁及体位引流。亦可通过吸引导管行气管内吸痰，每1~2h进行1~2次，如果操作技术熟练敏捷，则患者可无痛苦，并且排痰效果好。

（二）药物治疗

1. 茶碱类及利尿剂

最先应使用茶碱类药物，可口服，也可静脉滴注。如果因右心功能不全或肺水肿引起的喘鸣，可用较强的利尿剂。

2. 抗分泌药（antisecretory drug）

山莨菪碱5~10mg/次，q8~24h口服，肌肉注射或静脉推注，用药一次效果不明显者，可于2h后重复用药，或20~40mg加入生理盐水250mL静脉点滴。

山莨菪碱具有抗胆碱作用，有抑制分泌物产生作用，但其对已存在的分泌物无效。

3. 抗生素

如果喘鸣为合并的肺炎与支气管炎引起，则加用抗生素可使痰量减少。

4. 类固醇制剂

对茶碱及抗生素无效的喘鸣往往用类固醇有效，可减轻支气管及小支气管黏膜炎症与水肿。

5. 镇静

在患者有意识、感觉痛苦的情况下,可选择进行镇静治疗。晚期癌症患者喘鸣的最终治疗药物为吗啡。

(三) 调护

患者在非常衰弱和濒临死亡时咳嗽反射和吞咽能力丧失,加上体内水分较少,口咽部或气管内分泌物黏稠,黏液蓄积在口咽部或气管内,造成死前喘鸣的发生,此时可使用湿冷的气雾进行雾化,促使分泌物变稀,易于咯出。这种急促且大声的呼吸往往会使家属感到害怕,可以试着跟家人解释,这是濒死患者常有的现象,患者由于处在昏迷或半昏迷状态而并不会感到痛苦。把患者摆放成半坐卧位,有利于体位引流,有时可能有所帮助。如患者意识不清可行分泌物吸引,有意识的情况下,吸引对于患者来说很痛苦。对张口呼吸者,用湿巾或棉签湿润口腔,或用护唇膏湿润嘴唇,患者睡着时用湿纱布遮盖口部。

第五章 消化系统

第一节 食欲不振

食欲是一种想要进食的生理性需求,一旦这种需求低落、甚至消失,即称为食欲不振 (anorexia,厌食)。简单地说,就是没有想吃东西的欲望。恶病质 (cachexia) 是一种临床消耗综合征,表现为虚弱、显著的和进行性体重减轻、脂肪和肌肉消耗及体内代谢异常。癌症患者食欲不振是常见的临床表现,而食欲不振和恶病质常紧密联系继而同时并存互为因果,故统称为癌症食欲不振/恶病质综合征 (Cancer Anorexia-Cachexia Syndrome,CACS)。

一、诊断基础

1. 临床表现

(1) 癌症恶病质定义:①6个月内无意识体重下降超过5%。②体质指数 (BMI) < 20kg/m^2 及6个月内体重下降 > 2%。③四肢骨骼肌指数符合肌肉减少症(四肢骨骼肌质量与身高的平方的比值,男性 < 7.26kg/m^2,女性 < 5.45kg/m^2) 及体重下降 > 2%。符合以上3点中的任意一条,癌症恶病质诊断即可成立。

(2) 恶病质分期:

①恶病质前期:表现为早期临床和代谢症状。

②恶病质期:表现为在过去的6个月内,体重下降 > 5% 或伴有 BMI < 20kg/m^2 以及进行性体重下降。

③难治性恶病质期:表现为恶病质可能因终末期癌症(死亡前的)或癌症进展很快,抗癌治疗无效。

2. 体格检查

除做全面体格检查外,注意以下几项:

(1) 精神及营养状态。

(2) 皮肤是否苍白,有无脱水、水肿、色素沉着、黄疸。

(3) 有无毛发脱落。

(4) 肝、脾是否肿大，有无腹水，有无腹部肿物，腹壁静脉有无曲张，腹部是否胀气。

(5) 血压。

(6) 体温。

3. 评估参数

完整的病史采集和体格检查有益于早期发现和治疗。

(1) 主观症状：厌食、早饱、恶心、呕吐、乏力、味觉、嗅觉、胃肠道症状等。

(2) 营养状况：体重的变化、体重下降的速度、摄入量的情况、体重指数、身体组成。

(3) 临床检查：口腔、腹部、水肿情况。

(4) 实验室检查：c-反应蛋白、血糖、睾酮、全血细胞计数、肝肾功能、电解质、营养指标。

(5) 功能评估：活动状态评分（KPS 评分，ECOG 评分），握力，生命质量评估工具。

(6) 心理社会方面：自我调节能力，情绪波动，对营养的重视程度，经济情况。

二、治疗基础

(一) 病因治疗

尽可能针对引起恶心、呕吐、便秘、口腔溃疡、吞咽困难、味觉异常的可逆性原因进行治疗，控制疼痛，纠正电解质紊乱等。

(二) 营养支持治疗

目前认为，尽管单纯的营养支持难以完全逆转恶病质的发生和进程，但通过增加营养物质的摄入在一定程度上可以缓解这一进程。营养支持可以维持机体营养和功能状况，提高患者对各种抗肿瘤治疗的敏感性和耐受力，延缓恶病质进程，改善生活质量。

(三) 西医治疗

1. 孕激素

甲羟孕酮：100～200mg，每日 3 次口服；甲地孕酮 160～320mg，每日 1 次口服。

甲羟孕酮和甲地孕酮对激素依赖性肿瘤有抑制作用，对非激素敏感性肿瘤能改善食欲、增加体重，促进蛋白质合成，减轻癌痛，降低化疗药物对骨髓及胃肠道的毒副作用，提高化疗期癌症患者的生活质量及对化疗的耐受性。

2. 糖皮质激素

地塞米松：2~4mg，晨起口服，以避免影响夜间睡眠。能促进食欲，对虚弱及需要用抗炎止痛药的患者（如骨转移）特别适合。

3. 沙利度胺（反应停）

沙利度胺：50~100mg，每日1次口服。其被认为是TNF-α的抑制剂，可以改善癌症患者的恶病质状态，增加体重，抑制恶心，增加食欲。

4. 促胃肠动力药

（1）多巴胺受体拮抗剂：

①甲氧氯普胺（胃复安）。

口服：5~10mg，每日3次口服，餐前半小时服用。

肌注：10~20mg/次，肌肉注射。

静注：10mg/次静脉注射，给药时间不少于2min，使用供静脉注射剂型。

其用于治疗因胃潴留引起的早期饱胀感和厌食症，作用于多巴胺D1和D2受体，产生抗多巴胺的作用，并具有较强的5-HT3受体拮抗效应。另外，它还能兴奋5-HT4受体，产生促动力作用，同时能透过血脑屏障拮抗中枢的D2受体，产生锥体外系反应。

胃复安的副作用发生率较高，达10%~20%，常见的副作用主要表现为震颤、迟发性运动障碍、斜颈、面肌痉挛等，重者可出现牙关紧闭、角弓反张等。此外，尚有轻度焦虑、抑郁、疲劳及腹泻症状。男性因其可引起高泌乳素血症，会出现乳房发育、泌乳及乳头触痛等症状。

②多潘立酮（吗丁啉）。

口服：10~20mg，每日3次餐前口服。

直肠给药：60mg/次，2~3次/d。

其是外周多巴胺D2受体拮抗剂，能直接作用于胃肠道多巴胺受体，对抗多巴胺的抑制作用，而发挥促动力作用。不影响胃酸分泌，也不易透过血脑屏障，对脑内多巴胺受体几乎无影响，故无锥体外系等神经与精神性副作用。此外，多潘立酮还可作用于血脑屏障外的延髓催吐化学感受区的多巴胺受体，产生抗呕吐效应。

③伊托必利（为力苏）。

口服：50mg/次，每日3次，餐前15~30min服用。

其通过对多巴胺D2受体的拮抗作用而增加乙酰胆碱的释放，同时通过对乙酰胆碱酶的抑制作用来抑制已释放的乙酰胆碱分解，从而增强胃、十二指肠动力，加速胃排空，并有抑制呕吐的作用。

(2) 5-HT4受体激动剂

①苯甲酰胺类。

莫沙必利：5mg/次，每日3次，餐前口服。

其是5-HT4的非选择性激动剂，主要通过兴奋肠肌间神经丛的节前和节后神经元的5-HT4受体，使乙酰胆碱释放，增强胃肠道平滑肌的蠕动收缩。

②吲哚烷基胺类。

替加色罗（泽马可）：6mg/次，每日2次，餐前口服。

其是高选择性和特异性的5-HT4受体的部分激动剂。通过触发肠道黏膜生理反射，刺激嗜铬细胞释放钙基因相关蛋白、VIP和P物质，调节环形肌松弛收缩，增加肠内容物的传递。

5. 消化酶

复合消化酶胶囊（达吉胶囊）：1~2粒/次，每日3次，餐后口服。

多酶片：2~3片/次，每日3次口服。

胰酶在中性或弱酸性环境中可促进蛋白质、淀粉及脂肪的消化；胃蛋白酶能在胃酸参与下使凝固的蛋白质分解。

(四) 中医治疗

中医认为食欲不振可属"纳呆"或"食减"等范畴。人以胃气为本，胃气和降，脾能运化，肠道通畅，则知饥能食，食而知味，所以厌食病机关键在于脾胃功能失调，故治疗应重在调理脾胃。

1. 辨证论治

(1) 外邪犯胃。

症状：恶寒发热，食欲不振，舌苔薄腻，感受暑湿者多见于长夏，兼见呕恶，胸闷，身重，口渴，舌红苔黄腻，脉濡数。

治法：疏邪健中。

方药：香苏饮加减。

(2) 湿浊中阻。

症状:食欲不振,脘闷,舌苔厚腻。伤于饮食者有明显饮食不节史,伴腹胀,嗳腐吞酸,舌苔垢腻。

治法:芳香化浊,消食健脾。

方药:藿朴夏苓汤合保和丸加减。

(3) 肝胃不和。

症状:每于情志不畅则不思饮食,胸胁胀痛,食后胃脘作胀,嗳气频频,苔薄脉弦。

治法:疏肝和胃。

方药:四逆散加减。

(4) 脾胃虚弱。

症状:知饥饿或少食不能化,气短乏力,体倦懒言,大便溏薄,舌淡苔薄白,细或虚大无力。

治法:益气健脾。

方药:四君子汤加减。

(5) 脾胃阴虚。

症状:饥不欲食,大便干结,胃脘嘈杂灼热,舌红少苔,脉细或脉细数。

治法:养阴益胃。

方药:益胃汤加减。

(6) 脾肾阳虚。

症状:纳少运迟,食毕欲泻,畏寒肢冷,脉沉细而弱。

治法:温中助阳。

方药:理中汤加减。

2. 针灸治疗

(1) 取穴:中脘、足三里、胃俞、脾俞、气海、梁门、不容、天枢、大横

(2) 耳针或压籽:胃、脾、肝、神门、交感。

(五) 调护

(1) 告知患者尽量进食,对康复及治疗都是必要的,增强患者对治疗的信心,有时比药物更重要。

(2) 避免暴饮暴食,应少量多餐。这样,患者能因每次吃完而信心倍增。

(3) 荤素搭配合理,多食新鲜蔬菜水果,这能刺激食欲。增加纤维素和水分的摄入可帮助软化大便,防止便秘,也有利于毒素的排泄。

(4) 患者爱吃的食物不要总吃，以免日久生厌，而且固定接受某种食物的时间越长，它与身体不适形成条件反射的机会也越多。

(5) 营造良好的进餐气氛，家属应与患者一起进餐，边进食，边轻松交谈，还可同时播放柔和动听的音乐，有利于分散患者对身体不适的注意力，促进食欲。

(6) 饭菜营养要全面，尽量做到色、香、味、形都好，多制订更好更经济的多样化食谱，不要听信非专业人员有关饮食禁忌的说法，而盲目限制或禁忌某些食品。全面均衡的营养摄入有助于患者的康复和免疫功能的提高。

(7) 对于卧床患者，应尽量鼓励其自己进食，这样有助于患者胃肠道功能的恢复，避免产生因病重而禁食所产生的不良情绪。

(8) 进食前及过程中，避免让患者接触会影响食欲的事物，以免产生视觉上、嗅觉上的不良刺激。对于有疼痛的患者可在进餐 30min~1h 适当应用止痛药物。

(9) 饭前 1h 可做轻微活动。

三、诊治流程

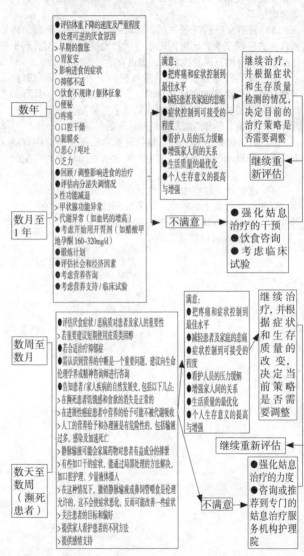

第二节 恶心、呕吐

恶心（nausea）是一种想要呕吐的不适感，常伴有自主神经症状。呕吐（vomiting）是胃内容物经口强力地迫出。恶心、呕吐两者可相互伴随，也可单独存在。

一、诊断基础

1. 病因（见图 5-1）

(1) 胃肠性因素：胃潴留、肠梗阻等。

(2) 药物性因素：阿片类药物、抗生素、非甾体抗炎药、铁剂、地高辛等。

(3) 代谢性因素：高钙血症、低钾血症、肾衰竭等。

(4) 毒性因素：放疗、化疗、感染等。

(5) 肿瘤性因素：脑转移、副癌综合征等。

(6) 身心性因素：焦虑、不安、恐惧等。

(7) 其他因素：疼痛、运动病、咳嗽等。

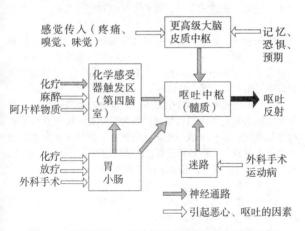

图 5-1 引起恶心、呕吐的因素及其神经通路示意图

2. 临床表现

(1) 呕吐的伴随症状：a. 呕吐伴发热者，须注意急性感染性疾病。b. 呕吐伴有不洁饮食或同食者集体发病者，应考虑食物或药物中毒。c.呕吐伴胸痛,常见于急性心肌梗死或急性肺梗死等。d.呕吐伴有腹痛者,常见于腹腔脏器炎症、梗阻和破裂。e.腹痛于呕吐后暂时缓解者,提示消化性溃疡、急性胃炎及胃肠道梗阻性疾病。f.呕吐后腹痛不能缓解者,常见于胆道疾病、泌尿系统疾病、急性胰腺炎等。g.呕吐伴头痛,除考虑颅内高压的疾患外,还应考虑偏头痛、鼻炎、青光眼及屈光不正等疾病。h.呕吐伴眩晕,应考虑前庭、迷路疾病,基底椎动脉供血不足,小脑后下动脉供血不足以及某些药物(氨基糖苷类抗生素)引起的脑神经损伤。

(2) 呕吐的方式和特征:喷射性呕吐多见于颅内炎症、水肿出血、占位性病变、脑膜炎症粘连等所致颅内压增高,通常不伴有恶心。此外,青光眼和第8对脑神经病变也可出现喷射性呕吐。呕吐不费力,餐后即发生,呕吐物量少,多见于精神性呕吐。

a.呕吐物量大且含有腐烂食物提示幽门梗阻伴胃潴留、胃轻瘫及小肠上段梗阻等。b.呕吐物为咖啡样或血性见于上消化道出血,含有未完全消化的食物则提示食管性呕吐(贲门失弛缓症、食管憩室、食管癌等)或神经性呕吐。c.含有胆汁者,常见于频繁剧烈呕吐、十二指肠乳头以下的十二指肠或小肠梗阻、胆囊炎、胆石症及胃大部切除术后等,有时可见于妊娠剧吐、晕动症等。d.呕吐物有酸臭味者或胃内容物有粪臭味提示小肠低位梗阻、麻痹性肠梗阻、结肠梗阻而回盲瓣关闭不全或胃、结肠瘘等。

(3) 呕吐和进食的时相关系:a.进食过程或进食后早期发生呕吐,常见于幽门管溃疡或精神性呕吐。b.进食后期或数餐后呕吐,常见于幽门梗阻、肠梗阻、胃轻瘫或肠系膜上动脉压迫导致十二指肠壅积等。c.晨时呕吐多见于妊娠呕吐,有时亦可见于尿毒症、慢性酒精中毒和颅高压症等。

3. 体格检查

(1) 一般情况:应注意神志、营养状态、有无脱水、循环衰竭、贫血及发热等。

(2) 腹部体征:应注意胃型、胃蠕动波、振水声等幽门梗阻表现;肠鸣音亢进、肠型等急性肠梗阻表现;腹肌紧张、压痛、反跳痛等急腹症表现。此外,还应注意有无腹部肿块、疝等。

(3) 其他:①眼部检查应注意眼球震颤、眼压测定、眼底有无视盘水肿等。

②有无病理反射及腹膜刺激征等。

4.辅助检查

(1) 实验室检查:主要包括与炎症、内分泌代谢及水盐电解质代谢紊乱等有关实验室检查,可选择进行血常规、尿常规、尿酮体、血糖、电解质系列、血气分析、尿素氮、血和尿淀粉酶、脑脊液常规、呕吐液的毒理学分析等。

(2) 其他:有指征时,做腹部立位平片、胃肠钡餐造影、纤维胃十二指肠镜、心电图、腹部或脑部B超、ERCP、CT或磁共振、脑血管造影等。

二、治疗基础

(一) 西医治疗

1.可逆性病因治疗

严重的疼痛、感染、咳嗽、高钙血症、腹水、颅内压升高、引发呕吐的药物、焦虑等为可逆性病因,此时除应用止吐药物外,还应积极地针对上述病因治疗。

2.药物治疗

多种药物已经显示了对恶心、呕吐的良好治疗作用,包括抗组胺药、抗胆碱能药、多巴胺受体阻滞剂、5-HT3受体阻滞剂、大麻素类药物、苯二氮䓬类药物、皮质激素及促进胃动力药(见图5-2)。

(1) 止吐药物的给药途径:多数恶心、呕吐经口服或舌下含服药物即可控制,但是持续性的呕吐需要其他途径给药,如经直肠、皮下或持续泵入。

(2) 止吐药物的分类:

①促进胃动力药物:

盐酸甲氧氯普胺:此药作用于消化道,促进恢复正常的胃排空功能;该药也可作用于催吐化学感受区,因而有助于减轻药物所致的恶心、呕吐。剂量:10~20mg,6h一次口服;或30~80mg,24h持续皮下注射。副作用:锥体外系副作用很少见(可应用苯海拉明25~50mg静脉注射以预防),但好发于青年女性患者。

多潘立酮:作用类似于胃复安,该药不能透过血脑屏障,不会引起锥体外系副作用。剂量:10mg,6~8h一次口服,饭前15~30min;60mg,8~12h一次直肠给药;10mg,每日

1次肌肉注射。

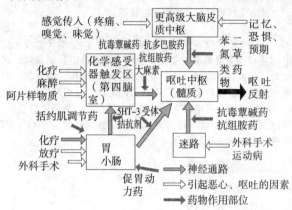

图 5-2 止呕药物的作用部位示意图

西沙必利：能促进食管、胃、小肠直至结肠的运动，能促使肠壁肌层神经丛释放乙酰胆碱。用于治疗胃肠运动障碍性疾病，包括胃食管反流、慢性功能性和非溃疡性消化不良、胃轻瘫及便秘等。剂量：10mg，每日3次口服。

②皮质激素：

地塞米松：通常能非特异性地减轻恶心、呕吐。剂量：8~12mg/次，口服或静脉注射。

③5-HT3受体拮抗剂：能有效地治疗化疗或放疗所致的呕吐，通常选择昂丹司琼、格雷司琼、多拉司琼、托烷司琼、雷莫司琼、阿扎司琼或帕洛诺司琼，见表5-1。

④神经激肽-1（NK-1）受体拮抗剂：阿瑞吡坦，福沙皮坦能选择性阻止中枢神经系统内P物质与NK-1受体的结合而起到止呕作用，用于中、高度致吐化疗药引起的恶心、呕吐，见表5-2。

⑤抗毒蕈碱类药物：

丁溴东莨菪碱：是一种强效抗毒蕈碱类药物，该药能减少肠道蠕动，尤其适用于肠梗阻或腹部绞痛者。剂量：口服，10~20mg/次，3次/d；皮下注射，40~100mg/d；肌肉注射、静脉注射或静脉滴注，10~20mg/次。副作用有口干、困倦及精神错乱等，可能比赛克力嗪严重。

表 5-1 5-HT3 受体拮抗剂的剂量和服药日程

药物	给药途径	止吐剂量（第1天）	止吐剂量（第2天）	止吐剂量（解救性治疗）
昂丹司琼	静注	8~16mg	8~16mg	16mg
	口服	16~24mg	8mg 每日2次或 16mg 每日1次	16mg
格雷司琼	静注	3mg	3mg	3mg
	口服	2mg 每日1次或 1mg 每日2次	2mg 每日1次或 1mg 每日2次	2mg 每日1次或 1mg 每日2次
多拉司琼	口服	100mg	100mg	100mg
托烷司琼	静注	5mg	—	—
	口服	5mg	—	—
帕洛诺司琼	静注	0.25mg	—	—
雷莫司琼	静注	0.3mg	0.3mg	—
	口服	0.1mg	0.1mg	—
阿扎司琼	静注	10mg	10mg	—

表 5-2 NK-1 受体拮抗剂的剂量和服药日程

NK-1 受体拮抗剂	第1天	第2~3天
阿瑞匹坦	125mg 口服	80mg 口服每天1次
福沙匹坦	150mg 静注	

⑥抗组胺类药物：

赛克力嗪：该药同时具有抗毒蕈碱作用，对各种原因导致的呕吐都有效。剂量：25~50mg，每日3次口服或100~150mg/d持续皮下注射。副作用有口干、困倦，用药数日后减轻。

异丙嗪：12.5~25mg，4h一次口服或静脉注射。

苯海拉明：25~50mg，8~12h口服、肌注或静脉注射。抗组胺作用弱于异丙嗪

氯丙嗪：大剂量时可直接抑制呕吐中枢，有强大的镇吐作用，对内耳前庭所致的呕吐无效。此外，对顽固性呃逆也有疗效。剂量：12.5~50mg，6~8h一次口服；25~50mg深部肌内注射；25~50mg加入生理盐水溶液500~1000mL中，缓慢静脉输注，患者平卧，监测血压。

⑦抗精神病类药物：抗精神病药（强效多巴胺拮抗剂）可阻断此通路，能非常有效地减轻药物或代谢紊乱（如阿片类药物和肾衰竭）所致的恶心、呕吐。精神类药物可考虑用于不能耐受阿瑞吡坦、5-HT3受体拮抗剂和地塞米松或呕吐控制不佳的患者，但不推荐单独使用。

氟哌啶醇：1~2mg，4~6h一次口服；1~3mg，4~6h一次静脉注射；2.5~5mg/24h持续皮下注射。

左旋甲丙嗪（左美丙嗪）：还具有抗毒蕈碱、抗组胺、抗5-HT3和抗焦虑作用。该药为广谱止吐药，小剂量即有效。剂量：6.25~25mg夜间或每日2次口服；或6.25~25mg/d持续皮下注射。剂量超过6.25mg/次，每日2次时可能导致镇静。本药有体位性低血压反应，患者初次服用较大剂量时应平卧，老年人与儿童对本品的低血压反应更敏感，须减量慎用。

劳拉西泮：增强了脑中主要的抑制性神经递质γ-氨基丁酸的效能，主要用于抗癌药物引起的恶心、呕吐。剂量：0.5~2mg/次，4~6h一次口服、舌下含服或静脉注射。副作用：大剂量或肠外给药时可能发生呼吸抑制与低血压，突然停药可能发生惊厥等严重症状，应逐渐停药。

奥氮平：非典型抗精神病药，对多种受体有亲和力，包括5-HT2受体，5-HT3受体，5-HT6受体，多巴胺D1、D2、D3、D4、D5、D6受体，肾上腺素和组胺H1受体。用于化疗所致恶心呕吐的解救性治疗。剂量：2.5~5mg，日2次口服。

阿普唑仑：苯二氮䓬类中枢神经抑制药，用于预期性恶心呕吐。剂量：0.5~2mg，每日3次口服。

⑧大麻素受体拮抗剂：类大麻物质可与前脑内的阿片受

体结合并可直接抑制呕吐中枢。该药已不常使用，口服时生物有效性不确定；对以顺铂为基础的化疗方案所致的恶心和呕吐无效；以及有明显副反应（如嗜睡、直立性低血压、口干、行为改变、视觉和时间感觉改变）。

大麻隆：1~2mg，每日 2 次口服。

屈大麻酚：5~10mg，3~6h 一次口服。

3. 阿片类药物所致恶心、呕吐的治疗

阿片类药物通过不同的机制引起恶心、呕吐，包括刺激化学感受器触发区的化学受体、使前庭敏感性增高、胃潴留或肠蠕动减弱等，阿片类药物所致的恶心、呕吐主要是中枢性机制。

阿片类药物相关性恶心、呕吐的常用治疗药物，推荐以 5-HT3 受体拮抗剂、地塞米松或氟哌啶醇的一种或两种作为首选预防药。如果仍发生恶心呕吐，可叠加另一种药物或对顽固性恶心呕吐加用小剂量吩噻嗪类药、抗胆碱药（东莨菪碱）或阿瑞吡坦。已证明增加单一抗呕吐药物剂量的抗呕吐效应增强作用有限，而联合使用作用机制不同的药物可发挥相加或协同作用。

NK-1 受体拮抗剂阿瑞吡坦，对阿片类药物所致恶心、呕吐的治疗作用与 5-HT3、地塞米松及氟哌利多相似。

4. 抗肿瘤药物所致恶心、呕吐的治疗

（1）化疗所致恶心、呕吐的类型：按照发生时间，化疗所致恶心呕吐，通常可以分为急性、延迟性、预期性、爆发性及难治性 5 种类型。急性恶心呕吐一般发生在给药数分钟至数小时，并在给药后 5~6h 达高峰，但多在 24h 内缓解。延迟性恶心、呕吐多在化疗 24h 之后发生，常见于顺铂、卡铂、环磷酰胺和阿霉素化疗时，可持续数天。预期性恶心、呕吐是指患者在前一次化疗时经历了难以控制的化疗所致恶心之后，在下一次化疗开始之前即发生的恶心、呕吐，是一种条件反射，主要由精神、心理因素等引起。爆发性呕吐是指即使进行了预防处理但仍出现的呕吐，并需要进行"解救性治疗"。难治性呕吐是指以往的化疗周期中使用预防性和/或解救性止吐治疗失败，而在接下来的化疗周期中仍然出现呕吐。

（2）抗肿瘤药物的催吐性分级（见表 5-3、表 5-4）：抗肿瘤药物所致呕吐主要取决于所使用药物的催吐潜能。一般可将抗肿瘤药物分为高度、中度、低度和轻微 4 个催吐风险

表 5-3 抗肿瘤药物的催吐性分级

级别	静脉给药	细胞毒类药物 药物名称	口服给药
高度催吐危险 (呕吐发生率 >90%)	顺铂	阿霉素 > 60mg/m²	丙卡巴肼
	AC 方案	表阿霉素 > 90mg/m²	六甲密胺
	(阿霉素或表阿霉素 + 环磷酰胺)	异环磷酰胺 > 2g/m²	
	环磷酰胺 ≥ 1500mg/m²	氮芥	
	卡莫司汀 ≥ 250mg/m²	氮烯咪胺(达卡巴嗪)	
	白介素-2 > 1200 万 IU/m² ~ 1500 万 IU/m²		
	阿米福汀 >300mg/m²		
	苯达莫司汀		
中度催吐危险 (呕吐发生率 30%~90%)		阿霉素 < 60mg/m²	环磷酰胺
		表阿霉素 < 90mg/m²	替莫唑胺
		伊达比星	

续表

级别	细胞毒类药物		
	静脉给药	药物名称	口服给药
低度催吐危险 (呕吐发生率 10%～30%)	卡铂 卡莫司汀 ≤ 250mg/m² 环磷酰胺 < 1500mg/m² 阿糖胞苷 > 200mg/m² 奥沙利铂 甲氨蝶呤 ≥ 250mg/m² 阿米福汀 < 300mg/m² 白介素-2 < 1200万 IU/m²	异环磷酰胺 < 2g/m² α干扰素 ≥ 1000万 IU/m² 伊立替康 美法仑 更生霉素 柔红霉素 伊沙比酮 1 甲氨蝶呤 > 50mg/m², < 250mg/m²	卡培他滨 替加氟

级别	细胞毒类药物		
	静脉给药	药物名称	口服给药
	阿糖胞苷（低剂量）100~200mg/m²	米托蒽醌	沙利度胺
	多西他赛	紫杉醇	足叶乙苷
	阿霉素（脂质体）	白蛋白紫杉醇	来那度胺
	足叶乙苷	培美曲塞	
	5-氟尿嘧啶	喷司他丁	
	氟脲苷	普拉曲沙 2	
	吉西他滨	塞替派	
	α 干扰素 > 500 万 IU/m²，< 1000 万 IU/m²	拓扑替康	

续表

级别	细胞毒类药物		口服给药
	静脉给药	药物名称	
轻微催吐危险 （呕吐发生率<10%）	门冬酰胺酶 博来霉素（平阳霉素） g拉替滨（2-氧脱氧腺苷） 阿糖胞苷<100mg/m² 长春瑞滨	地西他滨 右雷佐生3 氟达拉滨 α干扰素<500万IU/m²	苯丁酸氮芥 羟基脲 美法仑 硫鸟嘌呤 甲氨蝶呤

等级，是指如不予以预防处理，呕吐发生率分别为 > 90%、30%~90%、10% ~ 30% 和 < 10%。

表 5-4 分子靶向药物的催吐性分级

级别	分子靶向药物	
	静脉给药	口服给药
高度催吐危险 （呕吐发生率 > 90%）	—	—
中度催吐危险 （呕吐发生率 30% ~ 90%）	阿伦珠单抗	伊马替尼
低度催吐危险 （呕吐发生率 10% ~ 30%）	硼替佐尼	舒尼替尼
	西妥昔单抗	拉帕替尼
	帕尼单抗	依维莫司
	曲妥珠单抗	
轻微催吐危险 （呕吐发生率 < 10%）	贝伐单抗	吉非替尼
		索拉菲尼
		厄洛替尼

(3) 抗肿瘤药物所致恶心、呕吐的预防。

①高度催吐性化疗方案所致恶心和呕吐的预防：推荐在化疗前采用三药方案，包括单剂量 5-HT3 受体拮抗剂、地塞米松和 NK-1 受体拮抗剂。

②中度催吐性化疗方案所致恶心和呕吐的预防：推荐第 1 天采用 5-HT3 受体拮抗剂联合地塞米松，第 2 天和第 3 天继续使用地塞米松。对于有较高催吐风险的中度催吐性化疗方案，例如，卡铂 ≥ 300mg/m^2，环磷酰胺 ≥ 600 ~ 1000mg/m^2 和阿霉素 ≥ 50mg/m^2，推荐在地塞米松和 5-HT3 受体拮抗剂的基础上加阿瑞吡坦。

③低度催吐性化疗方案所致恶心和呕吐的预防：建议使用单一止吐药物，例如地塞米松、5-HT3 受体拮抗剂或多巴胺受体拮抗剂（如甲氧氯普胺）用来预防呕吐。

④轻微催吐性化疗方案所致恶心和呕吐的预防：对于无恶心和呕吐史的患者，不必在化疗前常规给予止吐药物。尽管恶心和呕吐在该催吐水平药物治疗中并不常见，但如果患者发生呕吐，后续化疗前仍建议给予高一个级别的止吐治疗方案。

⑤多日化疗所致恶心及呕吐的预防：5-HT3 受体拮抗剂联合地塞米松是预防多日化疗所致恶心、呕吐的标准治疗方法，通常主张在化疗期间每日使用第一代 5-HT3 受体拮抗剂，地塞米松应连续使用至化疗结束后 2~3d。

（4）解救性止吐治疗。

解救性治疗的基本原则是酌情给予不同类型的止吐药物。

①重新评估药物催吐的风险、疾病状态、并发症和治疗；注意各种非化疗相关性催吐原因，如脑转移、电解质紊乱、肠梗阻、肿瘤侵犯至肠道或其他胃肠道异常，或其他并发症。重新审视上一次无效的止吐方案，考虑更换止吐药物。

②针对催吐风险确定给予患者的最佳治疗方案。如果呕吐患者口服给药难以实现，可以经直肠或静脉给药；必要时选择多种药物联合治疗，同时可以选择不同的方案或不同的途径。

③考虑在治疗方案中加入劳拉西泮和阿普唑仑。

④考虑在治疗方案中加入奥氮平或者采用甲氧氯普胺替代 5-HT3 受体拮抗剂或者在治疗方案中加入一种多巴胺拮抗剂。

⑤保证足够的液体供应，维持水电解质平衡，纠正酸碱失衡。

⑥除 5-HT3 受体拮抗剂外，可选择其他药物辅助治疗：包括劳拉西泮、屈大麻酚、大麻隆、氟哌啶醇、奥氮平、东莨菪碱、丙氯拉嗪和异丙嗪等。

5. 放疗所致恶心、呕吐的治疗

放疗所致恶心、呕吐的机制，迄今尚不明确，一般认为是多因素共同作用的结果。与照射部位、面积和分割剂量以及患者个体有关。经全身照射后，90% 的患者在 30~60min 内发生呕吐；半身大面积照射，在 2~3 周内发生呕吐的概率是80%;全腹腔常规照射(每次15Gy),约有60%的发生率。在头颅放疗时,应注意放射引起脑水肿导致颅内高压所致呕吐。另外,放疗的分割剂量越高,总剂量越大,受照射的组织越多,发生恶心、呕吐的可能性就越大,见表5-5。

表5-5 不同照射部位的催吐风险以及预防与治疗

照射部位	催吐风险	防治方案
全身放疗、全淋巴系统照射	高度催吐性风险	每次放疗前预防性给予5-HT3受体拮抗剂,并可考虑加用地塞米松
全腹照射、上腹部照射	中度催吐性风险	每次放疗前预防性给予5-HT3受体拮抗剂,并可以短期应用地塞米松
下胸部、盆腔(下腹部)、头颅	低度催吐性风险	5-HT3受体拮抗剂作为预防治疗或补救治疗。一旦出现呕吐进行解救治疗后,建议预防性应用5-HT3受体拮抗剂治疗直至放疗结束
颅、脊髓(背部)、头颈四肢、乳腺	轻微催吐性风险	多巴胺受体拮抗剂或5-HT3受体拮抗剂作为补救治疗药物

6. 其他

其他原因导致恶心、呕吐的治疗,见表5-6。

(二) 中医治疗

中医认为本病病机为胃失和降,胃气上逆。其治疗大法当以和胃降逆为本。应先辨虚实,实证多因外邪、饮食、七情因素等病邪犯胃所致,故治疗重在祛邪,分别施以解表、消食、化痰、理气之治;虚证常为脾胃虚寒、胃阴不足而致,故治疗重在扶正,分别施以益气、温阳、养阴之法,再辅以和胃降逆之品,则呕吐即止。

1. 辨证论治

(1) 实证。

①外邪犯胃

症状:突然呕吐,起病较急,常伴有发热恶寒,头身疼痛,胸膈满闷,不思饮食,舌苔白,脉濡缓。

治法:解表疏邪,和胃降逆。

表 5-6 其他原因导致恶心、呕吐的药物选择

原因	选择药物
药物或毒素	氟哌啶醇 1.5mg 夜间,每日 2 次
	左美丙嗪 6.25mg
代谢性	氟哌啶醇 1.5mg 夜间,每日 2 次
如高钙血症	左美丙嗪 6.25mg 夜间
	赛克力嗪 50mg,每日 3 次;或 150mg/24h,皮下注射
颅内压升高	地塞米松 4~16mg 晨服
	赛克力嗪 150mg/24h,口服或皮下注射
	奥曲肽 300~1000μg/24h,皮下注射(用于特发性假性肠梗阻)
胃排空延迟	胃复安 10~20mg,每 6h 1 次
	多潘立酮 10~20mg,每 6h 1 次
	治疗胃炎如质子泵抑制剂
胃激惹	停用胃刺激药如非甾体抗炎药
	赛克力嗪 50mg,每日 3 次
	恩丹西酮 8~24mg,每日 2 次

方药:藿香正气散加减。

②饮食停滞。

症状:呕吐酸腐,脘腹胀满,嗳气厌食,得食愈甚,吐

后反快,大便或溏或结,气味臭秽,苔厚腻,脉滑实。

治法:消食化滞,和胃降逆。

方药:保和丸加减。

③痰饮内停。

症状:呕吐多为清水痰涎,胸脘痞闷,不思饮食,头眩心悸,或呕而肠鸣有声,苔白腻,脉滑。

治法:温化痰饮,和胃降逆。

方药:小半夏汤合苓桂术甘汤加减。

④肝气犯胃。

症状:呕吐吞酸,嗳气频作,胸胁胀满,每因情志不遂而呕吐吞酸更甚,舌边红,苔薄腻,脉弦。

治法:疏肝理气,和胃止呕。

方药:四逆散合半夏厚朴汤加减。

(2) 虚证。

①脾胃虚弱。

症状:饮食稍有不慎,即易呕吐,时作时止,胃纳不佳,食入难化,脘腹痞闷,口淡不渴,面白少华,倦怠乏力,大便溏薄,舌质淡,脉濡弱。

治法:益气健脾,和胃降逆。

方药:香砂六君子汤加减。

②胃阴不足。

症状:呕吐反复发作,但呕量不多,或仅唾涎沫,时作干呕,口燥咽干,胃中嘈杂,似饥而不欲食,舌红少津,脉细数。

治法:滋养胃阴,降逆止呕。

方药:麦门冬汤加减。

2.针灸治疗。

主穴:中脘、胃俞、内关、足三里。

配穴:外邪犯胃者,加外关、大椎。

a.饮食停滞者,加梁门,天枢。b.肝气犯胃者,加太冲、期门。c.痰饮内停者,加丰隆、公孙。d.脾胃虚弱者,加脾俞、公孙。e.胃阴不足者,加脾俞、三阴交。

耳针或压籽:胃、肝、交感、皮质下、神门。

穴位注射:足三里、内关、脾俞、胃俞。胃复安注射液、生理盐水、维生素 B_6、维生素 B_{12},每次选取 2~3 穴,每穴注射 0.5mL,每日 1 次。

(三) 调护

(1) 给予患者一个平静而安心的环境，保持空气新鲜与流通。

(2) 转移患者的注意力，如聊天、听音乐、看喜爱的电视节目。

(3) 远离食物的气味或令人感觉不适的味道。

(4) 避免让患者看见或闻见会令他恶心的东西。

(5) 建议少量多餐。

(6) 避免在化疗前后 1h 内进食。

(7) 吃些冷食或相当室温的食品以减少其气味或味道的刺激。

(8) 清淡的饮食可缓解恶心的感觉，如烤面包片或饼。

(9) 避免吃过甜、过咸、油腻、辛辣食品或气味浓烈的食品，避免不必要的刺激或激动。

(10) 剧烈呕吐时，应暂停饮食及口服药物；待呕吐减轻时可给予流质或半流质饮食，少量多餐，并鼓励多饮水。

(11) 体质虚弱或神志不清者呕吐时应将头偏向一侧，以免呕吐物误入气管，引起窒息，保持口腔及床单清洁，协助淡盐水或漱口水漱口。

(12) 观察呕吐物的性质、量并记录，如有异常留标本送验。

(13) 频繁呕吐时需给予补液或胃肠外营养。

(14) 因呕吐不能进食或服药者，可在进食或服药前先滴姜汁数滴于舌面，稍等片刻再进食，以缓解呕吐。

(15) 指导采用放松术，如聆听舒缓的音乐、做渐进式的肌肉放松等。

128 实用晚期恶性肿瘤综合治疗手册（第2版）

三、诊治流程

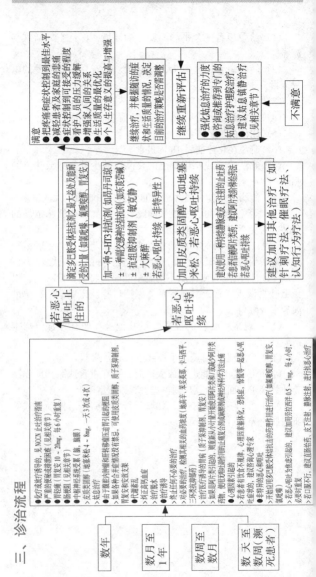

第三节 便秘

便秘（constipation）是指排便次数减少，每2~3天或更长时间一次，无规律性，粪质干硬，常伴有排便困难感。便秘是一种临床常见的症状，可以引起腹胀、腹痛、恶心、呕吐、溢流性失禁、下坠感、粪便嵌塞甚至肠梗阻。

一、诊断基础

1. 临床表现

（1）导致便秘的原发病的相应表现，如大肠癌可有黏液血便、肿块；慢性肠套叠可有腹痛、包块；肛裂可有排便疼痛、鲜血便；脊髓肿瘤可有神经定位体征；甲状腺功能低下可有畏冷、黏液水肿等。

（2）排便障碍的表现：

①自然便次少，少于每周3次，粪便量少，自然排便间隔时间延长，并可逐渐加重。

②排出困难，可分为两种情形：一种为粪便干硬，如板栗状，难以排出；另一种是粪便并不干硬，但难以排出。有的患者自觉肛门上方有梗阻感，排便用力越大，这种梗阻感越强烈，迫使患者过度用力，甚至大声呻吟，十分痛苦。部分女患者有粪块前冲感，自觉粪块不向肛门方向下降，而是向阴道方向前冲；有经验者用手指伸入阴道，向后壁加压，可使粪块较易排出。部分患者感觉直肠内胀满，尾骶部疼痛，排便不全，用手指、纸卷、肥皂条插入肛门后可使排便较为容易。上述症状称为出口阻塞综合征。

（3）伴发症状：除前述原发病的特征性表现外，对于那些常规检查未发现明显异常的患者，常见的伴发症状有腹胀、腹痛、口渴、恶心、会阴胀痛等。多数患者均有心情烦躁，部分患者还有口苦、头痛、皮疹等。少数患者表现为神经质，个别有自杀倾向。

（4）分型：见表5-7。

2. 体格检查

必须按诊断学要求进行全面系统的体格检查。对多数慢性便秘患者来说，由于病程很长，过去所做的检查也很多，腹部体征常不明显。

表 5-7 便秘类型及典型表现

便秘类型	典型表现
正常传输型便秘，便秘型 IBS	患者病史，体格检查无病理发现 腹痛和腹胀 排便不尽感
慢传输型便秘	结肠慢传输 正常的盆底功能
排便障碍	延长的/过度的排便费力 解软便时仍有排便困难 患者使用会阴/阴道压力辅助排便 手法辅助排便 肛门括约肌基础压力（肛门直肠测压）
特发性/器质性/继发性便秘	已知的药物副作用、药物诱发 已被证实的机械梗阻 代谢性障碍——异常的血化验结果

(1) 视诊：有无肛裂、瘘口、痔脱垂、肛周炎症、血迹等。嘱患者做排便动作，有会阴下降者可见盆底以肛门为中心明显向下突出；再嘱收缩肛门，盆底支配神经严重受损者，收缩能力减弱或消失。

(2) 直肠指检：应仔细观察有无外痔、肛裂及肛瘘等病变，触诊时需注意有无内痔，肛门括约肌有无痉挛、直肠壁是否光滑，有无溃疡或新生物等。切忌粗暴，应充分润滑指诊指及患者肛门，以使检查无痛，尽量减少对肛管直肠生理状态的干扰。正常肛管可容一指通过，张力中等，嘱患者做排便动作时外括约肌、盆底肌可明显放松。若肛管张力增高，提示肛管附近可能有刺激性病变。如肛管不能通过一指，则提示肛管有器质性狭窄,此种情况常见于低位肿瘤、肛管手术后或不当的硬化剂注射后疤痕形成所致。部分患者直肠壶腹中可扪及坚硬粪块。若直肠中潴留大量粪便而并无便意,提示直肠无力。直肠前突患者在排便动作时,可在括约肌上、耻骨联合下方扪及袋状薄弱区。直肠内套叠患者,直肠壁松弛,指诊时直肠内有黏膜堆积的感觉,偶尔也可扪及套叠之肠壁。盆底失弛缓综合征患者,嘱排便时可明显感觉到盆底肌、耻骨直肠肌、外括约肌各部均不松弛;病情严重者,肛直环明显肥大增厚、僵硬、活动度减弱,肛管张力增高,并有明显疼痛。用食指指诊压迫直肠壶腹各方向以检查盆底感觉功能(即直肠感觉功能),可粗略评估感觉功能受损的程度。

3. 辅助检查

(1) 粪便检查:检查者应对患者一次排出的粪便做目测,粗略评估其重量,观察其物理性状。干硬、板栗状的粪块提示激素综合征。还应进行大便常规及隐血检查。

(2) 血液生化检查:主要针对可导致便秘的内分泌、代谢性因素进行检查。

(3) 肛门镜检查:内痔、低位直肠肿块均可窥及。当直肠黏膜有充血水肿、糜烂而难以用一般炎症解释时,应考虑直肠内套叠的可能性。如有来源不明的血迹,尤其为陈旧性血迹时,应警惕上方肿瘤的可能。

(4) X线钡剂灌肠检查及腹部平片:X线钡剂灌肠检查对结肠、直肠肿瘤、结肠狭窄或痉挛、巨结肠等病变的诊断有较大帮助,对结肠的运动功能(蠕动)也可有较全面的了解。X线腹部平片如发现多个阶梯状液平,则对肠梗阻的诊断有重要帮助。

(5) 结肠镜检查:结肠镜检查对引起便秘的各种结肠病变,如结肠、直肠癌、结腔内息肉等器质性肠腔狭窄等病变的诊断有极大的帮助,结合活组织病理检查,可获得确诊。

(6) 结肠转运功能检查:系利用不透X线标志物,口服后定时拍摄腹部平片,追踪标志物在结肠运行中的情况,为判断结肠内容物运行速度及受阻部位后的一种方法。

(7) 肛肠动力学检查:利用压力测定装置,检查内外括约肌、盆底、直肠功能状态及它们之间的协调情况,对判断便秘与上述结构的功能失常是否有关有重要意义。

(8) 盆底肌电图检查:应用电生理技术,检查盆底肌、耻骨直肠肌、外括约肌等横纹肌的功能状态，及其支配神经的功能状态。由于该项技术对检查者的要求较高，检查结果亦较难判断，所以，目前仅用于观察模拟排便时盆底的横纹肌有无反常放电的情况。使用针电极者，因系创伤性检查，易诱发保护性放射而造成假阳性，尤在同时使用多根针电极时，经验不足者常判断失误，应引起注意。

(9) 排粪造影检查：将钡剂注入直肠、结肠（还可口服钡剂以观察小肠）后，患者坐在易透X线的便器上，在患者排便的过程中，多次摄片或录像，以观察肛管、直肠的影像学改变。检查者应亲自阅片，结合临床资料与其他检查结果进行综合判断，不能仅凭影像资料诊断。

(10) 组织学检查：疑为先天性巨结肠时，应进行活检。过去常在齿线上方2~3cm取材，但有人认为取材以在齿线以上1~1.5cm为好，因过高部位的取材可能遗漏"超短段巨结肠"。

二、治疗基础

(一) 预防

预防是末期患者便秘治疗的基本组成部分，尤其是应用阿片类药物止痛的患者。

(二) 通便药物

目前临床上应用的治疗便秘的药物有：

1. 刺激性泻药

此类药物可以刺激大肠肌层神经丛，增强大肠蠕动，并缩短盐分和水分被大肠吸收的时间，从而达到排便目的。

(1) 大肠刺激性泻药。

①蒽醌类：蒽醌类通便剂包括番泻叶、大黄、芦荟等，这些药物成分为无活性糖苷，在小肠内不被吸收，大肠内通过细菌糖苷酶水解产生活性物刺激结肠蠕动和分泌。这类药物在治疗剂量内使用有很好的软化大便、通便作用，起效迅速，尤其适合于任何原因引起的短期便秘的治疗，长期应用对肠道结构和功能无不良影响但可引起单个结肠上皮细胞凋亡形成脂褐质，有时内镜下可见假黑变病。对于慢性便秘，多数专家建议每周两次治疗方案而对不定期每日治疗持慎重态度。一般口服给药后6~12h排便。

番泻叶：3~6g，泡水代茶，睡前服。

大黄片：4~10片（0.25g/片，相当于生药1g），睡前服。大黄由于其含有鞣质成分，大黄中的蒽醌甙能刺激大肠导致排便，另含鞣质具收敛作用，故在长期服用后可引起慢性便秘进一步发展和加重。

复方芦荟胶囊：1~2粒，每日1次或每日2次口服。

②二苯甲烷类：作用于大肠，刺激其感觉神经末梢，引起反射性肠蠕动增强而导致排便。

二苯甲烷类包括酚酞、比沙可定等。酚酞通过肝肠循环吸收后容易引起皮疹。比沙可定对小肠和大肠均有效果，也可引起结肠上皮细胞凋亡但不引起色素沉着。这类药物作用机制与蒽醌类相似，能刺激结肠分泌和推进性蠕动。一般口服给药后6~12h排出软便。

酚酞（果导）：0.1~0.2g，睡前服，以利清晨排便。

比沙可啶（双醋苯啶）：5~10mg，每日1次整片吞服。

(2) 小肠刺激性泻药。

蓖麻油：主要作用于小肠，对大肠无刺激作用，但能润滑、软化粪便。10~30mL/次，服药后2~6h排便。

刺激性泻剂可引起严重绞痛，长期服用可致水电解质紊乱及酸碱平衡失调。

2. 容积性泻药

这类药物口服后不易被肠道吸收而又容易溶解于水，使肠内渗透压升高，能吸收大量水分并阻止肠道吸收水分，于是肠内保留大量水分，容积增大，扩张肠道，对肠黏膜产生刺激，反射性引起小肠蠕动增强，促使内容物迅速进入大肠而引起泻下作用，达到排便的目的。可分为下几类：

(1) 渗透性泻药。

①盐类泻剂：如硫酸镁、硫酸钠，因口服后不易吸收，使肠腔内渗透压升高，阻止了水分的吸收，致使肠内容物体增大，肠道扩张而刺激肠蠕动。镁盐还可促使缩胆囊素从小肠上部释放，从而影响结肠肌肉的活动，加快通过时间。一般1~3h即发生泻下作用，排出液体性粪便。

硫酸镁/硫酸钠：5~20g，以3%~5%水溶液，于清晨空腹服。

②高渗性泻剂：因在肠道内不吸收，利用其高渗性作用，对抗肠壁对水分的吸收，软化大便、增加粪便量，增加肠腔内压，刺激肠蠕动而通便。

乳果糖：5g/10mL，每日3次。

聚乙二醇电解质散：10~20g，每日1次。

(2) 膨胀性泻药（膨松剂）：此类药物为高纤维物质，吸水力强，在进入肠道后吸收大量水分，使粪便膨胀，从而刺激肠道的反射作用，促进排便。属于缓泻药，它的优点在于副作用小，口服十分安全，但效果亦相对较慢，服食后数天方可见效，适用于轻微或慢性便秘者。副作用包括肠胃胀满感、矢气。只有在极少的情况下可造成肠道阻塞，例如服用时摄取水分不足。

葡甘聚糖（通泰胶囊）：2~4粒/次，每日3次，空腹服用，并以温水150mL送服。

羧甲纤维素钠颗粒：2g/次，每日3次，以温开水一杯（约240mL）冲服。在肠腔内，可充分吸收水分而膨胀，刺激肠道平滑肌蠕动而增强排便。

车前番泻复合颗粒（艾者思）：1次1袋（5g），每日1次或每日2次。通常情况下，晚餐后服用1袋，如有必要，可在早餐前重服1袋。

3. 润滑性泻药

在肠道中不被消化吸收，可包绕粪块，使之容易排出；同时又妨碍结肠对水的吸收，故能润滑肠腔、软化大便。此类药物由于不会对肠道蠕动造成任何刺激，只会令粪便软化和润滑，使粪便易于排出，因而适用于患肠道疾病的患者。此外，亦对痔疮患者有好处，可减轻他们排便时的疼痛和出血。

液状石蜡：15~30mL/次，睡前用。

甘油栓：直肠给药（塞肛门内）。成人1次1枚。

开塞露：每次1支，插入肛门，并将药液挤入直肠。甘油直接注入直肠后，由于高渗透压刺激直肠壁引起排便反射，兼有润滑作用，几分钟内可引起排便。

多库酯钠（辛丁酯磺酸钠）：为阴离子表面活性剂，能降低肠道内液体的表面张力，口服后在肠内可使水和脂肪类物质浸入粪便，促其软化。此外，尚有轻微杀菌和杀精子作用。成人50~200mg/d，分次服用，最大剂量不超过500mg/d，服药1~3d后产生效应。

4. 促胃肠动力药（参见"食欲不振"节）。

(三) 灌肠

温盐水2000~3000mL，温肥皂水（75mL加水至1000mL）

500~1000mL灌肠。矿物油（液状石蜡）或棉籽油200mL保留灌肠。经常灌肠能产生依赖性，应予以注意。

处理便秘患者时，在选用通便药物方面，应注意药效、安全性及药物的依赖作用。主张选用膨胀性泻剂（如葡甘聚糖、羧甲纤维素、车前番泻复合颗粒等）和渗透性通便剂（如聚乙二醇、乳果糖）。对慢传输型便秘，必要时可加用肠道促动力剂。应避免长期应用或滥用刺激性泻剂。对于粪便嵌塞的患者，灌肠或结合短期使用刺激性泻剂解除嵌塞，再选用膨胀性泻剂或渗透性泻剂，保持排便通畅。润滑性泻药有软化粪便和刺激排便的作用。

（四）中医治疗

便秘是指大肠传导功能失常，导致大便秘结，排便周期延长；或周期不长，但粪质干结，排便艰难；或粪质不硬，虽有便意，但便出不畅的病症。

1. 辨证论治

（1）实秘。

①肠胃积热。

症状：大便干结，腹胀腹痛，面红身热，口干口臭，舌红苔黄燥，脉滑数。

治法：泄热导滞，润肠通便。

方药：麻子仁丸加减。

②气机郁滞。

症状：大便干结，或不甚干结，欲便不得出，或便而不爽，腹中胀痛，嗳气频作，舌苔薄腻，脉弦。

治法：顺气导滞。

方药：六磨汤加减。

③阴寒积滞。

症状：大便艰涩，腹痛，腹胀拒按，胁下偏痛，手足不温，舌苔白腻，脉弦。

治法：温里散寒，通便止痛。

方药：大黄附子汤加减。

（2）虚秘。

①气虚。

症状：粪并不干硬，虽有便意，但临厕努挣乏力，便难排出，汗出气短，舌淡苔白，脉弱。

治法：补气润肠。

方药：黄芪汤加减。

②血虚。

症状：大便干结，面色无华，心悸气短，口唇色淡，舌淡苔白，脉细。

治法：养血润燥。

方药：润肠丸加减。

③阴虚。

症状：大便干结，如羊屎状，形体消瘦，潮热盗汗、腰膝酸软，舌红少苔，脉细数。

治法：滋阴通便。

方药：增液汤加减。

④阳虚。

症状：大便干或不干，排出困难，小便清长，四肢不温，腹中冷痛，得热则减，腰膝冷痛，舌淡苔白，脉沉迟。

治法：温阳通便。

方药：济川煎或半硫丸加减。

2. 针灸治疗

(1) 主穴：天枢、大肠俞、上巨虚、支沟、照海、腹结。

配穴：a. 热秘：加合谷、曲池。b. 气秘：加中脘、太冲。c. 冷秘：加灸神阙、关元。d. 虚秘：加脾俞、气海。

(2) 耳针或耳穴压籽：大肠、直肠、交感。

(五) 调护

(1) 调整生活方式：合理的膳食，多饮水，运动，建立良好的排便习惯是慢性便秘的基础治疗措施。

(2) 膳食调整可以包括一种高纤维素膳食（25~35g 纤维素）和水分的补充（1.5~2.0L/d）。

(3) 适度运动：尤其对久病卧床，运动少的老年患者更有益。

(4) 建立良好的排便习惯：结肠活动在晨醒和餐后时最为活跃，建议患者在晨起或餐后 2h 内尝试排便，餐后 1~2h，以肚脐为中心顺时针腹部按摩，促进肠蠕动，提供隐蔽环境，合理利用重力及腹内压，排便时集中注意力，减少外界因素的干扰。

第五章 消化系统

三、诊治流程

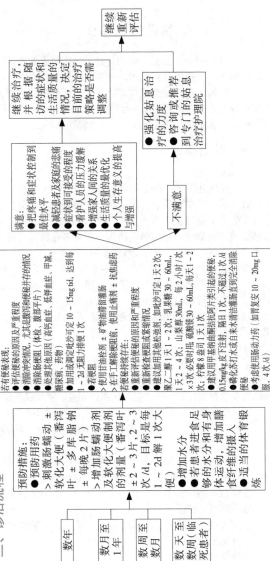

第四节 腹泻

腹泻（diarrhea）是指24h内超过了3次以上的不成形或液体样的大便。根据病程长短，分为急性腹泻与慢性腹泻两种。急性腹泻是指排便次数增多，并呈不同程度的稀便，往往伴有肠痉挛所致的腹痛，病程在两个月以内者；临床上，如腹泻持续或反复超过两个月，可称为慢性腹泻。

一、诊断基础

1. 临床表现

（1）胃肠道症状：便意频繁，每次粪量不多但有里急后重感者，病变多在直肠或乙状结肠；小肠病变则无里急后重感。腹痛在下腹或左下腹，排便后腹痛可减轻者，往往为乙状结肠或直肠病变。小肠病变腹泻，疼痛多在脐周，排便后疼痛多不缓解。分泌性腹泻往往无腹痛症状。

（2）腹泻次数及粪便性状：急性腹泻每天排便可达10次以上，粪便多希薄，如为细菌感染（细菌性痢疾）常带血及脓液。如为溏稀或果酱样大便，提示可能是阿米巴痢疾。稀薄水样便常见于食物中毒。出血坏死性肠炎排出洗肉水样血便，带有腥臭的气味。

（3）伴随症状

①伴发热者可见于急性细菌性痢疾、伤寒或副伤寒、肠结核、结肠癌、小肠恶性淋巴瘤、克罗恩病、非特异性溃疡性结肠炎急性发作期、败血症、病毒性肠炎、甲状腺危象等。

②伴明显消瘦者可见于胃肠道恶性肿瘤及吸收不良综合征。

③伴皮疹或皮下出血者多见于败血症、伤寒或副伤寒、麻疹、过敏性紫癜、糙皮病等。

④伴关节痛或肿胀者多见于克罗恩病、慢性非特异性溃疡性结肠炎、红斑性狼疮、肠结核、Whipple 病等。

⑤伴腹部包块者多见于胃肠恶性肿瘤、肠结核、克罗恩病及血吸虫肉芽肿等。

⑥伴重度失水者常见分泌性腹泻如霍乱及细菌性食物中毒，也可见于尿毒症等。

2. 体格检查

查体重点在腹部，全身检查不能忽略。除体温、脉搏、呼吸、血压及体表浅淋巴结有无肿大、四肢、脊柱、神经系统检查、直肠指检等均有参考价值。

（1）腹泻常为某些疾病的症状，体格检查常可发现原发病的体征。急性腹泻常有脱水的体征，如眼窝下陷、皮肤干燥而缺乏弹性。小肠吸收不良综合征，可有营养不良的表现，甚至呈不断渐进恶病质状态。不完全性肠梗阻引起的腹泻，腹部可见到肠型及蠕动波，肠鸣音亢进等。

（2）腹部压痛，溃疡性结肠炎、慢性细菌性痢疾可有左下腹部压痛。小肠病变的压痛多在脐周围。腹部肿块、肠结核、克罗恩病、阿米巴肠病有时可在右下腹部触到肿块，结肠的癌肿可在相应的部位触到肿块。直肠癌可通过肛门指检发现。

（3）直肠指检对直肠的病变，如直肠癌、溃疡性直肠炎、直肠息肉等病变的诊断极有价值。对大便伴有黏液、脓血者，直肠指检应列为首选的常规检查。

3. 辅助检查

（1）实验室检查。

①粪便检查：粪便性状呈糊状、稀便或水样，量多或恶臭，粪便中不含黏液、脓血或仅含脂肪时，常提示为小肠性腹泻或肝、胆、胰腺功能低下性腹泻；如粪便量少，含黏液、脓血时则多提示为结肠性腹泻；粪便中发现原虫、寄生虫或虫卵，又能排除其他原因时，可提示为原虫、寄生虫性腹泻；粪便培养可分离出多种致病菌，对诊断有重要价值，但应强调的是，粪便取材要新鲜，送检应及时，否则会影响诊断。此外，如一次培养阴性时，不能轻易否定感染性腹泻，还应多次送粪便培养，有时会获得阳性结果。

②胰腺外分泌功能试验：如怀疑腹泻是胰腺疾病所致时，应进行胰腺外分泌功能试验，如试餐试验（Lundh 试验）、苯甲酰-酪氨酸-对氨基苯甲酸试验（PABA 试验）及促胰泌素试验等。

③小肠吸收功能试验：a. 粪便中脂肪球、氮含量、肌纤维和糜蛋白酶含量测定：显微镜高倍视野下，脂肪球高达 100 个以上时（苏丹Ⅲ染色法），可考虑脂肪吸收不良；粪便中含氮量增加时，考虑是糖类吸收不良；粪便中肌纤维增多、糜蛋白酶含量降低时，均提示小肠吸收不良。b. 右旋木糖试验：小肠吸收功能不良者，尿中 D-木糖排出量常减少。c.

放射性核素标记维生素 B_{12} 吸收试验 (Schilling 试验): 小肠吸收功能障碍者, 尿内放射性核素含量显著低于正常。

④呼气试验: 多为 $^{14}C-$ 三酰甘油呼气试验。脂肪吸收不良者口服 ^{14}C 标记的三酰甘油后, 由肺内呼出的 ^{14}C 标记的 CO_2 减少, 而粪中 ^{14}C 标记的 CO_2 排出量增多。近年来开展较多的 ^{13}C 呼气试验可观察糖类的吸收情况, 对乳糖吸收不良亦有重要的诊断价值。此外还有 ^{14}C 甘氨酸呼气试验等方法。

(2) 其他辅助检查

①X 线检查: 钡餐或钡剂灌肠检查可了解胃肠道的功能状态、蠕动情况等, 对小肠吸收不良、肠结核、克罗恩病、溃疡性结肠炎、淋巴瘤、结肠癌等有重要诊断价值。

②B 超、CT 或 MRI 检查: 可观察肝脏、胆道及胰腺等脏器有无与腹泻有关的病变, 对肠道肿瘤性病变也可提供依据。因此, B 超、CT 及 MRI 检查对消化吸收不良性腹泻及肿瘤性腹泻等均有辅助诊断价值。

③结肠镜检查: 结肠镜检查对回肠末端病变, 如肠结核、克罗恩病, 其他溃疡性病变以及大肠病变, 如溃疡性结肠炎、结肠、直肠息肉及癌肿、慢性血吸虫肠病等均有重要诊断价值。

④逆行胰胆管造影检查: 对胆道及胰腺的病变有重要诊断价值。

⑤小肠镜检查: 虽然小肠镜检查未能普遍开展 (新型小肠镜即将问世), 但其对小肠吸收不良及 Whipple 病等有较重要诊断意义。小肠镜直视下可观察小肠黏膜的情况, 活组织病理检查可判断微绒毛及腺体的变化等。

二、治疗基础

当癌症患者出现腹泻时, 要尽可能找出腹泻的原因, 尽快恢复正常排便。可采用饮食调节、药物治疗、肛周皮肤护理、补液、胃肠外营养支持治疗等方法。

(一) 饮食疗法

恰当的饮食调节或肠道休息可使一些患者腹泻症状减轻。饮食上, 要选择易消化、高蛋白、高糖、低脂肪的食品, 坚持少量多餐, 进食温和性食物, 避免刺激性、过敏性、高渗性食品以及过冷、过热、产气性食物。对乳制品敏感性强的患者禁用奶制品。

(二) 肛周护理

腹泻常常造成肛门或肛周区皮肤损害,呈现糜烂、溃疡等。腹泻的程度不同使肛周皮肤损害亦不同。有些患者因严重腹泻导致肛周皮肤损害并伴有疼痛感。患者应采取定期清洗局部皮肤、便后温水坐浴、局部涂搽防湿乳剂或氧化锌油等措施,使肛周皮肤清洁、干燥和舒适,有效地预防和避免肛周皮肤糜烂或溃疡。

(三) 西医治疗

1. 抗菌药物

(1) 磺胺类:若腹泻是由肠道感染所致,可选用口服难吸收的磺胺类药物。临床上较常用的是复方磺胺甲基异唑(Co-SMZ)。剂量为2片/次,每日2次。

(2) 抗生素:氯霉素和四环素曾广泛用于治疗痢疾,但由于耐药性的增高及它们所产生的副作用,目前临床上已较少应用。其他可用的有红霉素、庆大霉素等。

(3) 呋喃唑酮(痢特灵):为硝基呋喃类抗菌药,对革兰阳性及阴性菌均有一定抗菌作用,如沙门菌属、志贺菌属、大肠埃希菌、肺炎克雷伯菌、肠杆菌属、金葡菌、粪肠球菌、化脓性链球菌、霍乱弧菌、弯曲菌属、拟杆菌属等。在一定浓度下对毛滴虫、贾第鞭毛虫也有活性。作用机制为干扰细菌氧化还原酶从而阻断细菌的正常代谢。口服仅吸收5%,成人顿服1g,血药浓度为1.7~3.3mg/L,但在肠道内保持较高的药物浓度。部分吸收药物随尿排出。剂量为成人0.1~0.2g,每日3~4次口服。

2. 止泻药物

(1) 收涩止泻药:药用炭、铋剂、鞣酸蛋白等。

鞣酸蛋白:是鞣酸和蛋白质的结合制剂。口服后蛋白部分在肠道内被消化,释放出来的鞣酸,能在发炎的肠黏膜表面沉淀蛋白质,形成一层保护膜,降低了毛细血管的通透性,使炎症渗出减少,同时减低了肠内有害物质对神经末梢的刺激,有利于炎症的消散和抑制肠蠕动,发挥止泻功效。常用剂量为成人每次4~8片,每日3次口服。

碱式碳酸铋(次碳酸铋):属于吸附药,此类药还包括活性炭等。它的化学性质不活泼,不溶解,呈细微粉末状。口服后能在发炎的肠道内机械地吸附细菌、毒素和炎症产物;另一方面能附着在肠黏膜上,减缓炎症刺激,达到止泻目的。

每片0.3g，1～2片/次，每日3次。

(2) 黏膜保护剂：蒙脱石（思密达）、硫糖铝等。

蒙脱石（思密达）：具有加强、修复消化道黏膜屏障，固定、清除多种病原体和毒素的作用。3g/次，每日2次口服。用于慢性腹泻时，剂量酌减。保留灌肠，每次3～9g，溶入50～100mL温水中，每日1～3次。

(3) 肠蠕动抑制剂：洛哌丁胺（易蒙停）、地芬诺酯（苯乙哌啶）、阿片类等。

洛哌丁胺（易蒙停）：主要作用于胃肠道的μ阿片受体，很少进入中枢，止泻作用比吗啡强40～50倍。

急性腹泻：初始剂量为4mg，以后每次腹泻后口服2mg，直至腹泻停止。每日总量不超过16mg。如连服5日无效则应停药。

慢性腹泻：初始剂量为2～4mg，以后逐渐调整剂量至粪便正常，每日可服2～12mg（起效后每日给予4～8mg维持）。

苯乙哌啶（地芬诺酯）：是人工合成的具有止泻作用的阿片生物碱，主要作用于外周μ阿片受体，很少进入中枢。复方苯乙哌啶是苯乙哌啶2.5mg加入硫酸阿托品0.025mg，1～2片/次，每日3次，首剂加倍，饭后服。腹泻得到控制时即应减量。

(4) 微生态制剂：双歧三联活菌（培菲康）、整肠生等。

整肠生：每次1～2粒，每日3次口服。

双歧三联活菌（培菲康）：饭后半小时温水服用，每日2次，一次2～4粒，重症加倍。

(5) 抗分泌制剂：生长抑素、脑啡肽抑制剂等。

(四) 中医治疗

中医认为本病主要由湿盛与脾胃功能失调所致，是一种常见的脾胃肠病证。主要病理因素是湿，脾虚湿盛是其病关键，在辨清病症轻重缓急、寒热虚实的基础上，施以运脾化湿之法。

1. 辨证论治

(1) 暴泻。

①寒湿泄泻。

症状：泄泻清稀，甚如水样，腹痛肠鸣，脘闷食少，苔白腻，脉濡缓。若兼外感风寒，则恶寒发热头痛，肢体酸痛，苔薄白，脉浮。

治法：芳香化湿，解表散寒。

方药：藿香正气散加减。

②湿热泄泻。

症状：腹痛泄泻，泻下急迫，或泻而不爽，粪色黄褐，气味臭秽，肛门灼热，烦热口渴，小便短黄，苔黄腻，脉滑数或濡数。

治法：清热利湿，调和肠胃。

方药：葛根黄芩黄连汤加减。

③伤食泄泻。

症状：腹痛肠鸣，泻下臭如败卵，泻后痛减，脘腹胀满，嗳腐酸臭，不思饮食，苔垢浊或厚腻，脉滑。

治法：消食导滞，调中理气。

方药：保和丸加减。

（2）久泻。

①脾虚泄泻。

症状：大便时溏时泻，迁延反复，完谷不化，饮食减少，食后脘闷不舒，稍进油腻食物，则大便次数明显增加，面色萎黄，神疲倦怠，舌淡苔白，脉细弱。

治法：健脾益胃，和中止泻。

方药：参苓白术散加减。

②肾虚泄泻。

症状：黎明之前脐腹作痛，肠鸣即泻，泻下完谷，泻后则安，形寒肢冷，腰膝酸软，舌淡苔白，脉沉细。

治法：温肾健脾，固涩止泻。

方药：四神丸加减。

③肝郁泄泻。

症状：素有胸胁胀闷，嗳气食少，每因抑郁恼怒，或情结紧张之间，发生腹痛泄泻，腹中雷鸣，攻窜作痛，矢气频作，舌淡红，苔薄白，脉弦。

治法：抑肝扶脾止泻。

方药：痛泻要方加减。

2. 针灸治疗。

（1）主穴：天枢、大肠俞、上巨虚、三阴交、灸神阙。

配穴：寒湿困脾者，加脾俞、阴陵泉。

a.肠腑湿热者，加合谷、下巨虚。b.饮食停滞者，加中脘、建里。c.肝郁气滞者，加期门、太冲。d.脾气亏虚者，加脾俞、足三里。e.脾气下陷者，加百会。f.肾阳亏虚者，加肾俞、命门、关元。

(2) 耳针或压籽：大肠、胃、脾、肝、肾、交感。

3. 中成药

黄连素：对痢疾杆菌作用强，口服后吸收差，故常用于菌痢的治疗。每次服用 0.3g，每日服 3~4 次。

（五）调护

(1) 宜进少渣、低纤维饮食，避免吃易产气的食物，如糖类、豆类、洋白菜、碳酸饮料。

(2) 鼓励多饮水，每日 3000mL，严重腹泻时需停食治疗，给素膳或完全胃肠外给营养。

(3) 注意大便的次数和性质，如有异常留标本送检。

(4) 保持会阴部清洁，便后用温水洗净，轻轻沾干，必要时涂氧化锌软膏，防止局部皮肤受损。

(5) 密切观察，早期发现肠出血和穿孔。

(6) 保持肛周皮肤清洁，保持病室空气新鲜，通风良好，床褥清洁、平整，肛周每天用清水冲洗并擦干，腹部注意保暖，可给予热敷，加强饮食卫生和水源管理，讲究个人卫生，饭前便后要洗手，防止"病从口入"。

(7) 饮食上三餐要定时、定量，饭后不要受凉，要多面食、豆制品、瘦肉、鱼、禽、蛋等高蛋白食品，及时补充身体所丢失的营养成分，维持机体代谢的平衡。长期腹泻者应忌食脂肪类食品，因为脂肪食品会加重消化道负担，特别是油脂的滑润通便作用会加剧腹泻。应多食干制蔬菜和易吸收水分的脱水食品，亦可在食物中佐以少量的偏涩性食物，如乌梅、橘子、石榴、萝卜、扁豆、牡蛎、淡菜等，均有涩肠止泻功能。

(8) 独头蒜 1 个、生姜 3 片捣烂敷于脐上，胶布固定，每晚调换。

第五节 吞咽困难

吞咽困难（dysphagia）是指患者吞咽费力，食物通过口、咽或食管时的梗阻感觉，吞咽过程常延长，严重时不能咽下食物。当患者感到吞咽过程延长，并感觉有食团梗阻在食管内时，常可相当准确地感到梗阻的部位。

一、诊断基础

1. 临床表现

（1）伴声嘶：多见于食管癌纵隔浸润、主动脉瘤、淋巴结肿大及肿瘤压迫喉返神经时。

（2）伴呛咳：见于脑神经疾病、食管憩室和食管贲门失弛缓症致潴留食物反流等病症时，此外，也可因食管癌导致食管支气管瘘及重症肌无力使咀嚼肌、咽喉肌和舌肌无力时，继而出现咀嚼及吞咽困难，饮水呛咳。吞咽困难随进食时间延长而渐进加重。

（3）伴呃逆：一般病变位于食管下端，多见于贲门失弛缓症、膈疝等。

（4）吞咽疼痛：常见于咽炎或口腔溃疡，如急性扁桃体炎、咽后壁脓肿、急性咽炎、白喉、口腔炎和口腔溃疡等。进食后食管性吞咽困难伴疼痛，如疼痛部位在胸前、胸后、胸骨上凹及颈部，则多见于食管炎、食管溃疡、食管异物、晚期食管癌、纵隔炎等。如进食过冷、过热食物诱发疼痛，则常为弥漫性食管痉挛。

（5）胸骨后疼痛和（或）反酸、灼热：提示胃食管反流病，是反流性食管炎、食管消化性溃疡和食管良性狭窄的主要临床表现。

（6）伴哮喘和呼吸困难：见于纵隔肿物、大量心包积液压迫食管及大气管。如果饭后咳嗽则多见于反流物误吸，见于延髓性麻痹、贲门失弛缓症、反流性食管炎等。

（7）伴反流：进食流质食物立即反流至鼻腔并有呛咳，病因可能为咽部神经肌肉功能失常。进食后较长时间发生反流，提示食管梗阻近段有扩张或食管憩室内有潴留。如反流量较多，并含有宿食，有发酵臭味，常提示可能为食管贲门失弛缓症，常于夜间平卧时出现，常因呛咳而惊醒。如反流物为血性黏液，则多见于晚期食管癌。

（8）有物体阻塞感：在不进食时也感到在咽部或胸骨上凹部位有上下移动的物体堵塞，常提示癔球症。多见于年轻女性，病程迁延，症状时轻时重。

2. 体格检查

应注意一般营养状况，有无皮肤病或淋巴结肿大，有无咽炎、口腔溃疡或外伤，有无舌和软腭麻痹。患者饮一口水后 10s 内在剑突部可否听到喷射性杂音（患者取坐位，听诊器置于剑突左侧，令患者饮一口水后 10s 内如能听到喷射性杂音，说明贲门部无梗阻，如此杂音延迟出现或不明显，提示贲门有梗阻）。

3. 辅助检查

(1) 实验室检查。

①饮水试验：患者取坐位，将听诊器放置于患者剑突与左肋弓之间，嘱饮水一口，正常人在 8~10s 后可听到喷射性杂音，如有食管梗阻或运动障碍，则听不到声音或延迟出现，梗阻严重者甚至可将水呕出。此方法简单易行，可作为初步鉴别食管有无梗阻的方法。

②食管滴酸试验：对诊断食管炎或食管溃疡有重要帮助。患者取坐位，导入鼻胃管固定于距外鼻孔 30cm 处，先滴注生理盐水，每分钟 10~12mL，15min 后，再以同样速度滴注 0.1mol/L 盐酸，食管炎或溃疡患者一般在 15min 内出现胸骨后烧灼样疼痛或不适，再换用生理盐水滴注，疼痛逐渐缓解。

③食管 24h pH 监测：食管腔内行 24h pH 监测，对诊断酸性或碱性反流有重要帮助。

④进行有关免疫学及肿瘤标志物的检查。

(2) 其他辅助检查。

①X 线检查：X 线胸部平片可了解纵隔剂有无滞留，以判断病变为梗阻性或肌蠕动失常性。必要时采用气钡双重造影了解食管黏膜皱襞改变。

②内镜及活组织检查：可直接观察到食管病变，如食管黏膜充血、水肿、糜烂、溃疡或息肉、癌肿等；可观察食管有无狭窄或局限性扩张、有无贲门失弛缓等。胃镜下行活组织病理检查，对鉴别食管溃疡、良性肿瘤与食管癌有重要意义。

③食管测压：食管测压可判断食管运动功能状态，一般采用导管侧孔低压灌水测压法。正常食管下括约肌（LES）基础压力在 12~20mmHg，LES 压力/胃内压 > 1.0，如压力 ≤ 10mmHg、LES 压力/胃内压 < 0.8，提示胃食管反流。但人们发现胃食管反流者与正常人 LES 压值多有重叠，后多改用导管抽出法测压，取呼气末期 LES 压值为准。食管贲门失弛缓症患者测压仅见非蠕动性小收缩波，吞咽动作后无明显蠕动收缩波；而食管痉挛患者可测出强的食管收缩波，LES

弛缓功能良好。

二、治疗基础

(一) 对因治疗

(1) 腔内梗阻：对腔内肿瘤引起的梗阻可采用手术切除、支架植入术、鼻肠管植入术、电化学治疗等，尽可能解除梗阻。少数无法解除梗阻的可行胃造瘘术，维持人体所需要的基本营养来源，同时采取相应的治疗措施，以期病情得到缓解。

支架植入术：植入支架可解除食管梗阻，让患者能够恢复正常进食，或放疗治疗前食管梗阻症状较重者，预先植入食管支架可避免放疗过程中出现的食管完全梗阻。前者植入的支架一般无法取出，可选择多种类型的支架，以记忆合金支架为主，但对于主动脉弓处和食管下端及贲门部晚期肿瘤患者，优选 Z 形金属全覆膜支架。吻合口复发的晚期患者可植入防反流支架。后者放疗后需将支架取出，应选择可回收支架，以金属覆膜支架为优，以减少放射线的影响。

鼻肠管植入术：该植入术可向肠内提供营养输注，适用于需要通过鼻饲且直接进入十二指肠或空肠的患者，或肠道功能基本正常而胃功能受损的和/或吸入风险增高的患者。

(2) 腔外压迫：对腔外肿块压迫引起的梗阻可采用姑息放疗，姑息手术或皮质类固醇药物，如泼尼松龙 (50~100mg/d)，或地塞米松 (8~16mg/d) 治疗。

(3) 术后并发症：对术后瘢痕挛缩，吻合口狭窄引起的梗阻，可行导管扩张，严重者亦可放置支架以保持消化道通畅。

(4) 念珠菌感染：①因长期使用抗生素或激素类药物所致的应立即停药，加强营养及口腔护理。②保持口腔为碱性环境，用 2%~4% 碳酸氢钠（小苏打）溶液含漱，洗涤口腔。③抗真菌药物应用：制霉菌素 50 万~100 万 U/次，口服，每日 3 次，咪康唑凝胶局部涂用，酮康唑 200mg，口服，每日 1 次，2~4 周一疗程。④除用抗真菌药物外，对身体衰弱的患者，常需辅以增强机体免疫力的综合治疗措施，如注射转移因子、胸腺素、脂多糖等，补充铁剂、维生素 A 以及多次少量输血等。

(5) 口腔溃疡：①注意口腔卫生，每日饭后及睡前应刷牙漱口。②局部可用洗必泰漱口液，或复方硼砂漱口液等含漱，每日 3～5 次，每次 10mL，含漱 5～10min 后吐弃。③用 5% 金毒素鱼肝油糊剂、1% 氢化可的松或泼尼松糊剂涂于溃疡上，也可用珠黄散加青黛散混合后的粉剂涂于溃疡面，可收敛止痛，有助于愈合。碱性成纤维细胞生长因子局部喷雾剂局部喷涂。④在溃疡发作时，补充维生素（B_1、B_2、B_6、C），可提高机体的自愈能力。⑤当溃疡有继发感染时，可适当服用抗生素类药。

(6) 食道反流或消化性溃疡：①增强黏膜防御力：硫糖铝、胶体次枸橼酸铋。②降低对黏膜侵袭力：H_2 受体拮抗制：西咪替丁、雷尼替丁和法莫替丁；质子泵阻滞剂：奥美拉唑、兰索拉唑；制酸剂：铝碳酸镁。

(7) 疼痛：吞咽困难可用利多卡因、丁卡因麻醉局部黏膜。

(8) 咽部脓肿：加强抗感染治疗，已成脓未破溃者可行切开减压引流，以消灭感染病灶。

（二）中医治疗

中医认为吞咽困难属"噎膈"范畴，是由于食管干涩或食管狭窄而造成的，以吞咽食物哽咽不顺，甚至食物不能下咽入胃、食入即吐为主要表现的一种病症。

1. 辨证论治

(1) 痰气交阻。

症状：吞咽梗阻，胸膈痞满，情志舒畅可减轻，精神抑郁则加重，嗳气呃逆，呕吐痰涎，口干咽燥，大便艰涩，舌质红，苔薄腻，脉弦滑。

治法：开郁化痰，润燥降气。

方药：启膈散加减。

(2) 津亏热结。

症状：吞咽梗涩而痛，水饮可下，食物难进，食后复出，胸背灼痛，形体消瘦，肌肤枯燥，五心烦热，口燥咽干，渴欲冷饮，大便干结，舌红而干，或有裂纹，脉弦细数。

治法：滋养津液，泻热散结。

方药：沙参麦冬汤加减。

(3) 瘀血内结。

症状：吞咽梗阻，胸膈疼痛，食不得下，甚则滴水难进，食入即吐，面色暗黑，肌肤枯燥，五心烦热，大便坚如羊屎，或吐下物如赤豆汁，或便血，舌质紫暗，或舌红少津，脉细涩。

治法：破结行瘀，滋阴养血。

方药：通幽汤加减。

(4) 气虚阳微。

症状：长期吞咽受阻，饮食不下，面色㿠白，精神疲惫，形寒气短，面浮足肿，泛吐清涎，腹胀便溏，舌淡苔白，脉细弱。

治法：温补脾肾，益气回阳。

方药：温脾用补气运脾汤加减，温肾用右归丸加减。

2. 针灸治疗

(1) 痰气交阻：取内关、肝俞、期门、丰隆、中脘、公孙等穴。

(2) 津亏热结：取三阴交、阴陵泉、足三里、内庭、太溪、膻中等穴。

(3) 瘀血内结：取膈俞、肝俞、血海、三阴交、足三里，服药即吐者加内关等穴。

(4) 气虚阳微：取脾俞、肾俞、气海、关元、膻中等穴，阳气衰弱者加神阙隔盐灸。

(三) 调护

1. 饮食措施

根据患者梗阻的病因及程度，采用不同的饮食措施。

(1) 如果吞咽困难并不严重，可少量多餐，如愿意吃固体食物，应选择软食或煮烂的食物为好，还可以把食物切成小块，再用足够的肉汤或牛奶等泡湿，吃起来也较方便。

(2) 如果需要吃清淡食物，可选择半流质食物或软食。从食物品种选择上，要求高蛋白、高热量和富含维生素的食品。

(3) 患者本人可吞咽时，不要进全流质饮食，因为液体很容易误入气管，引起呛咳，而选用以上所列举的稠质的食品及牛奶、冰淇淋等混合饮料更利于吞咽。

(4) 梗阻严重的患者，可通过插入胃管的方法，进全流质饮食，以供给所需的营养物质。

2. 保持口腔、食管清洁

每日除晨、晚间刷牙或进行口腔护理外，每次饭后都应漱口，饮水冲洗食管，慢慢小口吞咽，避免呛咳。饭前服些蜂蜜，可利于吞咽。必要时可将食物研磨后食用，既有利于吞咽，又可保证营养的需要。

3. 进食方法

进食时患者应取坐位并坐直，咀嚼食物时，细嚼慢咽，不必着急，其他人不可催促患者，饭凉时可再加温。

三、诊治流程

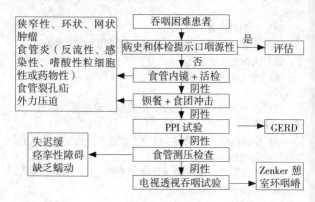

第六节 肠梗阻

肠内容物不能顺利通过肠道，称为肠梗阻（intestinal obstruction）。为常见急腹症，可由多种因素引起。起病初期，梗阻肠段先有解剖和功能性改变，继则发生体液和电解质的丢失、肠壁循环障碍、坏死和继发感染，最后可致毒血症、休克、死亡。

一、诊断基础

1. 临床表现

（1）腹痛：肠梗阻的患者大多有腹痛。单纯性肠梗阻一般为阵发性剧烈绞痛，发展到绞窄性肠梗阻由于有肠管缺血和肠系膜的嵌闭，腹痛往往为持续性腹痛伴有阵发性加重，疼痛也较剧烈，麻痹性肠梗阻腹痛往往不明显。

（2）呕吐：肠梗阻患者几乎都有呕吐，早期为反射性呕吐，吐出物多为胃内容物。后期则为反流性呕吐，因梗阻部位高低而不同，部位越高，呕吐越频越烈。

(3) 腹胀：较迟出现的症状，其程度与梗阻部位有关，低位小肠梗阻或结肠梗阻的晚期常有显著的全腹膨胀。麻痹性肠梗阻时，全部肠管均膨胀扩大，故腹胀显著。

(4) 排便排气停止：在完全性梗阻发生后排便排气即停止。

2. 体格检查

(1) 心率：单纯性肠梗阻，失水不严重时，通常心率正常。心率加快是低血容量与严重失水的表现。绞窄性肠梗阻，由于毒素的吸收，心率加快更为明显。

(2) 体温：正常或略有升高。体温升高是肠管绞窄或肠管坏死的征象。

(3) 腹部体征：应注意是否有手术瘢痕，肥胖患者尤其应注意腹股沟疝及股疝，因为皮下脂肪过多容易忽略。膨胀的肠管有压痛、绞痛时伴有肠型或蠕动波。若局部压痛伴腹肌紧张及反跳痛，为绞窄性肠梗阻的体征。听诊时应注意肠鸣音音调的变化，绞痛时伴有气过水声，肠管高度扩张，可闻及"叮叮"的金属音（高调）。

(4) 直肠指诊：注意直肠是否有肿瘤，指套是否有鲜血。有鲜血应考虑到肠黏膜病变、肠套叠、血栓等病变。

3. 辅助检查

(1) 实验室检查。

①血红蛋白及白细胞计数：肠梗阻早期正常。梗阻时间较久，出现脱水征时，则可以发生血液浓缩与白细胞增高。白细胞增高并伴有左移时，表示肠绞窄存在。

②血清电解质（K、Na、Cl）、二氧化碳结合力、血气分析、尿素氮、血球压积的测定都很重要。用以判断脱水与电解质紊乱情况。及指导液体的输入。

③血清无机磷、肌酸激酶及同工酶的测定对诊断绞窄性肠梗阻有重要意义。许多实验证明，肠壁缺血、坏死时血中无机磷及肌酸激酶升高。

(2) 其他。

①X线检查：X线检查对肠梗阻的诊断十分重要。空肠与回肠气体充盈后，其X线的图像各有特点：空肠黏膜皱襞对系膜缘呈鱼骨状平行排列，其间隙规则犹如弹簧状；回肠黏膜皱襞消失，肠管的轮廓光滑；结肠胀气位于腹部周边，显示结肠袋形。

小肠梗阻的 X 线表现：梗阻以上肠管积气、积液与肠管扩张。梗阻后在肠腔内很快出现液面。梗阻时间越长，液面越多。低位梗阻液面更多。液面一般在梗阻 5~6h 后出现。立位检查可见到阶梯样长短不一的液平面。卧位检查时可见到胀气肠襻的分布情况，小肠居中央，结肠占据腹部外周。高位空肠梗阻时，胃内出现大量的气体和液体。低位小肠梗阻，则液平面较多。完全性梗阻时，结肠内无气体或仅有少量气体。

绞窄性肠梗阻的表现：在腹部有圆形或分叶状软组织肿块影像。还可见个别膨胀固定肠襻呈 C 形扩张或"咖啡豆征"。

麻痹性肠梗阻的表现：小肠与结肠都呈均匀的扩张，但肠管内的积气和液面较少。若系由腹膜炎引起的麻痹性肠梗阻，腹腔内有渗出性液体，肠管漂浮其中。肠管间距增宽，边缘模糊，空肠黏膜皱襞增粗。

②B 型超声检查：腹内可形成软性包块，内可见肠腔像蠕动，可见液体滞留。肠套叠可见同心圆肠腔像，圆心强回声，纵面可见多层管壁结构。利用 B 型超声诊断肠梗阻有待进一步研究提高。

4. 肠梗阻分类

（1）按梗阻的原因可分为 3 类：

①机械性肠梗阻：在临床上最常见，90% 以上的急性肠梗阻是由于机械因素造成肠腔狭窄或闭塞，致使肠内容物不能通过而引起的。

②动力性肠梗阻：主要由于肠壁肌肉活动紊乱，致使肠内容物不能运行，而不是肠腔内外机械性因素引起的梗阻，肠壁本身并无解剖上的病变。动力性肠梗阻又可分为以下几种。

麻痹性肠梗阻：亦称无动力性肠麻痹。因急性弥漫性腹膜炎、腹部大手术后、后腹膜神经丛的浸润、脊髓压迫、抗胆碱药应用后、放射线治疗后的肠道纤维化或全身衰竭等原因，影响肠道自主神经系统的平衡、肠道局部神经传导或肠道平滑肌的收缩使肠管扩张蠕动消失，不能将肠内容物推向前进而引起。

痉挛性肠梗阻：比较少见，且为短暂性的，梗阻是由于肠肌痉挛性收缩以致肠腔缩小而引起，偶见于肠道炎症或神经功能紊乱。

血运性肠梗阻：肠系膜血管发生血栓或癌栓栓塞，引起肠管血液循环障碍，导致肠麻痹，失去蠕动功能，使肠内容物不能运行而引起梗阻。

(2) 按肠壁血供情况分为两类：

①单纯性肠梗阻：仅有肠腔阻塞而无肠壁血供障碍，称为单纯性肠梗阻。多见于肠腔内堵塞或肠外肿块压迫所致的肠梗阻。

②绞窄性肠梗阻：在肠腔阻塞时，肠壁因血管被绞窄而引起缺血坏死，称为绞窄性肠梗阻。多因扭转、肠套叠、嵌顿症、肠粘连所引起。

(3) 按梗阻发生的部位分为两类：

①小肠梗阻：又可分为高位小肠梗阻和低位小肠梗阻，高位小肠梗阻主要指发生于十二指肠或空肠的梗阻，低位小肠梗阻主要是指远端回肠的梗阻。

②结肠梗阻：多发生于左侧结肠，尤以乙状结肠或乙状结肠与直肠交界处为多见。

(4) 按梗阻的程度可分为完全性梗阻与不完全性（或部分性）梗阻。

(5) 按起病的缓急可分为急性肠梗阻与慢性肠梗阻。

以上分类名称在临床工作中有说明肠梗阻性质和状态的作用，而且各种分类之间是有关联的。例如，绞窄性、机械性梗阻必然是急性和完全性的；慢性肠梗阻多是不完全性的，而不完全性肠梗阻多是单纯性的。必须指出，肠梗阻的类型不是固定不变的，可随病理过程的演变而转化，例如，由单纯性变为绞窄性，由不完全性变为完全性，由慢性变为急性等。

二、治疗基础

(一) 基础治疗

肠梗阻的治疗方法取决于梗阻的原因、性质、部位、病情和患者的全身情况。但不论采取何种治疗方法，纠正肠梗阻所引起的水、电解质和酸碱平衡的失调，行胃肠减压以改善梗阻部位以上肠段的血液循环以及控制感染等皆属必要。

(1) 纠正脱水、电解质丢失和酸碱平衡失调：脱水与电解质的丢失与病情与病类有关。应根据临床经验及血化验结果予以估计。最常用的是静脉输注葡萄糖液、等渗盐水，一般成人症状较轻的约需要补液 1500mL，有明显呕吐的则需要补 3000mL，而伴周围循环衰竭和低血压时则需要补液 4000mL 以上。若病情一时不能缓解，则尚需补给从胃肠减压及尿中排泄的量以及正常的每日需要量。当尿量排泄正常时，尚需补给钾盐。低位肠梗阻多因碱性肠液丢失易发生酸中毒，而高位肠梗阻则因胃液和钾的丢失易发生碱中毒，皆应给予相应的纠正。在肠梗阻的晚期，可有血浆和全血的丢失，造成血液浓缩或血容量的不足，故尚应补给全血或血浆、白蛋白等方能有效地纠正循环障碍。

(2) 禁食水，胃肠减压：胃肠减压是治疗肠梗阻的重要方法之一。通过胃肠减压，吸出胃肠道内的气体和液体，可以减轻腹胀，降低肠腔内压力，减少肠腔内的细菌和毒素，改善肠壁血液循环，有利于改善局部病变和全身情况。胃肠减压一般采用较短的单腔胃管。但对低位肠梗阻，可应用较长的双腔 Miller-Abbott 管，其下端带有可注气的薄膜囊，借助肠蠕动推动气囊将导管带至梗阻部位，减压效果较好。

(3) 控制感染和毒血症：应用抗生素防治细菌感染对减少毒素的产生有一定作用。一般单纯性肠梗阻可不应用，肠梗阻时间过长或发生绞窄时应积极地采用以抗革兰阴性杆菌为重点的广谱抗生素静脉滴注治疗。

(4) 生油疗法：可用石蜡油、生豆油或菜油 200~300mL 分次口服或由胃肠减压管注入。

(5) 抑制消化道腺体分泌：

奥曲肽：0.3~1.2mg/d 持续皮下泵入，可抑制消化道腺体分泌，缓解肠梗阻引起的腹胀。

生长抑素：3mg 持续 12h 皮下泵入，可对胃肠道、胆道、小肠、胰腺分泌细胞有强大抑制作用，抑制水、电解质的分泌可以给肠道一定的时间重建水、电解质平衡。降低肠梗阻部位以上的肠扩张、发绀和肠壁坏死的可能，改善肠道的外科条件，以利于手术的进行。

(6) 通便治疗（参考"便秘"节）。

(7) 肠梗阻导管：应用肠梗阻导管进行消化液引流的量明显优于普通鼻胃管，可以更有效地进行胃肠减压，减轻肠管扩张度，明显改善患者的临床症状。

(8) 止痛治疗：患者出现腹部胀痛，予以对症止痛治疗。

(9) 糖皮质激素：6~16mg/d 静脉滴注能部分缓解肠梗阻引起的恶心、呕吐、腹痛、腹胀等症状。在治疗上应充分抗分泌+止吐+止痛的"铁三角"联合,若症状不改善可加用地塞米松。

(二) 手术治疗

手术的目的是在最短手术时间内,以最简单的方法解除梗阻和恢复肠腔的通畅。具体手术方法要根据梗阻的病因、性质、部位及全身情况而定。

(三) 中医治疗

1. 不完全性梗阻

(1) 腑实热结。

症状:腹痛突发,疼痛剧烈而拒按,肠鸣有声,呕吐食物,口干口苦,大便秘结,苔黄腻,脉洪大或滑数。

治法:泻热通腑,荡涤积滞。

方药:大承气汤加减。

(2) 寒邪直中。

症状:突然腹中绞痛,可触及包块,疼痛拒按,恶寒,面色青冷,舌质淡而暗,苔白润,脉沉紧。

治法:温中散寒,解凝止痛。

方药:大黄附子汤加减。

(3) 气滞血瘀。

症状:腹部持续疼痛,胀气较甚,或痛处固定不移,痛而拒按,呕吐,大便闭,舌质紫暗,苔白或黄,脉弦细。

治法:活血化瘀,行气助运。

方药:少腹逐瘀汤加减。

2. 完全性梗阻

(1) 应用指征:梗阻诊断成立,且无腹膜炎征象,或虽已诊断为恶性肿瘤,但梗阻无绞窄情况。

(2) 辨证论治。

①气滞血瘀:主要是平常身体较好,年龄偏低,无明显并发症者,应用活血承气汤,活血化瘀,通里攻下,目的是缓解肠管本身的充血水肿,祛除肠内积滞。

②正虚邪实:主要是年龄较高,多伴有其他疾病者,这类证候特点是虚实夹杂,应用扶正承气汤,益气养阴,活血通下,目的是攻补兼施,减轻肠道的梗阻,增强正气,避免更多或严重的并发症出现。

中药煎至 200mL(体质弱者可浓煎至 100mL),由胃管注入后夹管,每日 2~3 次,注入中药 1~2h 后接通胃管,再用大黄面 10g、元明粉 10g 加水至 200mL 灌肠。

(3) 时间界定：通下治疗仅作为一种临时性方法，不同于治疗一般非癌型梗阻患者，因此须把握治疗中止的时间，原则是通下治疗 12~36h 病情无好转倾向或病情逐渐加重者应及时中转手术治疗；或经 24~72h 治疗，病情有所减轻，可继续使用，但减为每日 1 次；或进一步经改善手术条件后，行手术治疗。

2. 针灸治疗

(1) 主穴：合谷、天枢、中脘、足三里、大肠俞、大横。

配穴：腹痛甚者，加气海、下脘、灸神阙。

a. 腹胀甚者，加上脘、气海、梁门、胃俞、建里。b. 呕吐甚者，加内关、脾俞、隔姜灸章门。

(2) 耳针或压籽：胃、脾、神门、交感、大肠、皮质下。

(四) 调护

(1) 不全梗阻，可给予饮水及饮料，使肠道保持足够的水分，有利于粪便排出。供给润肠通便食物，如银耳羹等。

(2) 宜吃清淡、有营养、流质的食物，如米汤、菜汤、藕粉、蛋花汤、面片等。多食清淡，同时也可以多食含粗纤维饮食，多供给含粗纤维食物，刺激肠道，促进胃肠蠕动，增强排便能力，如粗粮、带皮水果、新鲜蔬菜等。

(3) 吃一些高脂肪的食物，适当增加高脂食物能直接润肠，且分解的产物脂肪酸有刺激肠蠕动作用，如花生、芝麻、核桃及花生油、芝麻油、豆油等。

(4) 供给 B 族维生素，多食内含 B 族维生素丰富的食物，可促进消化液分泌，维持和促进肠道蠕动，有利于排便，如粗粮、酵母、豆类及其制品等。

(5) 海鲜类如带鱼、黄鱼、银鱼及甲壳类如牡蛎、蟹等，能增强免疫功能，修复破坏的组织细胞，使之不受病毒侵犯。但选择、烹调要得当，否则易引起食物中毒，蒸煮应在 100℃加热半小时以上。若对海鲜过敏则忌食，可多食香菇、银耳、海带、紫菜等。西瓜有清热解毒、除烦止渴、利尿降压之用，富含大量糖分、维生素及蛋白酶等。蛋白酶可把不溶性蛋白质转化为可溶性蛋白质。含钾丰富的食物如海带、杏仁、葡萄干、香蕉、李子、瓜子等。

(6) 避免腹部受凉或饭后剧烈活动，若有腹痛、腹胀、停止排便排气等症状时，应及时就诊。

三、诊治流程

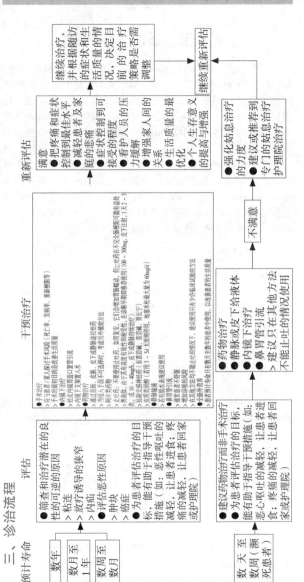

第七节 恶性腹腔积液

腹腔积液（ascites）简称腹水，是局限性水肿的一种，是指过多的液体在腹腔内积聚。健康成人腹腔中大约有50mL体液，起润滑作用，并以4~5mL/h的速度更新，其中蛋白浓度是血浆的25%。当液体量超过200mL时即可称为腹水，当腹腔内游离液体超过1000mL时，体检中可发现移动性浊音阳性。恶性腹腔积液（malignant ascites）简称恶性腹水，是指腹水中含有恶性肿瘤细胞的情况。由肝硬化、肾病、心衰和腹膜炎等非恶性疾病引起的腹水，称为非恶性腹腔积液（nonmalignant ascites，简称非恶性腹水）。另外，腹腔积液按性质分为渗出液和漏出液；从外观看，又可分为浆液性、黏液性、血性、脓性、乳糜性、胆汁性等。

一、诊断基础

（一）临床表现

腹腔积液<500mL，多无临床症状；腹腔积液>1000mL可出现腹胀、呼吸困难及心律失常等症状。

（1）产生蛋白尿，出现尿量减少的现象。

（2）出现腹部呼吸运动减弱或消失，伴随出现其他腹腔积液的症状，如充血性心力衰竭者，可伴有心慌、气急、咳嗽、咯血、全身性水肿等；结核性腹膜炎患者可有发热、乏力、食欲减退、全腹不适或疼痛等症状。

（3）肝硬化腹腔积液，起病隐匿，病程缓慢，早期会有肝肿大，或仅有食欲不佳、恶心呕吐、肝区胀痛不适等症状；晚期时可出现腹壁静脉曲张、脾肿大、脾功能亢进，有的患者还会出现面色灰暗、消瘦、贫血、蜘蛛痣（由扩张的小动脉及其细小分支构成的鲜红色的痣，状似蜘蛛，常见于脸、颈、上胸、肩及上肢）、手掌发红、男性乳房女性化等，还可并发上消化道大出血、感染和肝昏迷等，此病好发于中年人，腹腔积液量大，脾脏中度肿大，触摸肝脏发现质地变硬。

（二）体格检查

对腹水的体格检查除有移动性浊音外常有原发病的体征。由心脏疾病引起的腹水查体时可见有发绀、周围水肿、颈静脉怒张、心脏扩大、心前区震颤、肝脾肿大、心律失常、心瓣膜杂音等体征。肝脏疾病常有面色晦暗或萎黄无光泽,皮肤巩膜黄染,面部、颈部或胸部可有蜘蛛痣或有肝掌,腹壁静脉曲张,肝脾肿大等体征。肾脏疾病引起的腹水可有面色苍白,周围水肿等体征。面色潮红、发热、腹部压痛,腹壁有柔韧感可考虑为结核性腹膜炎。患者有消瘦、恶病质、淋巴结肿大或腹部有肿块多为恶性肿瘤。

(三) 辅助检查

1. 实验室检查

实验室检查常为发现病因的重要手段。肝功能受损、低蛋白血症可提示有肝硬化;大量蛋白尿、血尿素氮及肌酐升高提示肾功能受损。免疫学检查对肝脏和肾脏疾病的诊断也有重要意义。

通过腹腔穿刺液的检查可确定腹水的性质和鉴别腹水的原因。

(1) 一般性检查。

①外观:漏出液多为淡黄色,稀薄透明,渗出液可呈不同颜色或混浊。不同病因的腹水可呈现不同的外观,如化脓性感染时腹水呈黄色脓性或脓血性;铜绿假单胞菌感染时腹水呈绿色;黄疸时呈黄色;血性腹水多见于急性结核性腹膜炎、恶性肿瘤。乳糜性腹水呈乳白色可自凝,因为属非炎性产物故仍属漏出液。

②相对密度:漏出液相对密度多在 1.018 以下,渗出液相对密度多在 1.018 以上。

③凝块形成:渗出液内含有纤维蛋白原及组织、细胞破坏释放的凝血活素,故易凝结成块或絮状物。

(2) 生化检查:

①黏蛋白定性 (qualitative test of mucin) 试验:漏出液为阴性;渗出液为阳性。定量,漏出液小于 0.25g/L;渗出液大于 0.25g/L。

②胰性腹水淀粉酶升高。

③细菌学及组织细胞学检查:腹水离心后涂片染色可查到细菌,抗酸染色可查到结核杆菌,必要时可进行细菌培养或动物接种。可在腹水中查找瘤细胞,对腹腔肿瘤的诊断非常必要,其敏感度和特异性可达 90%。

2. 其他

(1) 超声及 CT 检查:不仅可显示少量的腹水,还可显示肝脏的大小、肝脏包膜的光滑度、肝内占位性病变、心脏的大小、结构、心脏流入道及流出道的情况、血流情况、肾脏的大小、形态、结构等。

(2) 心电图检查：可发现心律的变化、心脏供血情况。

二、治疗基础

(一) 抗肿瘤治疗

肿瘤患者一旦出现腹水，均难以控制，严重影响着患者的生存质量，但并不意味着已无治疗价值，仍应积极治疗，以求改善生存质量，延长生存时间，为寻求最佳治疗方案创造条件。首先应积极治疗原发肿瘤病灶，原发肿瘤灶能否得到控制，直接影响着腹水量的增减和病情的进展速度。

1. 全身化疗

主要针对化疗敏感的肿瘤，如恶性淋巴瘤、乳腺癌、卵巢癌等。

2. 腹腔内化疗

在适当排放腹水后，向腹腔内注入抗肿瘤药物可减少腹水的生成，使肝及腹腔内药物浓度维持很高水平，而毒性反应比全身使用相同药物小得多。据报道，当腹腔内注入5-FU时，门静脉血的药物浓度是外周静脉用药后的 10~20 倍。常用的药物有丝裂霉素 4~10mg、顺铂 100mg、卡铂 100~500mg、5-FU 0.5~1.0g、阿霉素 30~40mg、表阿霉素 60mg、博来霉素 30mg 等或单次或多次将贝伐单抗 300mg 或 400mg 用生理盐水 50mL 稀释后注入腹腔，并嘱患者在注药后 2h 内每 15min 变换一次体位，依次为患侧位→健侧位→仰卧位→俯卧位→直立位，以便药物与腹腔充分接触，有利于提高生物利用度。依据腹水增长速度至少1周后再灌注，最多灌注3次。治疗结束后，每个月复查B型超声，以了解积液情况。

3. 生物治疗

(1) 短小棒状杆菌 (CP)：7mg+ 生理盐水 20mL，胸腔注射，必要时 7d 重复给药 1 次。不良反应为发热，有时候持续数天以上，少数患者有胸痛及消化道反应。

(2) 济南假单胞菌注射液 (PVI)：2~4mL+ 生理盐水 20mL，腹腔内注射。

(3) 白介素-2 (IL-2)：200万~400万U+ 生理盐水 20mL，腹腔内注射，必要时 5~7d 重复给药 1 次。不良反应为轻度发热、腹痛等。

(二) 对症支持治疗

1. 限制饮食中钠盐摄入

饮食中每日钠摄入量应限制在 500~800mg（氯化钠 1.2~2.0g），进水量限制在 1000mL 左右，如有显著低钠血症状时，则应限制在 500mL 以内。

2. 利尿药

安体舒通：100~300mg/d，口服，每日 2 次或每日 3 次，常可取得很好的利尿效果，而不出现常见于噻嗪类和其他利尿剂应用引起的严重失钾副作用。若此药效果不佳，应合用噻嗪类（双氢克尿塞 50~100mg/d）或襻利尿剂（呋塞米 40~160mg/d）。

患者体重变化和尿钠测定可反映治疗效果。因腹水的吸收受速率限制，故以每天体重减轻 0.5kg 左右最为合适。作用强烈的利尿剂可造成血容量丢失，当患者无外周水肿存在时更明显。血容量丢失导致肾衰和电解质紊乱（如低钾血症），又可诱发门—体性脑病。

3. 治疗性腹腔穿刺

排放腹水可迅速减轻腹内压力，缓解心、肺、肾及胃肠道等的压迫症状，减轻患者的痛苦。但这种缓解只是暂时的，腹水会在短时间内迅速增长，反复排放腹水反而会导致体液及蛋白质的大量丢失、水电解质紊乱、直立性低血压，诱发肝昏迷等严重后果，因此排放腹水不能作为首选治法。对于个别患者，腹水影响呼吸功能及心肾功能等情况时，方可考虑腹腔穿刺放腹水，以减轻腹内压，增加肾血流量，暂时改善呼吸功能及心肾功能。在排放腹水后，应加压包扎腹部，防止腹内压锐减，出现低血压等不良反应。放腹水后可适当补充血浆或白蛋白。

4. 腹水的回输

在确定腹水未被感染，未查出癌细胞的情况下，可将腹水回输入患者体内，不仅可减轻患者痛苦，而且可防止大量排放腹水所造成的体液、蛋白质的大量丢失、电解质紊乱及肝昏迷。可将腹水经透析或超滤浓缩后回输，不仅能保留机体蛋白质、提高血浆渗透压、减少腹水的生成，还能增加机体的有效循环血量，增加肾小球滤过率，阻断肾素—血管紧张素—醛固酮系统活力，抑制抗利尿激素分泌，维持并纠正体内电解质平衡。比单纯腹水回输效果更好。可于4~8h内抽出5000~10000mL腹水,经透析或超滤浓缩至500~1000mL后回输,一般在2周内行4次左右,常能取得良好的效果,有严重心功能不全、凝血功能障碍及近期有消化道出血者应禁用。

(三) 中医治疗

1. 辨证论治

(1) 气滞湿阻。

症状:腹大按之不坚,胁下胀满或疼痛,纳呆食少,食后胀甚,嗳气后稍减,小便短少,舌苔白腻,脉弦。

治法:疏肝理气,健脾燥湿。

方药:柴胡疏肝散合胃苓汤加减。

(2) 寒湿困脾。

症状:腹大胀满,按之如囊裹水,胸腹胀闷,得热稍舒,精神困倦,怯寒懒动,小便少,大便溏,舌苔白腻,脉弦迟。

治法:温运中阳,化湿利水。

方药:实脾饮合胃苓汤加减。

(3) 湿热蕴结。

症状:腹大坚满,脘腹绷急,疼痛拒按,烦热口苦,渴而不欲饮,小便赤涩,大便秘结或溏垢,或有两目皮肤发黄,舌尖边红,舌苔黄腻或兼灰黑,脉弦数。

治法:清热利湿,健脾除满。

方药:茵陈四逆汤合中满分消丸加减。

(4) 肝脾血瘀。

症状:腹大坚满,脉络怒张,胁腹刺痛拒按,面色晦暗,头颈胸臂有血点,呈丝纹状,手掌赤痕,唇色紫褐,口渴,饮水不欲咽,大便色黑,舌质紫暗或有瘀斑,脉细涩。

治法:化瘀行气,通络散结。

方药:膈下逐瘀汤加减。

(5) 脾肾阳虚。

症状:腹大胀满,形如蛙腹,撑胀不甚,朝宽暮急,面色苍黄,脘闷纳呆,神倦怯寒,肢冷或下肢水肿,小便短少不利,舌体胖,舌淡,苔滑腻,脉沉细而弦。

治法:温补脾肾,行气化水。

方药:附子理中汤加减。

(6) 肝肾阴虚。

症状:腹大胀满,甚则青筋暴露,形体反见消瘦,面色晦暗，唇紫，口燥咽干，心烦少寐，齿鼻时或衄血，小便短少，舌质红绛少津，脉弦细数。

治法：柔肝滋肾，养阴利水。

方药：六味地黄汤加减。

2. 针灸治疗

主穴：中脘、足三里、三阴交、阴陵泉、气海、脾俞、行间、复溜。

配穴：水湿重者，加水分。

a. 胀痛甚者，加中都、公孙。b. 大便溏薄者，加天枢、上巨虚。c. 怯寒者，加灸命门、关元。d. 腹胀者，加梁门。e. 黄疸者，加阳纲、腕骨。f. 潮热者，加太溪、膏肓。

3. 中成药

千金逐水散：1袋，每日2次口服。

（四）调护

（1）准确记录出入液体量，限制钠盐及水的摄入。

（2）嘱患者穿柔软舒适的衣服，以防皮肤擦伤。

（3）协助患者活动。

（4）保持舒适安静的环境，减少不良刺激，保证患者充分休息。

（5）注意饮食，避免劳累。保持心情舒畅，情绪稳定，安排好生活起居，适当进行户外活动，如十八段锦、简化太极拳等。

（6）饮食多样化，予以高热量、高蛋白和高维生素、易消化的食物，少食多餐，每日摄入热量不少于8364J，以防止体内蛋白的继续消耗。

（7）指导患者保持良好的心态，稳定情绪，掌握疾病的基本知识，消除各种诱因。

（8）指导患者注意保暖，防感冒，避免到公共场所，防交叉感染。

（9）肝功能显著损坏或有肝性脑病先兆的应限制或禁食蛋白质，避免进食坚硬、粗糙的食物。

第八节 黄疸

黄疸是由于血清中胆红素升高致使皮肤、黏膜和巩膜发黄的症状和体征。正常胆红素最高为 17.1μmol/L，其中结合胆红素为3.42μmol/L,非结合胆红素为3.68μmol/L。胆红素在17.1~34.2μmol/L时,临床不易察觉,称为隐形黄疸,超过34.2μmol/L时出现黄疸。

一、诊断基础

(一) 临床表现

1. 基本症状

(1) 皮肤、巩膜等组织的黄染,黄疸加深时,尿、痰、泪液及汗液也被黄染,唾液一般不变色。

(2) 尿和粪的色泽改变。

(3) 消化道症状,常有腹胀、腹痛、食欲不振、恶心、呕吐、腹泻或便秘等症状。

(4) 胆盐血症的表现,主要症状有皮肤瘙痒、心动过缓、腹胀、脂肪泻、夜盲症、乏力、精神萎靡和头痛等。

2. 伴随症状

(1) 黄疸伴发热多见于急性胆管炎、肝脓肿、钩端螺旋体病、败血症、大叶性肺炎等疾病。病毒性肝炎或急性溶血时可先有发热而后出现黄疸。

(2) 黄疸伴上腹剧烈疼痛可见于胆道结石、肝脓肿或胆道蛔虫病;右上腹剧烈疼痛、寒战高热和黄疸为夏科(charcot)三联症,提示为急性化脓性胆管炎。持续性右上腹钝痛或胀痛可见于病毒性肝炎、肝脓肿或原发性肝癌。

(3) 黄疸伴肝肿大,若轻度至中度肿大、质地软或中硬度且表面光滑,多见于病毒性肝炎、急性胆道感染或胆道阻塞。明显肿大,质地坚硬,表面凸凹不平有结节多见于原发性或继发性肝癌。肝肿大不明显,而质地较硬边缘不整,表面有小结节者多见于肝硬化。

(4) 伴胆囊肿大者,提示胆总管有梗阻,常见于胰头癌、壶腹癌、胆总管癌等。

(5) 伴脾肿大者,可见于病毒性肝炎、钩端螺旋体病、败血症、疟疾、门脉性或胆汁性肝硬化、各种原因引起的溶血性贫血及淋巴瘤等。

(6) 黄疸同时有腹水者见于重症肝炎、肝硬化失代偿期、肝癌等。

(二) 体格检查

(1) 腹部外形:肝占位性病变、巨脾、腹膜后肿瘤和盆腔内肿瘤均有相应部位的局部膨隆，大量腹水时呈蛙腹状，脐部突出，也可发生腹壁疝和脐疝。腹壁静脉曲张多见于门静脉高压、门静脉或下腔静脉阻塞。

(2) 肝脏情况：急性病毒性肝炎或中毒性肝炎时黄疸和肝肿大并存，肝脏质软，压痛和叩击痛较明显。急性和亚急性肝坏死时，黄疸迅速加深，而肝肿大不显著或反而缩小，慢性肝炎和肝硬化时，肝肿大不如急性肝炎明显，也可无压痛；肝硬化时也可叩及边缘不齐和大小结节。肝癌时肝肿大较重者，可失去正常形态，质坚，可叩及巨大包块或较小结节，压痛可不显著，但肝表面光滑的不能排除深部癌肿或亚临床型"小肝癌"。肝脓肿接近肝表面时，局部皮肤可有红肿、压痛等炎症征象，巨大肝脓肿、肝包虫病、多囊肝和肝海绵状血管瘤等情况时，肝区可有囊样或波动感。

(3) 脾肿大：黄疸伴脾肿大者，多见于各型肝硬化的失代偿期、慢性活动性肝炎、急性肝炎、溶血性黄疸、全身感染性疾病和浸润性疾病，癌肿侵及门静脉和脾静脉时，可引起脾肿大，少见的脾梗塞和脾脓肿等亦有类似脾肿大，且有压痛等体征。

(4) 胆囊肿大：黄疸伴胆囊肿大者均属肝外梗阻，应考虑：a. 癌性黄疸见于胆总管癌、胰头癌、乏特壶腹癌和罕见的原发性十二指肠癌。胆囊光滑、无压痛，可移动，即所谓Cour-voisier胆囊。胆囊癌时质坚，常有压痛。b. 原发性胆总管结石一旦出现梗阻，胆囊可肿大，多无压痛。胆囊结石和慢性胆囊炎时，胆囊萎缩而不能扪到。c. 慢性梗阻性胆囊炎，因胆囊管存在结石，胆囊肿大的机会较急性胆囊炎为大，压痛不明显。d. 慢性胰腺炎时，炎症纤维组织增生可压迫胆总管而使胆囊肿大，压痛也不显著。e. 胆囊底部巨大结石、先天性胆管扩张或胆道蛔虫症，也可引起胆囊肿大、压痛多不明显。肝内胆淤时胆囊多萎缩，胆囊是否肿大有助于黄疸的鉴别诊断。

(5) 其他情况：有肝炎、扑翼震颤、肝性脑病和其他神经精神异常、腋毛稀少、睾丸萎缩、杵状指、皮肤角化过度、匙状指甲、多发性静脉栓塞和心动过缓等。晚期癌性黄疸患者尚可表现癌肿转移的有关征象。肝功能衰竭可表现脑病和颅内出血情况。血腹、胆汁性腹膜炎，胆汁性肾病和休克等也可见于癌性黄疸患者。

(三) 辅助检查

1. 实验室检查

出现黄疸时,应检查血清总胆红素和直接胆红素,以区别胆红素升高的类型,另外还应检查尿胆红素、尿胆原以及肝功能。

(1) 间接胆红素升高为主的黄疸:主要见于各类溶血性疾病、新生儿黄疸等疾病。直接胆红素与总胆红素比值小于35%。

除上述检查外,还应进行一些有关溶血性疾病的辅助检查,如红细胞脆性试验、酸溶血试验、自身溶血试验、抗人球蛋白试验、血常规、尿隐血、血清游离血红蛋白、尿含铁血黄素、血清乳酸脱氢酶、葡萄糖-6-磷酸脱氢酶等。

(2) 直接胆红素升高为主的黄疸:见于各类肝内、肝外阻塞使胆汁排泄不畅,直接胆红素与总比值大于55%者。

除进行一些常规检查外,还需进一步检查碱性磷酸酶、γ-谷氨酰转肽酶、亮氨酸氨基肽酶、5-核苷酸酶、总胆固醇、脂蛋白-X等。

(3) 肝细胞损伤混合性黄疸:可见于各类肝病,表现为直接胆红素、间接胆红素均升高,直接胆红素与总胆红素比值为35%~55%,检查肝功能可获得异常结果。

2. 其他检查

(1) 血常规、尿常规。

(2) 黄疸指数、血清胆红素定量试验。

(3) 尿液中胆红素、尿胆原、尿胆素检查。

(4) 血清酶学检查。

(5) 血胆固醇和胆固醇酯测定。

(6) 免疫学检查。

(7) X线检查:腹部平片可发现胆道钙化结石,胆道造影可发现胆道结石阴影,胆囊收缩功能及胆道有无扩张等。

(8) B型超声波检查:对肝的大小、形态,肝内有无占位性病变,胆囊大小及胆道系统有无结石与扩张,脾有无肿大及胰腺有无病变的诊断有较大的帮助。

(9) 经十二指肠镜逆行胰胆管造影 (ERCP):可通过内镜直接观察壶腹区与乳头部有无病变,可经造影区别肝外或肝内胆管阻塞的部位,也可了解胰腺有无病变。

(10) 经皮肝穿刺胆管造影 (PTC):能清楚地显示整个胆道系统,可区分肝外胆管阻塞与肝内胆汁淤积性黄疸,并对胆管阻塞的部位、程度及范围有所了解。

(11) 电子计算机体层扫描 (CT): 在上腹部扫描, 对显示肝、胆、胰等病变及鉴别引起黄疸的疾病有帮助。

(12) 磁共振成像 (MRI): 是利用原子显示出来的磁性形成诊断图像, 它对肝的良、恶性肿瘤的鉴别比 CT 为优, 亦可用以检测代谢性、炎症性肝病。

(13) 放射性核素检查: ^{198} 金应用 ^{99} 锝或肝扫描可了解肝有无占位性病变, 用 ^{131} 碘玫瑰红扫描对鉴别肝外阻塞性黄疸与肝细胞性黄疸有一定的帮助。

(14) 肝穿刺活检及腹腔镜检查: 对疑难黄疸病例的诊断有重要的帮助, 但前者用于胆汁淤积性黄疸时可发生胆汁外溢造成腹膜炎, 伴肝功不良亦可因凝血机制障碍而致内出血, 故应慎重考虑指征。

二、治疗基础

(一) 肝细胞性黄疸治疗

1. 改善肝功能药物

改善肝功能的药物可通过恢复肝细胞对胆红素的摄取、代谢、分泌和排泄等途径减退黄疸。另外, 肝功能改善后, 血清白蛋白合成增加, 血清白蛋白与血清非结合胆红素结合增加, 可促进血清非结合胆红素及时转运到肝细胞中进行代谢。

甘草酸制剂, 如甘草酸单铵和甘草酸二铵, 具有类激素样作用和免疫调节作用, 有较强的抗炎、保护肝细胞膜、免疫调节及改善肝功能的作用。

促肝细胞生长素 (PHGF) 可明显刺激肝细胞 DNA 的合成和促肝细胞再生, 对肝细胞坏死和炎症性损害有明显修复作用。水飞蓟素和山豆根注射液也可促进肝细胞再生和恢复。

一些药物通过促进肝细胞代谢而改善肝功能。如 1,6-二磷酸果糖 (FDP) 可促进肝细胞的能量代谢和糖的利用, 增加细胞内 ATP 并稳定溶酶体膜。门冬氨酸钾镁可促进三羧酸循环和鸟氨酸循环。肌苷能增强辅酶 A 和丙酮酸氧化酶等多种酶的活性, 促进肝细胞能量代谢与蛋白质合成。

腺苷蛋氨酸和肝得健可以增强肝细胞膜的流动性与跨膜转运系统活性, 提高 Na^+-K^+-ATP 酶的活性, 增强胆汁的流动性，从而有利于肝细胞摄取和分泌胆红素。另外，腺苷蛋氨酸还可通过转硫基，合成内源性解毒化合物，利于肝细胞解毒。

还原型谷胱甘肽、硫普罗宁、维生素C、茴三硫、FDP等可以促进超氧化物歧化酶合成，抑制或减少自由基产生，保护肝线粒体结构，对抗多种原因引起的肝损伤。

2. 增加胆红素代谢药物

此类药物的代表为肝酶诱导剂苯巴比妥，其主要机制为诱导肝内Y和Z蛋白形成，促进肝细胞对胆红素的摄取；诱导UDP-葡萄糖醛酸转移酶合成并增强其活性，提高肝细胞对胆红素的结合；增强肝内毛细胆管膜上的 Na^+-K^+-ATP 酶活性，加速胆红素运输；加速胆固醇变为胆汁酸，改变胆汁酸成分，促进胆汁排泄。

3. 增加胆红素排泄药物

（1）增加胆红素从肝脏排入胆道及进一步排入肠道：此类药物既可以直接促进胆汁中的胆红素排泄，还可以通过稀释胆汁，冲刷胆道，改善胆道淤积，利于胆汁排泄，分为利胆剂和增液利胆剂两种。前者如舟谷胺可以促进胆汁成分分泌；后者如去氢胆酸只促进水分分泌，而不能增加胆汁成分。

苯丙醇、曲匹布通、亮菌甲素和羟甲香豆素等药物能松弛胆管口括约肌，促进胆汁和胆结石的排出，从而减轻黄疸。

其他利胆药，如环烯氧醛酸、氧甲基烟酰胺和保胆健素也有利胆保肝的作用。

还有一些利胆药具有非胆系作用，如熊去氧胆酸（UDCA）可通过中和疏水性胆汁酸、增加亲水性胆汁酸、清除自由基、抗氧化、免疫抑制及调控肝细胞凋亡等途径改善免疫功能，减轻肝细胞和胆管上皮细胞的免疫损伤。亮菌甲素能提高机体免疫功能，促进吞噬细胞的吞噬功能。

（2）增加胆红素排出肠道，减少其肠肝循环：此类药物通过导泻通便或者吸附作用，促进胆红素从肠道排出，阻断胆红素的肠肝循环，减少胆红素重吸收，从而减轻黄疸。如大黄、乳果糖、硫酸镁、甘露醇、活性炭和考来烯胺等。

4. 激素类药物

糖皮质激素是目前治疗黄疸的常用药，尤其是胆汁淤积性黄疸。常用的药物包括地塞米松、泼尼松和泼尼松龙。

(二) 梗阻性黄疸治疗

1. 经皮肝穿刺胆道引流术

根据术前检查确定穿刺部位，胆管穿刺成功后，送入软导丝使其进入胆总管，需做内外引流时应尽量将导丝通过狭窄段进入十二指肠，用多侧孔的内外引流管，远端置于十二指肠内；单纯外引流可将胆道外引流管置于狭窄的近端。

2. 经皮肝胆道支架植入术

经皮肝造影成功后，将球囊导管沿着血管鞘送到胆管中，待球囊通过胆管中的狭窄段后通过充盈球囊扩张胆管，撤出球囊，根据胆管梗阻的部位及长度。选用不同型号的胆道支架，将支架传送器送入，然后准确定位内支架，支架远端超过肿瘤下端，近端位于肿瘤上方。撤出支架管和血管鞘，最后将穿刺通道堵塞。

3. 内镜下胆道支架植入术

常规 ERCP 逆行胰胆管造影后，根据胆道梗阻部位、胆道狭窄程度和长度等情况，选择合适类型的胆道支架。胆管狭窄较严重者要先行扩张子或球囊扩张胆道，将合适的支架套于内支撑管上，再套入外推进管，顺导丝将塑料或金属胆道支架推送至胆管预定位置后释放导丝及内支撑管，一般支架上端的侧翼正好位于病变之上张开，下端露出乳头外 0.5cm 左右，下端侧翼应在乳头外。临床普遍使用的胆道支架为塑料支架，金属支架相对而言较为昂贵，需要充分预计患者的生存期，根据预计存活时间决定。

4. 经皮肝穿刺胆道引流术与 ERCP 联合术

当出现 ERCP 逆行胰胆管造影后，因各种原因导丝无法穿过梗阻部位时，改用 X 线引导下，选择合适的扩张胆道行经皮肝穿刺，因其导丝灵活性较大，试图穿过狭窄或阻塞部位，并到达十二指肠降部，此时更换体位为左侧卧位或俯卧位，内镜下完成导丝与造影管对接，继续将造影管推入，直至显影梗阻后胆管，从内镜方向更换导丝，再可根据狭窄或阻塞情况，扩张胆道和留置支架。

(三) 中医治疗

1. 辨证论治

(1) 阳黄。

①热重于湿。

症状：身目俱黄，黄色鲜明，发热口渴。或见心中懊侬，腹部胀闷，胁痛，口干而苦，恶心、呕吐，小便短少黄赤，大便秘结，舌质红，舌苔黄腻，脉相弦数。

治法：清热通腑，利湿退黄。

方药：茵陈蒿汤加减。

②湿重于热证。

症状：身目俱黄，黄色不及前者鲜明，头身困重，胸脘痞满，食欲减退，恶心、呕吐，腹胀或大便溏垢，舌质红，舌苔厚腻微黄，脉象濡数或濡缓。

治法：利湿化浊运脾，佐以清热。

方药：茵陈五苓散合甘露消毒丹加减。

③胆腑郁热证。

症状：身目发黄，黄色鲜明，上腹、右胁胀闷疼痛，牵引肩背，身热不退，或寒热往来，口苦咽干，呕吐呃逆，尿黄赤，大便秘，舌红苔黄，脉弦滑数。

治法：疏肝泄热，利胆退黄。

方药：大柴胡汤加减。

④疫毒炽盛证（急黄）。

症状：发病急骤，黄疸迅速加深，其色如金，皮肤瘙痒，高热口渴，胁痛腹满，神昏谵语，烦躁抽搐，或见衄血、便血，或肌肤瘀斑，舌质红绛，苔黄而燥，脉弦滑或数。

治法：清热解毒，凉血开窍。

方药：《千金》犀角散加味。

(2) 阴黄。

①寒湿阻遏证。

症状：身目俱黄，黄色晦暗，或如烟熏，脘腹痞胀，纳谷减少，大便不实，神疲畏寒，口淡不渴，舌体胖大，舌淡苔腻，脉濡缓或沉迟。

治法：温中化湿，健脾和胃。

方药：茵陈术附汤加减。

②脾虚阻滞证。

症状：面目及皮肤淡黄，甚则晦暗不泽，肢软乏力，心悸气短，大便溏薄，舌质淡苔薄，脉濡细。

治法：健脾养血，利湿退黄。

方药：黄芪建中汤加减。

(3) 黄疸后期。

①湿热留恋证。

症状：脘痞腹胀，胁肋隐痛，饮食减少，口中干苦，小便黄赤，舌苔腻，脉濡数。

治法：清热利湿。

方药：茵陈四苓散加减。

②肝脾不调证。

症状：脘腹痞闷，肢倦乏力，胁肋隐痛不适，饮食欠佳，大便不调，舌苔薄白，脉细弦。

治法：调和肝脾，理气助运。

方药：柴胡疏肝散或归芍六君子汤加减。

③气滞血瘀证。

症状：胁下结块，隐痛、刺痛不适，胸胁胀闷，面颈部见有赤丝红纹，舌有紫斑或紫点，脉涩。

治法：疏肝理气，活血化瘀。

方药：逍遥散合鳖甲煎丸。

2. 针灸治疗

处方：脾俞、阳陵泉、太冲、至阳；急黄加大椎、胆俞、涌泉。

治法：首先在阳陵泉穴区按压得敏感点，即予深刺施泻法，持续运针片刻；继刺脾俞，平补平泻，至阳、太冲也用泻法。然后，均留针20~30min。如为急黄，大椎、涌泉施凉泻法，涌泉亦可以三棱针点刺出血。胆俞深刺，平补平泻法，刺激宜强。急黄，尚需配合其他中西医疗法。

3. 中成药

茵栀黄颗粒：清热解毒，利湿退黄。剂量：6g，每日3次开水冲服。

清肝片：清热解毒，除湿利胆。剂量：5片，每日3次口服。

当飞利肝宁：清利湿热，益肝退黄。4粒，每日3次口服，20~30日为1疗程。

复方肝炎颗粒：清肝利湿。14g，每日2次开水冲服。

（四）调护

（1）如系传染性疾病引起的黄疸，在未完全治愈前，仍需注意与家人隔离，以免传染他人。

（2）如系慢性疾病引起的黄疸，要积极治疗原发病。

（3）注意生活规律，饮食卫生和饮食调理，不可劳累过度，仍需保证休息。

(4) 向患者及家属进行疾病知识的宣教,解除忧虑,积极配合治疗。

(5) 口臭、齿衄、呕吐者,做好口腔护理。

(6) 皮肤瘙痒者,保持皮肤清洁。定时翻身,预防压疮。

(7) 24h 尿量少于 500mL,黄疸急剧加深时,报告医生,并配合处理。

(8) 言语不清、神昏谵语、或四肢震颤时,报告医生,并配合处理。

(9) 饮食以低脂低蛋白、清淡、半流质为宜,忌食肥腻、辛辣、烟酒之品。

第六章 泌尿系统

第一节 血尿

尿液中带血即为血尿（hematuria）。正常情况下，尿液中是没有红细胞的。医学上把患者尿液离心沉淀后，用显微镜来检查，如果每个高倍视野中红细胞数≥3个，称为血尿。若是仅仅在显微镜下查出红细胞，而眼睛看不出来有血的尿，叫作镜下血尿；如果眼睛能看出尿呈"洗肉水样"或带血色，甚至尿中有血丝或血凝块，叫作肉眼血尿。所以血尿并不是都能被眼睛发现的，用眼睛能看出尿中有血，即当大约1000mL尿液中至少混入1mL血时出现肉眼血尿，应赶紧查明原因，积极治疗。泌尿系统任何部位的恶性肿瘤或邻近器官的恶性肿瘤侵及泌尿道时均可引起血尿，一般血尿的发生和泌尿系统肿瘤有密切的联系。有研究表明，无危险因素镜下血尿的患者泌尿系统恶性肿瘤的发病率平均为1.3%，但镜下血尿患者合并以下危险因素时恶性肿瘤的发病率大增，如吸烟史、盆腔放疗史，对化学物质如染料、苯、芳香胺等的职业暴露。肉眼血尿患者患泌尿系统恶性肿瘤的发病率为20%~25%。

一、诊断基础

（一）临床表现

1. 基本表现

（1）尿颜色的改变：血尿的主要表现是尿颜色的改变，除镜下血尿其颜色正常外，肉眼血尿根据出血量的多少而尿呈不同颜色。

（2）分段尿异常：常将全程尿分段观察颜色，如"尿三杯"试验，用3个清洁玻璃杯分别留起始段、中段和终末段尿观察，如起始段血尿提示病变在尿道；终末段血尿提示出血部位在膀胱颈部，三角区或后尿道的前列腺和精囊腺；三段尿均呈红色即全程血尿，提示血尿来自肾脏或输尿管。

(3) 镜下血尿：尿颜色正常，但显微镜检查可确定血尿，并可判断是肾性或肾后性血尿。镜下红细胞大小不一、形态多样为肾小球性血尿，见于肾小球肾炎。因红细胞从肾小球基底膜漏出，通过具有不同渗透梯度的肾小管时，化学和物理作用使红细胞膜受损，血红蛋白溢出而变形。如镜下红细胞形态单一，与外周血近似，为均一型血尿。提示血尿来源于肾后，见于肾盂肾盏、输尿管、膀胱和前列腺病变。

(4) 症状性血尿：血尿的同时患者伴有全身或局部症状，而以泌尿系统症状为主。

(5) 无症状性血尿：部分血尿患者既无泌尿道症状也无全身症状。

2. 可能伴随症状

(1) 血尿伴肾绞痛是肾或输尿管结石的特征。

(2) 血尿伴尿流中断常见于膀胱和尿道结石。

(3) 血尿伴尿流细和排尿困难常见于前列腺炎、前列腺癌。

(4) 血尿伴尿频、尿急、尿痛常见于膀胱炎和尿道炎，同时伴有腰痛、高热畏寒的常为肾盂肾炎。

(5) 血尿伴有水肿、高血压、蛋白尿常见于肾小球肾炎。

(6) 血尿伴肾肿块，单侧者可见于肿瘤、肾积水和肾囊肿；双侧肿大常见于先天性多囊肾，触及移动性肾脏常见于肾下垂或游走肾。

(7) 血尿伴有皮肤黏膜及其他部位出血，常见于血液病和某些感染性疾病。

(8) 血尿合并乳糜尿常见于丝虫病，慢性肾盂肾炎。

(二) **体格检查**

(1) 注意体温、血压，发热者多考虑为感染性疾病；血压高者，应考虑为慢性肾炎。

(2) 注意皮肤黏膜有无出血。

(3) 肾区、输尿管区和膀胱区的压痛和叩痛有助于泌尿系疾病的诊断。

(4) 疑及相关疾病的体征，如病史中有系统性红斑狼疮者，应注意有无脱发、面部蝶形红斑、雷诺征等。

(三) **辅助检查**

1. 实验室检查

尿常规检查是最常用也是最重要的检查，除此之外应注意肾功能的检查。根据可能的病因有选择地进行自身抗体、血浆蛋白电泳、凝血溶血机制的检查,骨髓的检查等对血液疾病引起的血尿的诊断是必要的。伴有全身出血倾向的血尿应查 DIC,出血热抗体。显微镜尿液的检查是一项简单无创的检查,通过肾小球滤过的红细胞常常变形才能滤出,可表现桑格形、梭形、折叠形、多边形。三角形、变形的红细胞一般占 80% 以上;未通过肾小球的红细胞往往以原形排出,有时因细胞内脱水仅表现为皱缩的红细胞,其不同于变形的红细胞。

2. 其他

(1) B 型超声:对诊断肾脏的大小、轮廓、肾积水、上输尿管扩张、结石、肿瘤、胡桃夹现象、多囊肾有帮助。胡桃夹现象时腹主动脉左方的左肾静脉直径比腹主动脉前方的左肾静脉宽 1 倍以上。

(2) CT 和 MRI 检查:主要用于肿瘤、结石、结核的诊断。

(3) 膀胱镜的检查:对诊断膀胱结核、肿瘤、结石、溃疡有帮助。因肾功能受损,不能行静脉肾盂造影时,可在膀胱镜检查的同时行逆行造影,以便确定梗阻的部位和原因。

(4) 肾活检检查:对肾实质性疾患确定病因和性质十分必要。

(5) ECT 检查:对肾小球的滤过率、滤过功能和肾血流量及肾梗死的诊断有帮助。

(6) 尿脱落细胞学检查:不推荐作为无症状血尿患者的常规评估的一部分,只推荐用于肉眼血尿或症状性血尿患者。

二、治疗基础

(一) 积极治疗原发病

恶性肿瘤的血尿多由肿瘤出血导致,因此,针对肿瘤的治疗(手术、放化疗、靶向治疗等)是最直接也是最有效的方法,肿瘤得到控制后尿血即可以得到缓解。

部分肿瘤晚期患者不能进行抗癌治疗,可以选择性地采用肿瘤动脉介入栓塞止血,栓塞前通过造影尽可能确认肿瘤出血动脉,确定出血动脉后进行栓塞。

(二) 一般治疗

(1) 血尿轻微,可不作处理。

(2) 血尿严重时,应卧床休息,尽量减少剧烈的活动。

可给予少量镇静剂，如安定、抗休克、扩充血容量、预防感染、应用止血药物，还可合用维生素C。止血药物可选用酚磺乙胺，成人0.5~1g/次，静脉滴注；儿童10mg/kg/次，静脉滴注。白眉蛇毒血凝酶，1kU/次，肌注或静推。

(3) 局部处置，一旦发生膀胱内大出血，应保持尿流通畅，防止因血块过多而致膀胱填塞症。一般均应用三腔尿管导尿，若出血未止，应用生理盐水持续膀胱冲洗，同时吸出凝血块。可通过凝血酶灌注膀胱止血或用1%硫酸铝钾液进行膀胱冲洗，可以止住膀胱处的出血。对于下部尿路的出血，膀胱镜下的电气凝固效果较好。

(三) 中医治疗

1. 辨证论治

治疗尿血应针对其病因、病机及损伤脏腑的不同，结合证候虚实及病情轻重而辨证论治。其治疗可归纳为治火、治气、治血3个原则。

(1) 下焦热盛。

症状：小便黄赤灼热，尿血鲜红，心烦口渴，面赤口疮，夜寐不安，舌质红，脉数。

治法：清热泻火，凉血止血。

方药：小蓟饮子加减。

(2) 肾虚火旺。

症状：小便短赤带血，头晕耳鸣，神疲，颧红潮热，腰膝酸软，舌质红，脉细数。

治法：滋阴降火，凉血止血。

方药：知柏地黄丸加减。

(3) 脾不统血。

症状：久病尿血，甚或兼见齿衄、肌衄，食少，体倦乏力，气短声低，面色不华，舌质淡，脉细弱。

治法：补脾摄血。

方药：归脾汤加减。

(4) 肾气不固。

症状：久病尿血，血色淡红，头晕耳鸣，精神困惫，腰脊酸痛，舌质淡，脉沉弱。

治法：补益肾气，固摄止血。

方药：无比山药丸加减。

其他常用止血中药：仙鹤草、白茅根、棕榈炭、荆芥炭、蒲黄炭、茜草炭、血余炭、藕节炭、大蓟、小蓟、三七等，临证时在辨证用药的基础上可适当加以上中药，能增强止血效果，也可同时应用中成药，如云南白药胶囊 1~2g，每日3次口服，或可先服保险子1粒。

2.针灸治疗

（1）针刺法。

治则：清热、凉血、止血。

处方：肾俞、膀胱俞、血海、阴陵泉、三阴交。

配穴：湿热下注配中极、行间；心火旺盛配大陵、神门；脾肾两亏配关元、命门。

操作：毫针刺，补泻兼施。每日1~2次，每次留针30min。

（2）耳针法。

选穴：肾上腺、肾、交感、膀胱、内分泌、肝。

方法：毫针刺，中等刺激强度，每日1次，每次留针30min，也可用王不留行贴压。

（三）调护

（1）大量血尿时应监测生命体征。

（2）鼓励患者饮水以达到自行冲洗的目的。

（3）遵医嘱应用止血药。

（4）饮食宜清淡富有营养，忌生冷肥腻的食物，全身营养支持，预防贫血发生。

（5）患者有贫血症状时应卧床休息，避免过度劳累。

（6）保持内裤清洁柔软，以棉质或丝质布料为佳，禁穿不透气的紧身裤、尼龙裤。

三、诊治流程

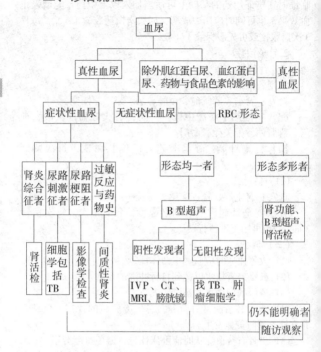

第二节 尿失禁

膀胱不能维持其控制排尿的功能、尿液不自主地流出，称为尿失禁（urinary incontinence）。从广义上讲，除婴儿的排尿属于生理的非自主性排尿外，成年人由各种原因所形成的非自主性排尿，都可称为尿失禁。肿瘤患者由于肿瘤本身进展及肿瘤治疗常可引起尿失禁。

一、诊断基础

（一）临床表现

尿失禁按照症状可分为4类：

(1) 真性尿失禁：是指尿道括约肌的损伤或控制排尿神

经功能的损伤,使尿道内压力始终低于膀胱内压力,导致膀胱失去储尿功能,尿液持续漏出。多由于恶性肿瘤浸润、放疗、手术等原因造成。

(2) 溢流性尿失禁(充溢性、假性尿失禁):指膀胱内尿液过度充盈,致使膀胱内压力超过尿道关闭能力而发生尿液漏出者。常见于子宫颈癌及直肠癌做广泛切除后,造成膀胱神经损伤;前列腺癌/增生引起膀胱出口梗阻;使用抗胆碱能药物等。

(3) 压力性尿失禁:是指在正常状态下无漏尿,而在腹压突然增高(咳嗽、喷嚏、大笑、提重物、剧烈运动等)时则尿液自动流出。常见于各种原因引起盆底肌肉筋膜组织松弛,膀胱和尿道解剖位置改变及尿道阻力降低,致使排尿自禁功能障碍。

(4) 急迫性尿失禁:有强烈的尿意,尿液又不能由意志控制而经尿道流出者,称为急迫性尿失禁。常见于下尿路的感染、膀胱肿瘤、神经源性(脑血管疾病、脑肿瘤、脑外伤以及帕金森病)等。

(二)体格检查

(1) 主要检查膀胱容量及不同体位、腹压增加、体力活动时尿失禁的情况及相互关系。

简易方法:诱发试验:令患者憋尿,然后增加腹压,尿液从尿道口溢出;停止动作,尿停止则为阳性。将一定规格的薄而柔软的布或吸水纸放在会阴部,令患者做各种体位下的咳嗽、屏气运动(约45min),然后检查垫布潮湿程度,可估算漏尿量。

(2) 腹部加压时观察是否从尿道漏尿,(主要是女性应细致观察漏尿的部位,而注意勿把阴道分泌物当成尿液)。

(3) 膀胱颈抬举试验(适于女性):两手指放在阴道子宫颈两边,在患者腹压增加时,将两手指上抬尿流停止为阳性,提示压力性尿失禁与膀胱颈后尿道下移有关,若抬举试验为阴性的尿失禁说明尿道周围括约肌功能存在缺陷。

(4) 棉签试验:用于判断有无尿道下垂(适于女性)。

(5) 神经系统检查:主要从4个方面进行。

精神状态(有无痴呆、麻痹性痴呆、瘫痪、震颤及运动障碍;方向感、语言表达、认知水平、记忆、理解)、感觉功能、运动功能、反射的完整性。

(6) 排尿日记录：(适于老人)，一般记录 2~3d 的排尿次数、排尿时间、伴随症状。

(三) 辅助检查

(1) 测定残余尿量：以区别因尿道阻力过高（下尿路梗阻）与阻力过低引起的尿失禁。

(2) 膀胱尿道造影：如有残余尿，行排尿期膀胱尿道造影，观察梗阻部位在膀胱颈部还是尿道外括约肌部。

(3) 膀胱测压：观察有否无抑制性收缩，膀胱感觉及逼尿肌有无反射。

(4) 站立膀胱造影：观察后尿道有无造影剂充盈，尿道功能正常者造影剂被膀胱颈部所阻止，如有关排尿的交感神经功能受到损害则后尿道平滑肌松弛，造影片上可见到后尿道的近侧 1~2cm 处有造影剂充盈，因这部分尿道无横纹肌。

(5) 闭合尿道压力图，此检查可辅助诊断。

(6) 同步检查：必要时行膀胱压力、尿流率、肌电图的同步检查，以诊断咳嗽—急迫性尿失禁，逼尿肌括约肌功能协同失调以及由括约肌无抑制性松弛引起的尿失禁。

(7) 动力性尿道压力图：用一根特制的双腔管，末段有两个孔，一个孔置于膀胱内，另一个孔在后尿道，尿道功能正常者在膀胱内压增加时（如咳嗽时）尿道压力也上升，以阻止尿液外流，有少数压力性尿失禁患者，膀胱内压增高时，尿道压力不上升，从而尿液外流。

二、治疗基础

(一) 原发病因治疗

脑转移、脊髓压迫等癌性因素能引起尿失禁，针对肿瘤性因素应该尽可能治疗其中可逆的部分，如应用甘露醇、地塞米松等进行脑水肿减压、脊髓减压治疗，可能部分缓解症状。此外，脑肿瘤进行放疗或化疗后，症状也有可能得到控制，必要时亦应该适当选择。

(二) 对症治疗

1. 真性尿失禁

嘱患者频繁排尿，如尿失禁仍没有好转，可使用膀胱留置导尿管。

2. 压力性尿失禁

由于压力性尿失禁的主要病因是患者的尿道括约肌不能

控尿，支持膀胱的盆底肌肌力减弱，所以，压力性尿失禁的治疗目标是加强盆底肌的肌力及改善尿道括约肌功能。

(1) 生活方式干预：又称行为治疗，包括减轻体重尤其是体重指数 BMI > 30kg/m² 者，戒烟，减少饮用含咖啡因的饮料，避免和减少增加腹压的活动。

(2) 治疗便秘等能使腹压增高的疾病。

(3) 加强盆底肌肉的锻炼。

盆底肌肉锻炼法即 Kegel 锻炼法，该方法能加强盆底肌的力量，从而改善尿道括约肌功能，能提高压力性尿失禁患者的控尿能力。方法是有意识地收缩盆底肌肉即做收紧肛门及阴道的动作 20~30 次，每次 3~5s，每日 3 遍，坚持 6~8 周，方可见效。这种方法可单独使用，也可结合生物反馈技术和电刺激治疗来治疗。

(4) 药物治疗。

①选择性 α1 肾上腺素受体激动剂：常用药物有盐酸米多君（管通）等。通过激活尿道平滑肌 α1 肾上腺素受体及躯体运动神经元，增加尿道阻力，有效率约为 30%。

禁忌证：急迫性尿失禁，夜尿次数过多，高血压，青光眼。副作用有头皮麻木，头痛，肢端发冷，较少见的副作用有高血压、心悸，严重者可发生脑血管意外。因副作用较多不建议长期使用。

用法：2.5~5mg，8~12h 一次口服。

②抗胆碱能药

溴丙胺太林：15mg，6~8h 一次口服。

盐酸羟丁宁：2~3mg，每日 3 次口服。

③雌激素：雌激素对老年人或有雌激素缺乏的轻度压力性尿失禁有效，而对正常激素状态及尿失禁较重者效果较差。口服雌激素不良反应较多，目前倾向于利用雌激素糊膏阴道内局部涂布，可使尿道黏膜上皮细胞增生，于全身用药结果相似。

④三环类抗抑郁药：通过抑制肾上腺素能神经末梢的去甲肾上腺素和 5-羟色胺再吸收，增加尿道平滑肌的收缩力，并可以从脊髓水平影响尿道横纹肌的收缩能力，抑制膀胱平滑肌收缩，缓解急迫性尿失禁。

丙咪嗪：10~25mg，每日 1 次或 3 次口服。

阿米替林：10~25mg，睡前口服。

⑤β-肾上腺素受体拮抗剂：可阻断尿道β受体，增加去甲肾上腺素对α受体的作用。副作用有体位性低血压及心功能失代偿。

⑥β-肾上腺素受体激动剂：可增加尿道张力。主要机理可能是通过释放神经肌肉接头间的乙酰胆碱来加强尿道横纹肌的收缩能力，还可在储尿期抑制膀胱平滑肌收缩。

用法：克伦特罗20mg，每日2次口服，一疗程为1个月。

(5) 其他：导尿、手术治疗。

3. 急迫性尿失禁

治疗目的是抑制逼尿肌收缩，降低膀胱内压，增加膀胱容量，降低膀胱的敏感性。

(1) 药物治疗。

①抗胆碱能药：若有下尿路梗阻，应先解除梗阻，否则不能直接用此类药物。

②平滑肌松弛药：具有直接的逼尿肌松弛作用，有程度不等的抗胆碱作用，局部麻醉作用。

黄酮哌酯：200mg，每日3次口服。

托特罗定：1~2mg，每日2次口服。

奥昔布宁：5mg，每日2次或每日3次口服。

③钙拮抗剂：可降低膀胱兴奋性，对急迫性尿失禁有效，对有高血压者更为适用。

硝苯地平：5~10mg，每日3次口服。

氟桂利嗪：12mg，每日1次睡前口服，首剂加倍。

④前列腺素合成抑制剂：前列腺素（PG）可使膀胱肌收缩。膀胱神经刺激促使PG释放，抑制PG合成药，可减少逼尿肌的不正常活动。

吲哚美辛：25mg，每日2次或3次口服。

⑤α受体阻滞剂：阻止神经传递介质肾上腺素和受体结合，能选择性地作用于前列腺及膀胱颈的平滑肌，降低其张力，使尿道平滑肌松弛，改善排尿受阻症状。

特拉唑嗪：起始剂量为1mg，维持量为2~8mg，每日1次口服。

(2) 膀胱训练：通过膀胱训练，抑制膀胱收缩，增加膀胱容量。方法是白天多饮水，尽量憋尿，延长排尿间隔时间。夜晚不再饮水，可适量服用镇静安眠药物，使能安静入睡。治疗期间应记录排尿日记，增强治愈信心。

(3) 其他：导尿、生物反馈治疗、电刺激治疗、手术治疗等。

4. 溢流性尿失禁

嘱患者定期（每2~4h）排尿；用手刺激会阴部和下腹部；或停用抗胆碱能药物。

（三）中医治疗

(1) 针灸治疗：在足太阳膀胱经上选取通天、天柱、肾俞、次髎、会阳穴。腧穴解剖认为通天穴脑内有中央旁小叶，为排尿高级中枢，天柱穴可以调整脑干的排尿中枢，二穴合用可以恢复高级排尿抑制中枢对骶髓排尿中枢的调节。肾俞穴可以兴奋椎旁交感神经节，引起膀胱逼尿肌的松弛和尿道内括约肌的收缩，会阳穴可以引起阴部神经的兴奋，使尿道外括约肌收缩而减少排尿次数，防治尿道外括约肌松弛而出现的尿失禁。当出现排尿困难时，去掉肾俞，选用次髎可以使尿液排出顺利。因为次髎可以兴奋骶髓排尿中枢而使膀胱逼尿肌收缩，从而将尿液排出。治疗时需用电针，将导线正极接肾俞或次髎，负极接会阳，选用疏波，头部腧穴用手法捻转。

(2) 中成药：缩泉丸。

（四）调护

(1) 尽可能定期、及时去厕所：在移动困难的情况下，可考虑使用可移动便器或床上用的尿瓶和便器。

(2) 减少水分摄取：有夜间尿失禁的情况时，晚餐后应限制水分摄入量。减量或停用利尿剂和助长尿失禁的饮料（咖啡、茶、酒）。多尿的情况下，查找病因（例如，高血糖、高钙血症、尿崩症），并给予针对性治疗。

(3) 要尽量避免使用使意识低下的药物：意识低下时容易引起尿失禁，对使用的药物的必要性和副作用要充分进行评价。

(4) 皮肤的护理，留意衣服和床单等：保持患者会阴部皮肤清洁干燥，必要时涂皮肤保护膜，尽可能减少对皮肤的刺激和尿的恶臭，床上加铺橡胶单和中单或使用尿垫；勤更换床单、尿垫、衣裤等；会阴部经常用温水冲洗；定时按摩受压部位，预防压疮发生。

(5) 室内环境：定时打开门窗通风换气，以除去不良气味，保持空气清新。

(6) 心理护理：理解和尊重患者，热情地提供必要的帮助，以消除患者紧张、羞涩、焦虑、自卑等情绪。

三、诊治流程

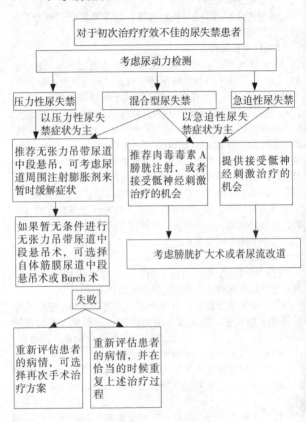

第三节 膀胱痉挛

膀胱痉挛（cystospasm）指由排尿肌发作性的不随意的痉挛引起的膀胱部（耻骨上部）的一过性的刺激性疼痛（深部痛）和强烈的尿意。发作频率由1日2~3次到每小时1次，且疼痛的程度也有所不同。

一、诊断基础

(一) 临床表现

有明显的膀胱刺激征：尿频、夜尿增多、排尿烧灼感或尿痛、尿急，严重者数分钟一次，且不分昼夜。排空后仍感到尿未排尽。常感腰骶部或耻骨上区疼痛不适。常见排尿中断和终末血尿，有时为全血尿，甚至有血块排出。可有急迫性尿失禁。发热少见，只有并发急性肾盂肾炎、前列腺炎、附睾炎时才有高热。妇女性交后常引起发作蜜月性膀胱炎。男性如有慢性前列腺炎，可在性交或饮酒后诱发膀胱炎。

(二) 体格检查

耻骨上膀胱区可有压痛，但无腰部压痛。在男性，可发现并发的附睾炎，检查附睾时有压痛；如有尿道炎，可有尿道脓性分泌物。男患者还应注意有无前列腺炎或良性前列腺增生。在女性应注意有无阴道炎、尿道炎、膀胱脱垂或憩室，检查有无处女膜及尿道口畸形，尿道旁腺感染积脓。

(三) 辅助检查

1. 实验室检查

血象正常，或有白细胞轻度升高。尿液分析常有脓尿或菌尿，有时可发现肉眼血尿或镜下血尿。尿培养可发现致病菌。如没有其他泌尿系疾病，血清肌酐和血尿素氮均可正常。

2. X 线检查

如果怀疑有肾脏感染或其他泌尿生殖道异常，这时须做 X 线检查。对变形杆菌感染的患者，如治疗效果差或根本无疗效者，应做 X 线检查，确定是否合并有尿路结石。

3. 器械检查

出血明显时，须做膀胱镜检查，但必须在感染急性期后或在感染得到充分治疗后进行。

二、治疗基础

(一) 病因的治疗

1. 感染
(1) 使用合适的抗生素。
(2) 如插入导管的话，应定期膀胱冲洗。
2. 导管引起的刺激
(1) 试着能否拔去导管。

(2) 试着更换导管。

3. 肿瘤

放射治疗有效,但放射治疗有时反而会成为膀胱痉挛的病因。

(二) 药物的治疗

1. 非甾体抗炎药

甲氧萘丙醇片剂:200mg,每日3次口服。

甲氧萘丙醇胶囊:300mg,每日2次口服。

2. 泌尿道平滑肌解痉剂

黄酮哌酯:200mg,每日3次口服。

3. 抗焦虑药和抗抑郁药

氯硝西泮:1~2mg,每日1次或3次口服。

安定:2~5mg,每日1次或3次口服。

阿米替林:10~25mg,睡前服用。

三、调护

(1) 消除紧张情绪,减轻其心理负担,从而减少膀胱痉挛的发生。

(2) 适当控制膀胱冲洗液的速度与温度,温度不宜过冷过热,应保持在20~30℃,速度要根据出血量的多少而定。如出血较多,应加快冲洗,出血少应减慢冲洗速度,必要时可热敷膀胱区,温度为50~60℃,可以使逼尿肌紧张度降低,从而缓解膀胱痉挛。

(3) 鼓励患者下床活动,但活动量不宜过大。

(4) 鼓励患者多食蔬菜水果,避免便秘的发生。

(5) 预防肺部感染,勤拍背,多饮水,必要时给予雾化吸入,预防咳嗽的发生,避免腹压增高。

第四节 排尿困难

排尿困难 (dysuria) 是指排尿不畅、排尿费力。排尿困难的程度与疾病的情况有关。

一、诊断基础

(一) 临床表现

轻者表现为排尿延迟、射程短;重者表现为尿线变细、尿流滴沥且不成线，排尿时甚至需要屏气用力，乃至需要用手压迫下腹部才能把尿排出。严重的排尿困难可发展为尿潴留。

（二）体格检查

肛门指诊可确定前列腺的大小、质地、表面光滑度、触痛以及前列腺的肿瘤。

（三）辅助检查

1. 实验室检查

前列腺液常规检查对诊断前列腺炎非常重要。

2. 器械检查

(1) 膀胱镜检查对膀胱颈部狭窄、结石、肿瘤的诊断有益。

(2) X 线检查对隐性脊柱裂的发现和脊柱外伤有益。

(3) 超声检查对诊断前列腺疾患有帮助，也可确定膀胱内尿潴留情况。

二、治疗基础

（一）除去病因

(1) 宿便：通便，使用泻下剂。

(2) 前列腺肥大症：药物治疗或手术。

(3) 药物性：如吗啡等阿片类药物能引起排尿困难，可通过药物的减量，停止应用或更换进行治疗。

(4) 站立困难：进行协助。

（二）神经因素

1. 低紧张性的神经因素

哌唑嗪：0.5~1mg，每日 3 次口服。

哌唑嗪可使膀胱出口部的压力减少，改善排尿困难。

2. 排尿肌反射性的神经因素

溴丙胺太林：15mg，6~8h 口服 1 次。

给予副交感神经阻断药如溴丙胺太林，可抑制某种程度的反射，能增大膀胱容量。

（三）导尿

1. 膀胱留置导管

使用膀胱留置导管的时候，和患者及家属好好商量关于以前使用导管时有不舒服的感觉或考虑到极度地伤害自尊心的情况。

2. 间歇性导尿

有时被认为比膀胱留置导管更好。

(四) 中医治疗

1. 辨证论治

实证者宜清邪热,利气机,散瘀结;虚证者宜补脾肾,助气化。

(1) 膀胱湿热。

症状:小便点滴不通,或量极少而短赤灼热,小腹胀满,口苦口黏,或口渴不欲饮,或大便不畅,舌质红,苔黄腻,脉数。

治法:清利湿热,通利小便。

方药:八正散加减。

(2) 肺热壅盛。

症状:小便不畅或点滴不通,咽干,烦渴欲饮,呼吸急促,或有咳嗽,舌红,苔薄黄,脉数。

治法:清泄肺热,通利水道。

方药:清肺饮加减。

(3) 肝郁气滞。

症状:小便不通或通而不爽,情志抑郁,或多烦善怒,胁腹胀满,舌红,苔薄黄,脉弦。

治法:疏利气机,通利小便。

方药:沉香散加减。

(4) 浊瘀阻塞。

症状:小便点滴而下,或尿如细线,甚则阻塞不通,小腹胀满疼痛,舌紫暗,或有瘀点,脉涩。

治法:行瘀散结,通利水道。

方药:代抵挡丸加减。

(5) 脾气不升。

症状:小腹胀满,时欲小便而不得出,或量少而不畅,神疲乏力,食欲不振,气短而语声低微,舌淡,苔薄,脉细。

治法:升清降浊,化气行水。

方药:补中益气汤合春泽汤加减。

(6) 肾阳衰惫。

症状:小便不通或点滴不爽,排出无力,面色㿠白,神气怯弱,畏寒肢冷,腰膝冷而酸软无力,舌淡胖,苔薄白,脉沉细或弱。

治法:温补肾阳,化气利水。

方药:济生肾气丸加减。

2. 针灸治疗

(1) 实证。

治则：清热利湿，通利三焦。

处方：中极、膀胱俞、三阴交、阴陵泉。

配穴：肺热壅盛配尺泽；肝郁气滞配太冲；外伤血瘀阻络配血海。

操作：毫针刺，用泻法，每日1次，每次留针30min，10次为1疗程。

(2) 虚证。

治则：温补脾肾，益气启闭。

处方：肾俞、脾俞、三焦俞、关元。

配穴：肾阳不足配复溜；中气虚陷配足三里。

操作：毫针刺，用补法，亦可用温针灸，每日1次，每次留针30min，10次为1疗程。

(3) 耳针法。

选穴：膀胱、肾、尿道、三焦。

方法：毫针刺，每日1次，每次留针30min，也可用掀针留藏或用王不留行贴压。每3~5日更换1次。

(4) 穴位敷药法。

选穴：神阙。

方法：大葱剥去老皮切碎，捣烂敷神阙穴；或取大蒜2枚，蝼蛄2个共捣烂，用纱布2层包裹，贴敷神阙穴；或用田螺10个，麝香0.1g，将麝香末纳入神阙穴，再将田螺捣烂敷神阙穴，外用纱布胶布固定，加热敷。

(五) 调护

为防止反复尿道感染，请遵循以下建议：

(1) 每天至少喝10杯水，可以帮助冲刷尿道，尽快排出细菌和毒素。

(2) 防止尿液满留，每2~3h排空1次膀胱或有尿意时及时排尿，不憋尿，每晚临睡前排空膀胱。

(3) 大小便后从前向后擦拭以防止粪便细菌感染。如果洗手间有冲洗设备，最好认真地冲洗肛门部位。

(4) 保持外阴清洁，应每日清洗外阴1次，勤换内裤，穿着棉质内裤，因其较合成产品有较好通气及吸收功能。

(5) 淋浴，如必须泡澡，水中不要用浴盐、油剂、香水及其他化学性刺激物，同时避免使用去味剂等。避免使用护垫。

(6) 注意性生活卫生，性交前后排尿。

(7) 补充维生素 C，维生素 C 能提高尿液的酸度，使各种诱发尿道感染的细菌不易生存，因此，多进食酸性食物包括肉类、鸡蛋、奶酪、坚果、梅干、全谷类等，这些食物有助于酸化尿液，抑制细菌生长。避免食用含苏打的食物，如大多数烘烤的食物。

(8) 避免饮用咖啡、茶及酒等，这些有可能会刺激膀胱。

(9) 阴道有异常分泌物提示感染的可能，应及时就医。

(10) 动静适宜：加强体育锻炼，增强体质，对预防尿路感染非常重要。

第七章 内分泌和代谢系统

第一节 高钙血症

正常时血清总钙的浓度为 2.2~2.7mmol/L。以离子钙，蛋白结合钙，游离钙3种形式存在。钙代谢的平衡和钙在细胞内外中的稳定性是维持全身脏器和组织生理功能的重要因素。血钙浓度受血浆白蛋白浓度的影响。而只有离子钙才有生理作用。所以临床上常有一个校正公式：校正血清钙 (mmol/L) = 血清钙 (mmol/L) + 0.02 × [40 − 血清白蛋白 (g/L)]。

高钙血症 (hypercalcemia) 是指血钙浓度大于 2.75mmol/L，可引起一系列临床症候群。当血钙浓度高于 3.75mmol/L 时甚至可以出现高钙血症危象，表现为严重的呕吐、失水、神志不清、迅速发展的肾脏功能不全、心律失常，如果不迅速降低血钙常可以引起死亡。有文献报道，高钙血症在晚期肿瘤患者中的发生率为 20%~30%，不采取有效治疗措施的高钙血症患者中位生存期仅为 30d 到 3 个月。

一、诊断基础

(一) 病因

(1) PTH 增高：原发性甲状旁腺功能亢进症。

(2) 恶性肿瘤疾病相关：肺癌（特别是扁平上皮癌）、乳腺癌、多发性骨髓瘤、淋巴瘤、肾癌、食道癌、头颈部肿瘤、卵巢癌、子宫癌、白血病等。肿瘤分泌甲状旁腺激素相关蛋白，有升血钙的作用。

(3) 维生素 D 相关：维生素 D 中毒、结核、肉芽肿病，可以分泌过多的肾外 $1, 25-(OH)_2D_3$。

(4) 甲状腺功能亢进症、褐色细胞肿、肾功能不全、肾上腺功能不全、黏液水肿、长期卧床（运动限制）、噻嗪类利尿剂等。

(二) 临床表现

(1) 神经肌肉症状：高钙血症时神经肌肉应激性减退，表现为乏力、嗜睡、头痛、肢体麻木，严重时可以出现精神异常、神志不清甚至昏迷。

（2）消化系统症状：高钙血症时消化道平滑肌的张力下降，会出现纳差、恶心、呕吐、腹胀、便秘等不适症状。高钙血症时可引起分泌胃酸增加，引起难治性消化道溃疡，此外也可以引起胰腺炎的发生。

（3）心血管系统症状：表现为心律失常，甚至可以引起严重的心律失常及心脏骤停而猝死。

（4）泌尿系统症状：可表现为多尿、夜尿、排尿困难，甚至血尿、腰痛等症状，严重的可以引起肾脏功能不全。因为高钙血症可以引起尿路结石，肾脏钙沉着。

（5）骨系统症状：长期高钙血症可导致骨矿质化而出现骨折，但是高钙血症的患者并不都有骨转移。

（三）临床分级

（1）轻度高钙血症：血钙介于 2.75～3.00mmol/L 之间，伴随症状较轻，出现早期低钙血症的临床表现，如嗜睡、恶心、口渴、多尿。这种患者一般通过低钙高磷饮食，多饮水适当配合药物治疗（利尿剂，口服双膦酸盐）就可纠正。

（2）中度高钙血症：血钙含量较高，介于 3.01～3.75mmol/L 之间，伴随症状较多，如易疲劳感、脱力感、食欲不振、呕吐、腹痛、便秘、精神活动低下等。常需要强化综合治疗，包括利尿、糖皮质激素、双膦酸盐、水化配合治疗。

（3）重度高钙血症：血钙水平多高于 3.75mmol/L 水平，伴有严重的临床表现，如严重的呕吐、失水、神志不清、迅速发展的肾脏功能不全、心律失常，如果不迅速降低血钙常可以引起死亡。这种情况需要紧急处理，即所谓的高钙血症危象，常需要水化、利尿、激素、双膦酸盐同时使用，必要时予以透析治疗。

二、治疗基础

积极治疗原发病，肿瘤患者应切除肿瘤，切除导致本症的恶性肿瘤或降低肿瘤负荷是唯一有效的治疗措施，必须根据肿瘤的大小、部位、类型及患者的全身状况确定手术及化疗、放疗，阻断高钙血症发生的基本环节。

治疗原则是减少钙的摄入，增加钙的排泄，增加骨对钙的结合以及减轻脱水症状。

（一）高钙血症危象的紧急处理

补液：0.9%的生理盐水或0.45%盐水溶液1500~2000mL/d，静脉点滴。

出现高钙血症时，肾脏的尿浓缩功能出现障碍，因此高钙血症的患者是处于脱水状态。Na^+ 能拮抗抑制近端肾小管的 Ca^{2+} 再吸收。因此，静脉应用生理盐水可促进肾中 Ca^{2+} 的排泄。注意输液过多而引起的容量负荷和心功能不全，慎重地进行静脉滴注。

（二）一般治疗

1. 髓襻利尿剂

呋塞米：40~80mg/次，静脉推注，根据情况可以重复应用。

作为髓襻利尿剂的呋塞米，可增加肾中 Ca^{2+} 的排泄，适宜使用，尽可能不要达到容量负荷。另外，使用呋塞米时，有必要进行钙的补正，一边不断注意水和电解质的平衡，一边检查血中和尿中的电解质。

2. 肾上腺皮质激素

此药对血液系统肿瘤引起的高钙血症有效，皮质类固醇对于肿瘤有直接的抑制作用，对破骨细胞活性化因子有抑制作用、抗前列腺素作用，对于活性型维生素D有抑制作用。特别对于淋巴瘤、骨髓瘤、转移性骨肿瘤、维生素D中毒有效。至出现效果时需要数日。

地塞米松：10mg/次，每日1次或每日2次，静脉滴注。

泼尼松：60mg/d，口服。

3. 降钙素

降钙素对PTH有拮抗作用，可抑制骨吸收，从而降低血清钙值。依降钙素使甲前应实施皮内试验，然后静脉点滴也可静脉推注。

依降钙素：40U每日1~2次肌注（也可静脉滴注）。

降钙素：100~200IU，每日1次静脉滴注或肌肉注射或皮下注射。

鲑鱼降钙素鼻喷剂：40g（240IU）~80g（480IU）鼻喷，单次给药最高剂量为40g（240IU）。

4. 双膦酸盐类药物

双膦酸盐类药物具有强力的抑制破骨细胞活性，调节钙代谢的作用。

帕米膦酸二钠：60~90mg 静脉滴注，滴注时间 4h，每 3~4 周重复。

伊班膦酸：4~6mg 静脉滴注，每 3~4 周重复。

唑来膦酸：4mg 静脉滴注，滴注时间 15min，每 3~4 周给药 1 次。

5. 光辉霉素（普卡霉素）

此药具有抑制 DNA 合成，减少骨重吸收和拮抗 PTH 应用。静脉注射 25~50μg/kg，血钙可于 36~48h 降至正常。因其毒性大，故一般只注射 1 次，必要时可在第 1 次用药后 5~7d 重复 1 次。此药对肝、肾和造血系统有毒。

6. 氨磷汀

此药为有机三磷酸盐，是放射治疗或化学药物治疗肿瘤中的正常组织保护剂，它可抑制 PTH 分泌以使血钙降低，并能直接抑制骨的重吸收，减少肾小管钙的重吸收。

7. 狄诺塞麦（Denosumab）

一个针对 RANKL 的完全的人类单克隆抗体，具有抑制破骨细胞的成熟、功能和存活作用。有研究显示，尽管近期内应用过双磷酸盐治疗，使用狄诺塞麦仍可在 10d 内降低 64% 高钙血症患者的血清钙，且作用持久，无肾毒性。

（三）血液透析或腹膜透析

适用于顽固性或肾脏功能不全的高钙危象患者，可迅速降低血钙水平。

第七章 内分泌和代谢系统

三、诊治流程

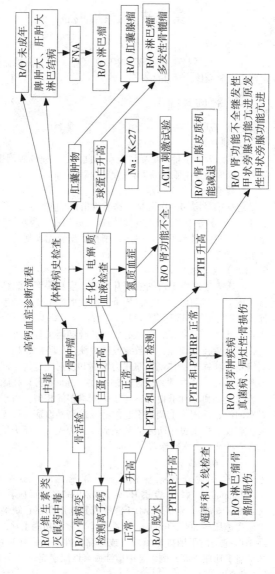

第二节 高钠血症

高钠血症（hypernatremia）是指血清钠浓度大于145 mmol/L。因为钠是细胞外液的主要阳离子，因此高钠血症一定伴有血浆晶体渗透压的升高。

一、诊断基础

（一）病因

1. 与肿瘤相关

肿瘤患者饮水量不足导致脱水；此外还有垂体肿瘤患者，如肾上腺癌、肾上腺腺瘤患者易产生高钠血症。

2. 其他

全身钠量增加（医源性、原发性醛固酮增多症，库欣综合征等）；水分丢失，失水超过失钠（尿崩症，脱水等）；水分摄取不足（水源不足，昏迷，精神病患者无人帮助进水或咽水困难者）等。

（二）临床表现

临床表现取决于血钠浓度升高的速度和程度，急性高钠血症比慢性高钠血症的症状严重。高钠血症主要临床表现为神经精神症状。早期主要症状为口渴、尿量减少、软弱无力、恶心呕吐和体温升高；体征有失水。晚期则出现脑细胞失水的临床表现，如烦躁、易激惹或精神淡漠、嗜睡、抽搐或癫痫样发作和昏迷；体征有肌张力增高和反射亢进等，严重者因此而死亡。特发性家族性高钠血症（Liddle病）临床上主要表现为高血压和低血钾，与醛固酮增多症相似。由于渴感中枢的渗透压阈值上调所引起的特发性高钠血症一般无明显临床表现。失水过多所致的高钠血症常为失水多于失钠，其临床表现常被失水所掩盖。

（三）辅助检查

实验室检查包括血钠，血、尿渗透压。如果血钠 > 150mmol/L，血浆渗透压 > 295mOsm/kg，而尿渗透压 < 300mOsm/kg，则提示ADH释放或其作用靶器官缺陷；如果尿渗透压 > 800mOsm/kg，说明肾小管浓缩功能正常，提示高钠血症是由于钠排泄障碍（或称潴留性高钠血症）所致。如果血渗比尿渗高，则多是中枢性或肾性尿崩症。

1. 实验室检查

（1）常用血液化验指标。

①血清钠浓度：升高，大于 145mmol/L。多伴随高氯血症，且两者上升的程度一般一致。

②血浆晶体渗透压：升高。

③血液量：正常或升高，红细胞计数、血红蛋白、血浆蛋白质及血细胞比容基本正常或轻度下降。

④红细胞形态：红细胞体积缩小，平均红细胞血红蛋白浓度升高。

（2）常用尿液化验指标。

①尿钠浓度：多明显升高，但在应激反应早期的患者中多有所下降；在内分泌紊乱者中，尿钠浓度多降低。

②尿氯浓度：与尿钠浓度的变化一致。

③尿渗透压和尿相对密度：与尿钠浓度的变化一致，多数患者由于氯化钠排出增多，水分吸收增多，渗透压和相对密度皆明显升高；在内分泌紊乱者中，尿渗透压和相对密度较低。

（3）其他辅助检查。

①脑脊液检查在部分患者中可发现红细胞及蛋白质增多。

②必要时应做脑 CT 检查。

二、治疗基础

（一）治疗原则

治疗原则是应用利尿剂，以降低钠负荷，并避免钠离子的输入或摄入；同时补充水分。

无症状时，最好限制食盐的摄入或改变输液观察病情变化。

轻者，只需多饮白开水。

重者，应首先恢复血循环量及尿量，给予 5% 葡萄糖溶液静脉滴注，避免快速输入高渗葡萄糖溶液。

（二）治疗用药

（1）失水过多性高钠血症除病因治疗外，主要是纠正失水，失水量可按下列公式计算。男性：缺水量 =0.6× 体重 ×［1-（正常血钠浓度 mmol/L)/(患者所测得的血钠浓度)］。女性：缺水量 =0.5× 体重 ×［1-（正常血钠浓度 mmol/L）/（患者所测得的血钠浓度）］。此公式内的体重是指发病前原来的体重。

计算所得的缺水量是粗略估计，不包括等渗液的欠缺、每天生理需要补充的液体（每天 1500 mL 左右）和继续丢失的液体在内。如果不知道患者原来的体重，则可按下列公式计算所需补充的水量：男性：所需补充水量 =4× 现有体重 × 欲降低的钠量（mmol/L）。女性：所需补充水量 =3× 现有体重 × 欲降低的钠量（mmol/L）。

（2）补充液体的溶液首选等渗盐水与 5% 葡萄糖溶液，按 1/4：3/4 或 1：1 比例混合配制。葡萄糖进入人体内后很快被代谢掉，故混合配制的溶液相当于低渗溶液。也可选用 0.45% 盐水或 5% 葡萄糖溶液。在采取静脉补液时应当注意的是，补液速度不宜过快，并密切监测血钠浓度，以每小时血钠浓度下降不超过 0.5mmol/L 为宜，否则会导致脑细胞渗透压不平衡而引起脑水肿。

（3）对钠排泄障碍所致的高钠血症的治疗主要是排除体内过多的钠，可输入 5% 葡萄糖溶液，同时用排钠利尿药以增加排钠，可用呋塞米（速尿）或依他尼酸钠（利尿酸钠）。这些利尿药排水作用强于排钠，故使用时必须同时补液。如果患者有肾功能衰竭，则可采用血液或腹膜透析治疗。透析液以含高渗葡萄糖为宜。同样应监测血钠下降速度，以免下降过快而引起脑水肿。

三、诊治流程

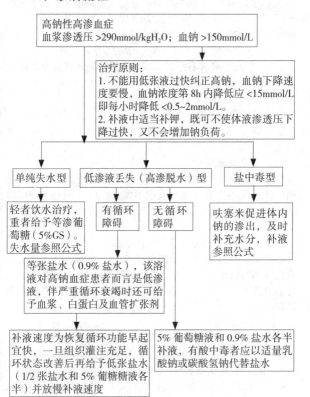

第三节 低钠血症

低钠血症(hyponatremia)是指血清钠离子浓度小于135mmol/L。

一、诊断基础

(一)病因

1. 与肿瘤相关

(1) 异常抗利尿激素分泌综合征多见。异常抗利尿激素分泌综合征是指各种原因所致抗利尿激素在下丘脑分泌过多,导致体内水分潴留,稀释性低钠血症及尿钠增多。以小细胞肺癌(约占75%)较多,其他如胰腺癌,胸腺肿瘤,胸奇金病等),中枢神经障碍(脑肿瘤,骨髓转移)等。

(2)化疗药使用,引起呕吐、腹泻等导致低钠。

(3)肿瘤患者伴有恶性积液,大量放胸水或腹水,而钠离子补充不足。

2.其他

①胃肠道消化液的丢失。②大量出汗。③肾性失钠。④内分泌紊乱。⑤糖尿病控制不良。⑥利尿剂的应用。⑦广泛损伤。

(二)临床表现

(1)症状有中枢神经症状(倦怠感、头痛、痉挛、意识障碍)、消化系统症状(食欲不振、恶心)、循环系统症状(脉细而速、静脉充盈时间延长、常发生起立性昏倒及直立性低血压)。

(2)主要特点是水中毒和低钠血症。

实验室指标包括:低钠血症 Na^+ < 130mmol/L;血清白蛋白和葡萄糖正常;血清渗透压 < 275mmol/kg;尿渗透压 > 血清渗透压;尿钠 > 25 mmol/L;水负荷试验抗利尿激素不被抑制。

(三)临床分类

(1)根据血钠浓度分类:轻度低钠血症:血钠 130~135mmol/L;中度低钠血症:血钠 125~129mmol/L;重度低钠血症:血钠 < 125mmol/L。

(2)根据发生时间分类:急性低钠血症 < 48h,慢性低钠血症 ≥ 48h。如果不能对其分类,除非有临床或病史证据,则应认为系慢性低钠血症。设定48h为急慢性低钠血症的界限的主要原因为,大脑通过减少其细胞内渗透活性物质如钾和有机溶质以试图恢复脑容量的过程需 24~48h。故以48h作为急性和慢性低钠血症的界限。

(3)根据症状分类:中度症状:恶心、意识混乱、头痛。重度症状:呕吐、呼吸窘迫、嗜睡、癫痫样发作。昏迷(Glasgow评分 ≤ 8 分)。

对低钠血症分类做出的说明:①血钠水平:重度低钠血症血钠 ≤ 125mmol/L,文献提示血钠 110~125mmol/L 时患者症状明显且严重。②进展速度:低钠血症发生于<48h更易发生脑水肿,且脑需要48h适应低钠环境,但如果血钠纠正过快,则脑可能再损伤。③症状轻重:指南根据急性低钠血症的观察,将症状分为中度和严重。重度症状者病死率增高。指南避免提及"无症状"低钠血症,因为严格意义上,患者并非无症状,仅仅是表现为不引人注意的注意力不集中。

(4) 根据低钠血症发生时的血容量变化可分为:

①低血容量性低钠血症,此种情况失钠多于失水。

②血容量正常性低钠血症,此种情况总体水增加而总钠不变。

③高血容量的低钠血症,此时总体水增高大于血钠升高,根据血钠降低的程度可分为轻度和重度低钠血症,血钠水平分别为 125~135mmol/L 和低于 125mmol/L。此外,还有假性低钠血症,见于明显的高脂血症和高蛋白血症。假性低钠血症也有人为的。目前,用直接电位计法测定血浆钠可消除过去用火焰光度计法时的假性读数低的假性低钠血症。

(四)辅助检查

三种类型的低钠血症均有血浆渗透压降低、血钠降低。总体钠正常的低钠血症,两者降低都不明显。此外,总体钠丢失的低钠血症还有血钾、血浆蛋白和血细胞比容和血尿素氮升高,提示存在血容量不足;尿量、尿钠和氯化物则减少,尿比重升高,血 pH 常低。高血容量性低钠血症(即稀释性低钠血症),除血钠和血浆渗透压与失钠性低钠血症(低血容量低钠血症)相同外,其余实验室检查结果则与之相反。血容量正常的低钠血症的前述实验室检查则变化较大,血钠只稍低于正常。根据临床表现选做心电图、B 型超声、脑 CT 等检查。

二、治疗基础

(一)严重低钠血症

(1) 严重低钠血症患者(慢性或急性)第 1h 的处理:①推荐立即静脉输注 3% 高渗盐水 150mL,20min 以上。②20min 后检查血钠浓度并在第 2 个 20min 重复静脉输注 3% 高渗盐水 150mL。③建议重复以上治疗推荐 2 次或直到达到血钠浓度增加 5mmol/L。④应该在具有密切生化和临床监测的环境下对有严重症状的低钠血症患者进行治疗。

(2) 1h 后血钠升高 5mmol/L、症状改善的接续治疗：①推荐停止输注高渗盐水。②保持静脉通道通畅，输注 0.9% 盐水直到开始针对病因治疗。③如果可能，开始特异性诊断治疗，但至少使血钠浓度稳定。④第 1 个 24h 限制血钠升高超过 10mmol/L，随后每 24h 血钠升高 < 8mmol/L。直到血钠达到 130mmol/L。⑤第 6h、第 12h 复查血钠，此后每日复查，直到血钠浓度稳定。

(3) 1h 后血钠升高 5mmol/L，但症状无改善：①继续静脉输注 3% 高渗盐水，使血钠浓度每小时增加 1mmol/L。②有下列之一者停止输注高渗盐水：症状改善，血钠升高幅度达 10mmol/L，血钠达到 130mmol/L。③建议寻找引起症状的低钠血症以外的原因。④只要继续 3% 高渗盐水输注，建议每隔 4h 检测 1 次血钠。

(4) 严重低钠血症的管理建议：①最好制备 3% 盐水备用，以免不时之需或紧急情况下的配置错误。②对于体重异常的患者，可考虑 2mL/kg 的 3% 盐水输注，不拘泥于 150mL。③不必要求重度低钠血症患者症状立即恢复，脑功能恢复需待时日，且患者镇静剂应用及插管等均影响判断。此时可参考推荐建议处理。④如果患者同时有低钾血症，纠正低钾血症则可能使血钠增加。血钠纠正幅度过快过大，可导致神经渗透性脱髓鞘。

(二) 中重度低钠血症

(1) 立即开始诊断评估。

(2) 如果可能，终止引起低钠血症的所有治疗。

(3) 立即单次输注 3% 盐水（或等量）150mL，20min 以上。

(4) 目标为每 24h 血钠升高 5mmol/L。

(5) 限制第 1 个 24h 血钠升高 < 10mmol/L，之后每日血钠 < 8mmol/L，直至血钠升至 130mmol/L。

(6) 第 1h、第 6h、第 12h 检测血钠。

(7) 如果血钠上升而症状无改善，应寻找其他原因。

(三) 无中重度症状的急性低钠血症

(1) 确定与以前的检测方法一致，且无标本错误。

(2) 如果可能，停止一切可能导致低钠血症的治疗。

(3) 开始诊断评估并进行病因治疗。

(4) 如果急性血钠降低 > 10mmol/L，单次静脉输注 3%

盐水 150mL。

(5) 4h 后用同样技术检测血钠。

(四) 无中重度症状的慢性低钠血症

(1) 去除诱因。

(2) 针对病因治疗。

(3) 轻度低钠血症，不建议将增加血钠作为唯一的治疗方法。

(4) 中度或重度低钠血症，第 1 个 24h 应避免血钠增加 > 10mmol/L，随后每 24h < 8mmol/L。

(5) 中重度低钠血症，每 6h 检测血钠直至血钠稳定。

(6) 对未纠正的低钠血症患者，重新考虑诊断程序，必要时请专家会诊。

(五) 高血容量低钠血症

(1) 对高血容量的轻、中度低钠血症患者不宜单纯以增加血钠为唯一的治疗目的。

(2) 液体限制，防止进一步液体负荷加重。

(3) 禁用血管加压素受体拮抗剂。

(4) 不推荐应用地美环素。

(六) 利尿激素分泌失调综合征

(1) 一线治疗：限制液体输入。

(2) 二线治疗：

① 0.25~0.5g/d 尿素摄入。

② 低剂量襻利尿剂。

③ 口服氯化钠。

④ 托伐普坦片：15mg 每日 1 次口服。临床适用于明显的高容量性和正常容量性低钠血症（血钠浓度 < 125mmol/L，或低钠血症不明显但有症状并且限液治疗效果不佳）者，包括伴有心力衰竭、肝硬化以及抗利尿激素分泌异常综合征（SIADH）的患者。

(3) 不推荐锂或地美环素。

(4) 不推荐加压素受体拮抗剂。

(七) 低血容量低钠血症

(1) 输入 0.9% 盐水或晶体平衡液，0.5~1mL/(kg·h)，以恢复细胞外液容量。

(2) 对血流动力学不稳定患者进行生化和临床监测。

(3) 在血流动力学不稳定时，快速液体复苏比快速纠正低钠血症更重要。

(八) 治疗中注意事项

(1) 尿量突然增加 > 100mL/h,提示血钠有快速增加的危险。若低容量患者经治疗后血容量恢复,血管加压素活性突然被抑制,游离水排出会突然增加,会使血钠浓度意外升高。

(2) 如尿量突然增加,建议每 2h 监测血钠。

(3) 作为增加溶质摄入的措施,推荐每日摄入 0.25~0.5g 尿素,添加甜味物质改善口味。可制备如下袋装尿素口服剂:尿素 10g+ 碳酸氢钠 2g+ 柠檬酸 1.5g+ 蔗糖 200mg,溶于 50~100mL 水中。

(4) 如低钠血症被过快纠正应采取以下措施:①如果第 1 个 24h 血钠增加幅度 > 10mmol/L,第 2 个 24h > 8mmol/L,建议立即采取措施降低血钠。②建议停止积极的补钠治疗。③建议有关专家会诊以讨论是否可以开始在严密尿量及液体平衡监测下以 > 1h 的时间,10mL/kg 的速度输注不含电解质的液体(如葡萄糖溶液)。④建议专家会诊,讨论是否可以静注去氨加压素 $2\mu g$,间隔时间不低于 8h。

三、诊治流程

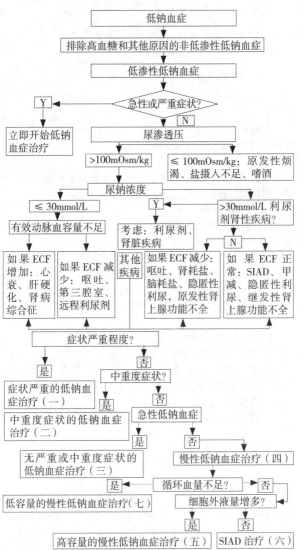

第四节 高钾血症

高钾血症（hyperpotassaemia）是指血清钾离子浓度大于 5.5mmol/L。

一、诊断基础

（一）病因

1. 与肿瘤相关

肿瘤患者往往由于化疗引起细胞破坏，少尿、无尿引起钾排泄障碍，而引起高钾血症。

2. 其他

摄入或输入钾离子过多；急性肾功能不全；细胞破坏，缺乏醛固酮，比较罕见，但是重要的原因。

（二）临床表现

（1）神经-肌肉系统症状为肌无力、行走困难、站立不稳；循环系统症状为抑制心肌、心律失常、血管收缩；中枢神经系统症状为表情淡漠、反应迟钝、嗜睡、昏迷；消化系统症状为恶心、呕吐、腹痛、肠麻痹。

（2）血钾 > 7.0mmol/L 以上时或心电图上出现宽 QRS 波群或 PR 间期延长（均为心律失常出现的前兆）有必要进行紧急处理。

（三）辅助检查

1. 常用血化验指标

血清钾浓度升高，大于 5.5mmol/L，血 pH 在正常低限或小于 7.35，钠离子浓度在正常高限或高于 145mmol/L。

2. 常用尿化验指标

尿钾浓度和尿钾排出量增加，尿偏碱性，尿钠排出量减少。

3. 肾功能检查

及早发现是否有肾功能衰竭。

4. 心电图检查

对高钾血症的诊断有一定帮助，高钾血症几乎各种心律失常皆可发生，主要表现为窦性心动过缓，传导阻滞和异位心律失常，如心室期前收缩和心室颤动，一般早期出现 T 波高尖，QT 时间缩短，随着高钾血症的进一步加重，出现 QRS

波增宽，幅度下降，P波形态逐渐消失，但由于高钾血症常同时合并低钙血症、酸中毒、低钠血症等，上述情况也可影响心电图的改变，需加以区别。

二、治疗基础

（一）急性严重的高钾血症

（1）高血钾可使心肌细胞静息电位降低而阈电位不变，使二者差距减小，从而使心肌细胞兴奋性增加。钙离子可能使心肌细胞膜静息电位与阈电位差距拉大，使心肌兴奋性趋于稳定。紧急措施为立即静脉推注10%的葡萄糖酸钙10mL，于5~10min注完，如果需要，可在1~2min后再静注1次，可迅速消除室性心律不齐。因钙的作用维持时间短，故在静脉推注后，接着应持续静脉滴注。可在生理盐水500mL或5%葡萄糖液中加入10%的葡萄糖酸钙20~40mL静脉滴注。钙对血钾浓度无影响。

（2）降低血清钾的治疗方法：将血浆与细胞外钾暂时移入细胞内。可静脉滴注高渗葡萄糖及胰岛素。如遇心衰或肾病患者，输注速度宜慢。如果要限制入水量，可将葡萄糖溶液浓度调高至25%~50%。在滴注过程中密切监测血钾变化及低血糖反应。亦可静脉推注5%碳酸氢钠溶液，继以5%碳酸氢钠150~250mL静脉滴注。此方法对有代谢性酸中毒的患者更为适宜，既可使细胞外钾移入细胞内，又可纠正代谢性酸中毒。对用透析维持生命的终末期肾衰患者效果则不理想。对终末期肾衰患者可用血液透析法移除体内钾。

（二）轻-中度高钾血症的治疗

（1）低钾饮食每天摄入钾限于50~60mmol。

（2）停止诱发药物，停止所有可能导致血钾升高的药物。

（3）阳离子交换树脂以减少肠道钾吸收和体内钾的排出。如乙烯磺酸钠树脂或多乙烯苯钠可口服，也可保留灌肠，但口服比灌肠效果好。灌肠时可将40g树脂置于200mL20%山梨醇液中做保留灌肠，保留1h后解出大便。

（4）去除诱因，去除高钾血症的病因或治疗引起高钾血症的疾病。

（三）透析

透析是最快和最有效的方法。可采用血液透析或腹膜透析，但后者疗效相对较差，且效果较慢。当K^+高于6.5mmol/L

时，应进行血液透析；当 K^+ 高于 7mmol/L，且内科降钾治疗无效时，应立即行血液透析。应用低钾或无钾透析液进行血液透析，可以使血钾几乎在透析开始后即下降，1~2h 后血钾几乎可恢复到正常。腹透应用普通标准透析液在每小时交换 2L 的情况下，大约可交换出 5mmol 钾，连续透析 36~48h 可以去除 180~240mmol 钾。

三、诊治流程

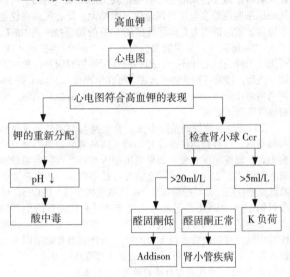

第五节 低钾血症

低钾血症（hypopotassaemia）是指血清钾离子浓度小于 3.5mmol/L。

一、诊断基础

（一）病因

1. 与肿瘤相关

能产生异位性促肾上腺皮质激素的肿瘤（小细胞肺癌、胰腺癌、胸腺肿瘤等），产生异位性促肾上腺皮质激素释放因子的肿瘤（神经性肉芽肿、类癌、胰腺内分泌肿瘤等），产生肾素的肿瘤（Wilms 肿瘤、肾癌、小细胞肺癌等），功能性副肾上腺肿瘤（醛固酮增多症、Cushing 综合征）可使肾上腺皮质激素或醛固酮分泌增多，两者均有保钠排钾的功能，因此血液中浓度增高时容易发生低钾血症。

2. 其他

摄入不足（禁食或厌食、偏食）；丢失增多（呕吐、腹泻、原发性或继发性肾小管功能障碍、利尿剂的应用）。

（二）临床表现

(1) 神经-肌肉系统（行走困难、站立不稳）。
(2) 循环系统（心律失常、低血压、心功能不全）。
(3) 横纹肌裂解症。
(4) 肾功能损害。
(5) 消化系统（食欲不振、恶心、呕吐、腹胀、便秘、肠麻痹）。

（三）辅助检查

1. 血化验指标

血清钾浓度下降，血 pH 在正常高限或 > 7.45，钠离子浓度在正常低限或 < 135mmol/L。

2. 尿化验指标

尿钾浓度降低，尿 pH 偏酸性，尿钠排出量较多。

3. 心电图检查

最早表现为 ST 段压低，T 波压低，增宽，倒置，出现 δ 波，Q-T 时间延长，补钾后上述改变可改善。

二、治疗基础

（一）治疗原则

补充时要以口服为原则。由于体内的钾离子有 98% 存在于细胞内，丢失量与血中变化不一致（如钾从 4.0mmol/L 下降到 3.0mmol/L 时，认为丢失了 200 ~ 400mmol）。

（二）治疗用药

(1) 以狗的实验数据为基础，认为氯化钾比其他的钾制剂效果好（延缓阴离子向细胞内移动）。

(2) 钾离子浓度 < 2.5mmol/L，存在心律失常，或不能口服时，需静脉补钾，要注意浓度及速度。

浓度：外周静脉含钾溶液浓度在 20 ~ 40mmol/L，中心静脉 60mmol/L 以下。

速度：静脉补钾以每小时补入 20~40mmol 为宜。

（3）用利尿药等产生高醛固酮血症时，合用安体舒通有效。

三、诊治流程

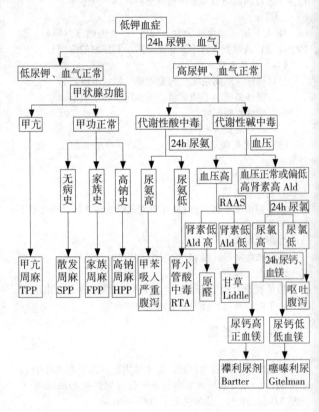

第八章 皮肤症状

第一节 瘙痒

瘙痒（pruritus）是副癌综合征之一，有 5%~12% 的肿瘤患者在整个疾病过程中发生皮肤瘙痒。瘙痒可能是潜在恶性肿瘤的首发症状，或是某些肿瘤的临床表现。临床上有局限性、泛发性两种。局限性者以上胸、肩部、四肢伸侧及股内侧瘙痒最为多见，泛发性者可泛发全身。常见于霍奇金病、白血病、中枢神经系统肿瘤和非霍奇金淋巴瘤等。

一、临床诊断

（一）临床症状

1. 全身性瘙痒病

患者全身各处皆有阵发性瘙痒，且往往由一处移到另一处。瘙痒程度不尽相同，有的瘙痒可以忍受，有的则自觉剧痒，需用铁刷子刷皮肤或热水洗烫，直至皮肤出血而感觉疼痛及灼痛时，痒感才暂时减轻；往往晚间加剧，影响患者睡眠。由于剧烈瘙痒不断搔抓，全身皮肤可以出现抓痕、血痂等继发皮损，有时可有湿疹样改变、苔藓样变或色素沉着，抓伤的皮肤易继发细菌感染。

全身性瘙痒病又可分为：

(1) 老年性瘙痒病：多由于皮脂腺分泌功能减退、皮肤干燥和退行性萎缩等因素诱发，躯干多见。

(2) 冬季瘙痒病：由寒冷诱发，常伴皮肤干燥，脱衣睡觉时加重。

(3) 夏季瘙痒病：高热、潮湿常是诱因，出汗常使瘙痒加剧。

2. 局限性瘙痒病

局限性瘙痒病是指瘙痒发生于身体的某一部位，临床上常见：

(1) 肛门瘙痒病：最常见。男女均可发病，多见于中年男性，儿童多见于蛲虫患病者。瘙痒往往局限于肛门周围，有时向前蔓延至阴囊,向后至臀沟两侧。肛门周围皮肤常呈灰白色或淡白色浸渍,肛门皱襞肥厚,因搔抓而发生辐射的皲裂;有时发生继发性感染;日久肛门周围皮肤增厚而成苔藓化,也可发生色素沉着。

(2) 女阴瘙痒病:主要发生在大阴唇、小阴唇,阴阜和阴蒂亦可发生。因瘙痒常常不断搔抓,外阴皮肤肥厚,呈灰白色浸渍,阴蒂及阴道黏膜可出现红肿及糜烂。

(3) 阴囊瘙痒病:瘙痒发生在阴囊,但亦可波及阴茎或肛门。由于不断搔抓,阴囊皮肤肥厚、色素沉着、苔藓样变,有的患者可见糜烂、渗出、结痂及湿疹样改变。

(4) 其他:如头部瘙痒病、小腿部瘙痒病、掌跖瘙痒病。此外尚有遗传性局限性瘙痒病,多见于 20~30 岁妇女性。

(二) 体格检查

应该进行全面体格检查,尤其注意:

(1) 淋巴结(淋巴网状内皮系统恶性肿瘤)。

(2) 肝和脾肿大(淋巴网状内皮系统恶性肿瘤和副癌综合征的临床表现)。

(3) 细震颤(甲状腺功能亢进症)。

(4) 黄疸和贫血的体征。

(5) 外生殖区、指蹼、手掌的尺侧、手腕、肘、腋窝和乳头(疥疮的典型表现)。

(6) 部分瘙痒状态具有特异性的临床表现。尽管瘙痒严重,慢性荨麻疹通常不会出现与搔抓有关的继发性皮损。某些疾病(例如疱疹后神经痛和手臂桡侧瘙痒症)的患者出现神经病变性瘙痒,瘙痒通常累及相关神经的分布区域。

(三) 辅助检查

大部分瘙痒症伴皮疹的患者不需要进一步检查,详细的病史和体格检查就可以发现病因。

皮肤瘙痒伴皮疹的患者的实验室和辅助检查包括皮肤活检和实验室检查。瘙痒部位的皮肤基本正常、无炎症反应的患者,需要根据病史和先前患有的疾病进行实验室和放射学检查。

二、治疗基础

(一) 病因治疗

(1) 皮肤疾病:因过敏所致,可避免接触过敏物质、保持皮肤干燥、清洁,或应用抗组胺药扑尔敏片剂:2mg,

6~24h1次口服；氯雷他定：10mg，每日1次口服；盐酸异丙嗪：25~50mg，睡前服用及苯海拉明等。若因皮肤本身疾病造成的，可在皮肤科医生指导下用药治疗。

（2）药物引起：应用阿片类药物所致的瘙痒，对抗组胺药效果不佳，可预防性使用羟嗪：10~25mg，每日2~3次口服。有报道称，使用一些阿片受体拮抗剂有一定疗效，阿片受体拮抗剂纳洛酮治疗胆汁性瘙痒和尿毒症性瘙痒亦有效。

（3）肝胆系疾病：若患者因肿瘤压迫造成黄疸而引起的瘙痒，可采取胆道引流减黄术，或应用糖皮质激素。消胆胺：4g，6h1次口服和甲二氢睾酮：25mg，8h1次口服，可减轻胆汁淤积患者的瘙痒。有报道，5-HT3受体拮抗剂昂丹司琼有减轻肝转移患者瘙痒的作用。

（4）尿毒症：可通过透析治疗，排出体内毒素，而达到缓解瘙痒的治疗目的。

（5）血液疾病：真性红细胞增多症和骨髓增生性疾病引起的瘙痒可通过对原发病的治疗而缓解。淋巴瘤患者的瘙痒可应用糖皮质激素或非甾体解热镇痛药。其他治疗无效者也可考虑用糖皮质激素（泼尼松）：25~50mg，口服。

（6）精神因素疾病：加强护理，进行心理治疗，排除患者精神紧张及不安的因素，改善抑郁的情绪，分散注意力。也可联合应用抗焦虑药或镇静安眠药，如安定片：2.5~5mg，口服；安定注射液：10mg，肌注。

（二）对症治疗

1. 局部疗法

（1）艾蒿洗剂：用艾蒿液20mL，薄荷脑0.5g，乙醇10mL，混合制作而成的洗剂涂抹。

（2）克罗他米通亲水软膏。

（3）苯海拉明：25~50mg每日2次或每日3次餐后口服或20~40mg每日1次肌注。

（4）薄荷醇或冰片作为抗刺激剂，产生一种清凉的感觉。

（5）类固醇类膏剂或水剂（有炎症的情况）。

（6）石炭酸、利多卡因等可产生麻醉作用。

（7）炉甘石。

（8）水杨酸盐。

（9）局部应用糖皮质激素，但不宜常用。

2. 中波长紫外线：能有效地减轻胆汁淤积及尿毒症所致的瘙痒，但对肿瘤患者限制使用。

(三) 中医治疗

1. 辨证论治

(1) 风热血热。

症状：皮肤瘙痒剧烈，遇热更甚，皮肤抓破后有血痂。伴心烦，口干，小便黄，大便干结，舌淡红，苔薄黄，脉浮数。

治法：疏风清热凉血。

方药：消风散合四物汤加减。

(2) 湿热蕴结。

症状：瘙痒不止，抓破后继发感染或湿疹样变。伴口干口苦，胸肋闷胀，小便黄赤，大便秘结，舌红，苔黄腻，脉滑数。

治法：清热利湿止痒。

方药：龙胆泻肝汤加减。

(3) 血虚肝旺。

症状：病程较久，皮肤干燥，抓破后血痕累累。伴头晕眼花，失眠多梦，舌红，苔薄，脉细数或弦数。

治法：养血润燥，祛风止痒。

方药：地黄饮子加减。

2. 外治

(1) 周身皮肤瘙痒者：可选用百部酊、苦参酒外搽。

(2) 皮损有湿疹样变者：用三黄洗剂外搽。

(3) 各型瘙痒者：均可使用药浴或熏洗、熏蒸疗法，如苦参、白鲜皮、百部、蛇床子、地肤子、地骨皮、花椒等煎水作全身熏浴，矿泉浴等。

3. 针灸治疗

取穴：大椎、风池、曲池、委中、肺俞、血海、足三里。

配穴：肛门瘙痒者加长强、承扶；阴部瘙痒者加三阴交、肾俞。

(四) 调护

(1) 首先保持皮肤清洁、干爽，进行清洗和入浴，避免使用石碱、碱性强的肥皂或含酒精的洗剂。根据瘙痒状态决定清洗的次数。

(2) 避免热水浴或任何引起血管扩张的物质（酒类、热饮），少食鱼、虾、蟹等动风发物，宜多食蔬菜水果。

(3) 避免直接接触粗纤维衣服和毛巾。使用稍大尺寸的内衣。避免用力擦,用柔软的毛巾轻轻擦干。毛巾和内衣等直接接触皮肤的物品宜选用纯棉制品或丝制品,不宜用毛织品。

(4) 预防皮肤的干燥和湿润。保持适度的室温,尽可能避免过于温和和发汗,确认室内的湿度保持在60%~70%,适当地使用加湿器和冷、暖气设备,也应注意换气,及时增减衣物,避免冷热刺激;用润肤乳和橄榄油等涂抹皮肤预防干燥。

(5) 如果经常抓挠,有皮肤破损者,最好剪短指甲,带棉布手套。

(6) 生活规律,早睡早起,适当锻炼。

(7) 精神放松,避免恼怒忧虑,树立信心。

(8) 戒烟酒、浓茶、咖啡及一切辛辣刺激食物,饮食中适度补充脂肪。

(9) 避免接触诱发加重因素,避免潮湿环境,对花粉、尘螨过敏者,室内不宜放置鲜花。

第二节 皮肤不良反应

分子靶向药物目前越来越多的应用于临床,治疗是使用小分子化合物、单克隆抗体、多肽等物质特异性干预调节肿瘤细胞生物学行为的信号通路,从而抑制肿瘤发展。此类药物比起传统化疗药物非特异性毒性减及血液方面的毒性明显减少,但随之也出现了一些特异的不良反应,特别是服用期间出现的皮肤不良反应较为常见。

一、诊断基础

(一) 皮肤不良反应

常见的皮肤不良反应包括痤疮样皮疹、瘙痒、皮肤干燥、皮肤红斑、毛细血管扩张、手足皮肤反应、指甲或甲周改变(甲沟炎)、毛发改变(如斑秃、脱发、睫毛过粗、毛发过多等)和色素沉着,也有出现荨麻疹和过敏的情况报道。其中最突出的是痤疮样皮疹,也是皮肤毒性中最不能耐受的一类毒性(见表8-1)。

表 8-1　相关的皮肤不良反应的临床表现及发生率

不良事件	表现	发生率	持续时间
皮疹（丘疹脓疱性）	单纯红玉环样丘疹、水疱或脓疱样病变，伴瘙痒或触痛	60%~80%	开始：治疗的第1~3周；高峰：治疗的第3~4周；消退：治疗停止的4周内亦可自发性缓解或进展
甲沟炎及甲裂炎	痛性甲周肉芽形成或脆性化脓性肉芽肿样改变，伴有红斑、肿胀和外侧甲裂或者指端丛样病变	6%~12%	开始：治疗2~4个月；消退：停药后持续数月
毛发改变	脱发以及头皮和四肢毛发更加卷曲、冗细、易断，也可有睫毛粗长或卷曲以及面部多毛	5%~6%	开始时间不定，第7~10周或数月之后
皮肤干燥	弥漫性脱皮	4%~35%	皮疹后出现
超敏反应	面红、荨麻疹以及过敏反应	2%~3%	首次给药第1天出现
黏膜炎	轻到中度黏膜炎、口腔炎或阿弗他溃疡	2%~36%	治疗期间出现，与剂量无关，无须特别治疗可自行缓解

（二）皮肤不良反应的分级

根据美国国家癌症中心对不良反应的分级。皮疹分级：Ⅰ度皮疹：无症状的斑疹或丘疹或红斑。Ⅱ度皮疹：斑疹样或其他症状的斑疹、丘疹、红斑，或局部脱皮或＜50%体表面积的其他皮损强烈或广泛。Ⅲ度皮疹：严重的全身性的红皮病、斑疹、丘疹、疱疹，或 > 50% 体表面积的脱皮强烈或广泛，且妨碍日常生活活动。Ⅳ度皮疹：全身性剥脱性溃疡性大疱样皮炎。Ⅴ度皮疹：死亡。

皮肤疹痒的分级：Ⅰ度：轻度或局部；Ⅱ度：强烈或广泛；Ⅲ度：强烈或广泛，妨碍日常生活。

手足综合征的分级：Ⅰ级：无痛性皮肤改变或皮炎（例如红斑）；Ⅱ级：皮肤改变（例如皮屑、出血、水肿）；Ⅲ级：伴疼痛的皮肤改变或皮炎。

皮肤干燥的分级：Ⅰ级：无症状；Ⅱ级：症状不影响日常生活；Ⅲ级：有症状，影响日常生活。

二、治疗基础

（一）皮疹

在口服靶向治疗药物之前应先告知患者服药后可能出现皮疹的症状，让患者事先做好心理准备。一部分小分子靶向抗肿瘤药物所致皮疹多属于光敏性，对暴露于日光部分的皮疹更为严重，尤其是对紫外线暴露更严重。嘱患者避免日晒，宜使用防晒系 SPF > 30 的广谱防晒用品。皮疹的发生时间一般在用药后 1 周内出现，3～5 周达到最严重程度，停药 4 周内皮疹基本消失，但继续用药后会再现。此类皮疹的特征是非脓包性皮疹，没有白色或黑色的粉刺头，在红斑的基础上伴皮肤瘙痒。与 EGFR 抑制剂相比，多靶点抗肿瘤药物索拉非尼和舒尼替尼常见的皮肤不良反应虽然也是皮疹，但发生率相对较低，为 28% 左右。

Ⅰ度、Ⅱ度皮疹：此时如果患者能耐受，无须停药，局部外用抗痤疮制剂，必要时口服四环素类药物。嘱患者不要搔抓皮肤，局部可用清水清洗，勿用肥皂清洗，可用橄榄油涂抹皮肤，保持皮肤清洁、湿润。注意所穿衣物要柔软、宽松、舒服。若出现Ⅲ级皮肤不良反应应先暂停治疗，如出现感染症状，首先控制住感染症状，如果出现罕见的Ⅳ级皮肤不良反应，应终止治疗。

（二）甲沟炎

此种副反应的发生率较低，但此类不良反应治愈的难度很大，只能采取一些措施在一定程度上起些预防作用，比如穿宽松的鞋，经常修剪指甲，保持指甲周围卫生，勤用温水泡脚，也可在指甲周围涂抹抗生素软膏。对指甲脱色和皱褶等改变，可不做特殊处理，嘱患者保持手及足部的清洁卫生；出现甲沟旁肉芽肿样病损时，每周1次局部使用磺胺嘧啶银乳膏并用敷料包扎，若症状仍无缓解，给予头孢呋辛口服抗炎治疗。可给予金银花水泡足或手，泡后擦干再用莫匹罗星（百多帮）、环丙沙星（达维邦）或夫西地酸（立思低）外涂。

（三）皮肤干燥

此症状在秋、冬季节出现较多，老年人出现较多，如果皮肤干燥的症状发生在手和脚，则会造成指/趾关节处皮肤开裂。症状较轻的皮肤干燥无须治疗，但出现Ⅲ度皮肤干燥则需要减量甚至停药，嘱患者多饮水，多吃水果，每日用医用凡士林涂抹皮肤，直至干燥症状减轻，勿用碱性肥皂清洗皮肤，避免日光照射，可适当予以祛风滋阴的中药。

（四）手足综合征

索拉非尼和舒尼替尼可引起手足综合征。传统化疗药物如氟尿嘧啶、多柔比星、卡培他滨引起的手足综合征的临床特征是疼痛、对称性红斑以及掌心、脚底红肿，而多激酶抑制剂所致的手足综合征呈现过度角质化的特征，而且此不良反应是剂量依赖性的，提示可能与此类药物的直接毒性有关。

当出现Ⅲ度手足综合征时，应中断治疗使反应缓解至Ⅰ度，重新治疗时适当减少药物剂量。若出现严重的不能耐受的反应，应终止治疗。对于轻度的手足综合征，可采取以下措施改善症状：①避免长时间站立。②着棉袜、垫软质的鞋垫，减轻足部压力。③可用芦荟汁或含尿素的软膏涂抹于患处，起保湿作用。④如果足部皮肤持续增厚或起茧，可请足疗师治疗，治疗后应立即进行保湿处理。

第三节 褥疮

褥疮（decubital ulcer）是指身体局部组织长期受压，血液循环障碍，皮肤和皮下组织不能得到所需的营养以致失去正常功能而形成的组织坏死和溃烂。

一、诊断基础

(一) 临床表现

1. 易发部位

多发生于无肌肉包裹或肌肉层较薄、缺乏脂肪组织保护又经常受压的骨隆突处。

(1) 仰卧位好发于枕骨粗隆、肩胛部、肘、脊椎体隆突处、骶尾部、足跟。

(2) 侧卧位好发于耳部、肩峰、肘部、肋骨、髋部,膝关节的内、外侧及内外踝。

(3) 俯卧位好发于耳、颊部、肩部、女性乳房、男性生殖器、髂嵴、膝部、脚趾。

2. 临床分期

(1) 可疑的深部组织损伤皮下软组织受到压力或剪切力的损害,局部皮肤完整但可出现颜色改变如紫色或褐红色,或导致充血的水疱。与周围组织比较,这些受损区域的软组织可能有疼痛、硬块、有黏糊状的渗出、潮湿、发热或冰冷。

(2) 第一期压疮瘀血红润期——"红、肿、热、痛或麻木,持续30min不褪"在骨隆突处的皮肤完整伴有压之不褪色的局限性红斑。深色皮肤可能无明显的苍白改变,但其颜色可能与周围组织不同。

(3) 第二期压疮炎性浸润期——"紫红、硬结、疼痛、水疱",真皮部分缺失,表现为一个浅的开放性溃疡,伴有粉红色的伤口床(创面),无腐肉,也可能表现为一个完整的或破裂的血清性水疱。

(4) 第三期压疮浅度溃疡期——表皮破损、溃疡形成。典型特征为全层皮肤组织缺失,可见皮下脂肪暴露,但骨头、肌腱、肌肉未外露,有腐肉存在,但组织缺失的深度不明确,可能包含有潜行和隧道。

(5) 第四期压疮坏死溃疡期——侵入真皮下层、肌肉层、骨面、感染扩展,典型特征为全层组织缺失,伴有骨、肌腱或肌肉外露,伤口床的某些部位有腐肉或焦痂,常常有潜行或隧道。

(6) 无法分期的压疮典型特征:全层组织缺失,溃疡底部有腐肉覆盖(黄色、黄褐色、灰色、绿色或褐色),或者伤口床有焦痂附着(炭色、褐色或黑色)。

二、治疗基础

(一) 预防

根据褥疮发生的原因,在患者入院后无论有无褥疮发生,都要尽早实施常规褥疮护理,特别是截瘫、严重颅脑损伤、昏迷、休克等患者,要根据褥疮的好发部位和阶段采取相应的护理对策,以避免褥疮的发生。

1. 避免局部长期受压

70mmHg 的压力持续超过 2h,可产生不可逆的组织损害,但压力即使超过 240mmHg,只要能间歇解除,组织损害亦可减轻。因此,每隔 2h 翻身 1 次是一项重要措施。翻身动作要轻柔,避免推、拉、拖等动作,以免擦伤皮肤。

2. 促进局部血液循环

对于易发部位,应定期检查受压情况,可在翻身后用湿热毛巾 (60℃) 擦拭及按摩,每天 2~3 次,能起到较好的预防作用。定期用 50% 酒精或红花酒精按摩受压处 (手法:由轻到重,再由重到轻,做环状按摩),均可起到促进血液循环、改善局部营养状况,预防褥疮发生的作用,也可结合翻身时用 10% 的樟脑酒精或滑石粉按摩受压部位。

3. 避免局部皮肤受刺激

(1) 床褥应保持平整,无皱褶,清洁、干燥、无渣,定期更换床单。

(2) 对二便失禁者要特别注意保持皮肤及床褥干燥,若污染后应及时清洗,并在皮肤涂润肤油。

(3) 使用便器时,注意勿擦伤皮肤。

4. 增加营养、增强全身抵抗力

在积极治疗患者原发病的基础上,如病情允许,可给予高蛋白饮食;不能进食者,可给予充分的静脉补充。

(二) 治疗和护理

1. Ⅰ期

(1) 变换体位,鼓励患者活动,或采取被动活动,以改变受压点。

坐位时,上身与床的角度应小于 30°;定时翻身,采用侧身 30° 斜角,避免骶尾骨受压。

(2) 促进皮肤血液循环,改善组织缺氧状态。变换体位后发红部位不要按摩。20~30min 后再度观察,红色消退后可轻轻按摩周围的皮肤。每天清拭背部。

（3）除去发红的窍门：根据必要采用空气地席（地毯），防护性地席（地毯），防褥疮气垫床，海绵，枕头，气圈等。

（4）保护皮肤：贴用氟美松（每1~7d更换），Ⅰ期的褥疮没有坏死组织时使用，对于感染者禁忌。防止或减少失禁对皮肤的浸渍。

（5）营养支持：对于营养缺乏的患者，采取适当的营养支持。

2. Ⅱ期

（1）水疱的护理

①解除压迫，骶骨部褥疮不要再平卧，可用海绵或气垫圈垫在周围，使褥疮局部悬空；坐骨部位避免再坐位，可以平卧，每2h翻身1次。

②保护皮肤：处置的时候，注意尽可能不弄破水泡。

（2）糜烂的护理

①解除压迫（方法同上）。

②使创伤部处于闭塞状态。

③先用2%碘酊擦抹创面周围皮肤进行消毒，然后再用0.1%新洁尔灭溶液或双氧水清洗创面，将创面的脓液、分泌物冲洗掉，再用庆大霉素8万U+654-22.5mg+生理盐水4mL混合浸湿纱布湿敷，可起到抗菌消炎减少分泌物渗出的作用。

④促进皮肤循环：试着日光浴，每天清洗。

3. Ⅲ期

（1）正确判断创口部：确认有无皮下凹的地方和坏死组织感染。

（2）除去坏死组织，涂抹纤维蛋白软膏（溶解坏死部分）。

（3）控制感染：消毒后，用生理盐水洗净，使用加入抗生素的软膏（庆大霉素注射液，红霉素，新霉素）。

（4）促进肉芽的形成：原则上不使用消毒剂，使用消毒剂时必须用生理盐水充分洗净，使用聚烯吡酮碘。

（5）请皮肤科医生会诊。

4. Ⅳ期：

（1）防止感染：进行细菌培养，选择合适抗生素。用生理盐水洗净后，在创口部敷生理盐水纱布，然后贴用灭菌纱布，使用聚烯吡酮碘。

（2）解除压迫（方法同上）。

(3) 请皮肤科医生会诊。

(三) 中医治疗

1. 辨证论治

(1) 气滞血瘀。

症状：局部皮肤出现褐色红斑，继而紫暗红肿，或有破损，苔薄，舌边有瘀紫，脉弦。

治法：理气活血。

方药：血府逐瘀汤加减。

(2) 蕴毒腐溃。

症状：褥疮溃烂，腐肉及脓水较多，或有恶臭，重者溃烂可深及筋骨，四周漫肿，伴有发热或低热，口苦且干，精神萎靡，不思饮食，舌红，苔少，脉细数。

治法：益气养阴，利湿托毒。

方药：生脉散、透脓散合草薢渗湿汤加减。

(3) 气血两虚。

症状：疮面腐肉难脱，或腐肉虽脱，新肌色淡，愈合缓慢，伴面色无华，神疲乏力，纳差食少，舌淡，苔少，脉沉细无力。

治法：气血双补，托毒生肌。

方药：托里消毒散加减。

2. 外治

初起，外搽红灵酒或4%红花酊，或一效散外敷，局部按摩，或红外线照射，每天2次。溃烂后，尽可能剪除坏死组织，腐烂组织可用红油调膏纱布外敷或九一散外撒或油调膏外敷。

疮口脓腐脱净，可用生肌散、油调膏换药，或用生肌玉红膏纱布换药。

第九章 全身症状

第一节 癌症疲劳

癌症疲劳（cancer-related fatigue，CRF）是一种与癌症本身或治疗相关的持续性、主观性的乏力感觉。它影响患者的（身体、社会）功能活动。CRF 与健康人出现的疲劳不同，健康人的疲劳是正常机体的保护性反应，是可预见的，持续时间短暂，且休息后很快恢复。CRF 往往是突然出现，程度更为严重，持续时间长，且休息或睡眠后不能完全恢复。

癌症疲劳是一种存在于大多数癌症患者当中的重要问题，它同疼痛一样严重影响着患者的健康和生活质量。患者对疲劳的描述也是多种多样，如全身乏力、虚弱、倦怠、四肢沉重、行动迟缓、工作能力下降、甚至轻度活动也不能耐受、注意力难以集中、兴趣丧失、心情沮丧、失眠或睡眠过多等。

一、诊断基础

（一）病因

(1) 贫血：肿瘤本身或抗肿瘤治疗，失血，造血原料缺乏，红细胞生成素（EPO）生成减少，溶血。

(2) 营养不良：肿瘤生长的高代谢状态消耗和竞争营养，吸收消化不良，食欲不振或厌食，恶心呕吐，肠梗阻或腹泻。

(3) 代谢紊乱：水、电解质紊乱（如脱水、高钙血症、低钾血症等），血糖异常。

(4) 激素缺乏：甲状腺功能减退。

(5) 疼痛。

(6) 感染、发热。

(7) 脏器功能不全：严重的心、肺、肾、肝功能不全。

(8) 伴发疾病：如自身免疫性疾病，神经肌肉功能障碍性疾病。

(9) 情感障碍：不安，焦虑，严重抑郁。

(10) 睡眠障碍：失眠，睡眠过多。

(11) 抗肿瘤治疗：化疗，放疗，生物治疗。

(12) 其他药物：抗高血压药，镇痛药，抗癫痫药，催眠药。

(13) 生活方式：如不活动、长期卧床。

(14) 不必要的输液引起全身水肿。

(15) 癌性恶病质。

(二) 临床评估

1. 评估癌症疲劳的程度

12岁以上患者采用数字评分量表法，依其严重度为0~10分。1~3分为轻微，4~6分为中度，7~10分为严重。具有轻度疲劳的患者，只要接受卫生宣传教育或一般处理即可。中度或重度的患者则必须进行整体评估。7~12岁采用1~5刻度尺，5~6岁用"累"或"不累"来描述。

2. 整体评估

评估时必须特别着重于病史部分，如目前的疾病状态、有无复发或恶化的情形、目前的治疗及用药方式。对于疲劳本身须有详细的描述，例如何时发生、发生时的情形、时间的长短、随着时间有无变化、对日常生活影响的程度以及其他相关的因素，例如疼痛、贫血、睡眠问题、电解质不平衡、忧郁等，或同时伴有其他疾病，如感染、心脏病、肾脏病、肝病、内分泌疾病等都要详加记载，作为日后处理的依据。有许多研究指出，贫血与疲劳的关系，针对贫血的原因来治疗，可以大大降低患者CRF的程度。

3. 常用测评量表

目前至少已有18种自评量表。自评方法大体上可分为单维型和多维型。回答的格式包括Likert型计分法和视觉类比计分法。常用的有癌症治疗相关疲劳功能评价量表(FACT-F)、多维疲劳评估(MFI-20)、简明疲劳量表(BFI)、Piper疲乏量表(PFS)。

常用的单维度测评量表有视觉量表、Rhoten疲乏量表、疲乏程度测评量表、Pearson和Byars疲乏感觉量表、情感状态维度疲乏量表、简单疲乏量表。

常用的多维度测评量表有：Piper疲乏自评量表（目前使用最多的自评量表之一）、疲乏症状量表、疲乏评估工具、多维疲乏量表、多维疲乏症状量表、癌性疲乏量表、疲乏症状量表。

(三) 临床症状

有如下特征：由癌症本身、癌症的诊断或治疗引起；是全身性的主观感受,具有躯体、情感和认知3个维度(躯体感受:虚弱、异常疲乏、不能完成原先胜任的工作;情感疲乏:缺乏激情、情绪低落、精力不足;认知感受:注意力不能集中,缺乏清晰思维);客观上有体力和精力降低的表现;引起不悦甚至厌恶的情绪,并导致痛苦的经历;起病快、持续时间长、不能通过休息或睡眠缓解;因疲乏而影响日常生活和工作。

二、治疗基础

(一)药物治疗

在可能的情况下,应该积极实行抗肿瘤治疗,但对终末期、恶病质状态的患者,抗肿瘤治疗变得困难,皮质类固醇的给予和日常生活动作的帮助显得更为重要。

1. 肿瘤本身引起

肿瘤浸润性生长、转移或肿瘤刺激引起多种细胞因子TNF等释放,均可引起发热、疼痛或疲劳等症状。

(1)皮质类固醇

地塞米松:2~20mg,每日1次口服。因可引起失眠,应避免在下午6点以后给药。4~6周后效果可能减弱。

(2)非甾体类抗炎药

阿司匹林:25~325mg,每6~8h口服。

(3)左卡尼汀:左卡尼汀是体内能量合成的主要载体,能脂肪酸进行细胞内以合成ATP。晚期肿瘤及放化疗患者,血液中左卡尼汀明显下降,补充左卡尼汀后相关的疲乏症状明显减轻。每日2~4g,加入葡萄糖或氯化钠中静脉滴注,或口服。

2. 贫血

(1)输血:急性失血性贫血,或慢性失血患者预后估计至少两周以上的情况下,考虑适当输血。

(2)EPO:起始剂量150 IU/(kg·次),皮下注射,每周3次。如果经过8周治疗,不能有效地减少输血需求或增加红细胞比容,可增加剂量至200 IU/(kg·次),皮下注射,每周3次。若按增加的剂量继续用4周,在保证足量补铁的情况下仍无效则应停药。当Hb > 120g/L时不推荐使用EPO。

(3)针对性治疗:如造血原料缺乏者,应根据相应情况,适当补充铁剂、叶酸、维生素B_{12};失血者,给予止血剂;溶血引起者,给予激素。

3.营养不良

晚期肿瘤患者营养不良,主要是给予增加食欲,促进胃肠动力的药物,必要时可行胃肠或胃肠外营养。

4.代谢紊乱

(1)脱水:在伴有经口摄食困难而引起的脱水的情况下,输液是有效的。但是,对于预期生存数周的终末期患者,过多输液可使患者痛苦增大,另外,往往效果不大。

(2)低钠血症:低钠血症很常见。缓慢发病的情况下可以没有症状,但血清钠浓度低于 125 mmol/L 时有必要补正。体液丧失(如呕吐、腹泻、经鼻胃管插入时等),或使用利尿剂等的情况下,有时补正是很有必要的。但是心功能不全、肝硬化、SIADH、肾功能不全等情况下,限制水的治疗更加有必要。

(3)低钾血症:在体液丧失,使用利尿剂和皮质类固醇情况下常出现。饮食调节(摄取水果和蔬菜),口服钾剂是非常必要的。在这些很困难的情况下,保钾利尿剂的使用是很有效的。

(4)高钙血症:高钙血症是恶性肿瘤的常见并发症之一,且容易被漏诊。如有急性出现的进行性嗜睡、口渴、多饮、多尿、恶心、呕吐、全身乏力、肌力低下、食欲不振、混乱、意识障碍等症状,应该行血清生化检测。

(5)血糖异常:终末期肿瘤患者,控制由低血糖和高血糖引起的症状是很重要的。低血糖的病因,大部分见于胰岛素或口服降糖药的过量给予。宜减少胰岛素或口服降糖药的剂量,以避免发生低血糖。

类固醇诱发性糖尿病的情况下,首先考虑类固醇的减量,其次进行饮食疗法治疗,无论怎样都不能充分控制的时候要使用最小量的胰岛素或口服降糖药。

(6)甲状腺功能减退

左甲状腺素钠:12.5~100μg,每日 1 次口服。

(7)疼痛:疼痛影响全身功能,干扰睡眠,最终导致患者疲乏明显。因此,通过有效的疼痛控制,对于疼痛患者也能起到缓解疲乏的作用。

(8)感染:感染和菌毒血症的初期,常常引起疲劳。终末期肿瘤患者容易出现肺炎和尿路感染,可口服抗生素或进行静脉输液治疗,其疗效的好坏需要根据全身状态,预后等进行综合判断。

(9) 伴发疾病:对于由肝功能不全(高氨血症)引起的疲劳,滴注精氨酸或谷氨酸可能有效。但有时由于过多输液,反而增加患者痛苦,因此有必要慎重地施行。其他脏器功能不全的情况下,可以治疗的情况下要进行治疗,但临终晚期的情况,除了镇静以外,有时治疗变得很困难。

5. 抗抑郁、抗焦虑药物

硫苯酰胺、阿莫沙平、氟伏沙胺、帕罗西汀、安非他酮和丁螺环酮等。

6. 孕酮类

此类药可促进食欲,改善恶病质患者的厌食,从而改善患者的生存质量,增强对治疗的耐受能力。

7. 中枢兴奋药物

中枢兴奋药物包括哌甲酯、盐酸右哌甲酯等。

(二) 中医治疗

本病属中医"虚劳"范畴,主要可出现五脏气、血、阴、阳亏虚的多种临床症状。对于虚劳的治疗,应以补益为基本原则,分别采取益气、养血、滋阴、温阳的治疗方药。

1. 辨证论治

(1) 气虚。

①肺气虚。

症状:短气自汗,声音低怯,时寒时热,平素易于感冒,面白,舌质淡,脉弱。

治法:补益肺气。

方药:补肺汤加减。

②脾气虚。

症状:饮食减少,食后胃脘不舒,倦怠乏力,大便溏薄,面色萎黄,舌淡苔薄,脉弱。

治法:健脾益气。

方药:加味四君子汤加减。

(2) 血虚。

①心血虚。

症状:心悸怔忡,健忘,失眠,多梦,面色不华,舌质淡,脉细或结代。

治法:养血安神。

方药：养心汤加减。

②肝血虚。

症状：头晕，目眩，胁痛，肢体麻木，筋脉拘急，妇女月经不调甚则经闭，面色不华，舌质淡，脉弦细或细涩。

治法：补血养肝。

方药：四物汤加减。

(3) 阴虚。

①肺阴虚。

症状：干咳，咽燥，咳血，甚或失音，潮热，盗汗，面色潮红，舌红少津，脉细数。

治法：养阴润肺。

方药：沙参麦冬汤加减。

②心阴虚。

症状：心悸，失眠，烦躁，盗汗，或口舌生疮，面色潮红，舌红少津，脉细数。

治法：滋阴养心。

方药：天王补心丹加减。

③脾胃阴虚。

症状：口干唇燥，不思饮食，大便燥结，甚则干呕、呃逆，面色潮红，舌干，苔少或无苔，脉细数。

治法：养阴和胃。

方药：益胃汤加减。

④肝阴虚。

症状：头痛，眩晕，耳鸣，目干畏光，视物不明，急躁易怒，或肢体麻木，面潮红，舌干红，脉弦细数。

治法：滋养肝阴。

方药：补肝汤加减。

⑤肾阴虚。

症状：腰酸，遗精，两足痿弱，眩晕耳鸣，甚则耳聋，口干，咽痛，颧红，舌红，少津，脉沉细。

治法：滋补肾阴。

方药：左归丸加减。

(4) 阳虚。

①心阳虚。

症状：心悸，自汗，神倦嗜卧，心胸憋闷疼痛，形寒肢冷，面色苍白，舌淡或紫暗，脉细弱，或沉迟。

治法：益气温阳。

方药：拯阳理劳汤加减。

②脾阳虚。

症状：面色萎黄，食少，形寒，神倦乏力，少气懒言，大便溏泄，肠鸣腹痛，每因受寒或饮食不慎而加剧，舌质淡，苔白，脉弱。

治法：温中健脾。

方药：附子理中丸加减。

③肾阳虚。

症状：腰背酸痛，遗精阳痿，多尿或不禁，面色苍白，畏寒肢冷，下利清谷或五更泄泻，舌质淡胖有齿痕，苔白，脉沉迟。

治法：温补肾阳，兼养精血。

方药：右归丸加减。

2. 中成药

（1）补中益气丸（水丸）：功能补中益气，8~10丸，每日3次口服。

（2）归脾丸（水丸）：功能益气健脾、养血安神，8~10丸，每日3次口服。

（3）益血生胶囊：功能健脾补肾、生血填精，用于红细胞下降，4粒，每日3次口服。

3. 针灸治疗

耳穴压籽：双侧神门、肝，隔日1次。

（三）调护

（1）首先应对患者及家属进行宣教，务必使其充分了解癌症疲劳的内容，并请患者每天自我评估疲劳的程度，以作为评估疗效的指标。

（2）尽量减少不必要的体力消耗，每天生活要有计划，步调不要太快，只做一定要自己亲自做的事情，可以尽量请别人代劳，可使用一些器械来减少体力的消耗，一次只参加一种社交活动，非必要的活动可以延后，每日午睡片刻以恢复精神。另外可借由一些活动来转移自己的注意力，不要把精力一直注意在自己的症状上，可以玩游戏、听音乐、阅读、到户外走走，都相当有成效。

（3）行适当的物理治疗、运动训练、饮食控制、松弛训练。若以上方式仍无法达到目标，则必须考虑药物治疗。

(4) 社会心理行为干预。

三、诊治流程

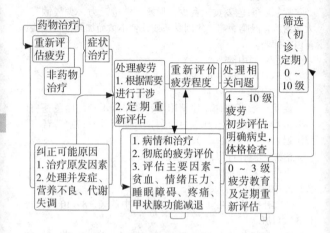

第二节 感染

感染（infection）是恶性肿瘤患者最常见的并发症，也是最重要的致死因素。引起感染的因素众多，中粒细胞减少是引起感染发生的主要因素。肿瘤患者合并感染的临床症状与一般感染性患者相似。发热是并发感染后最常见的临床表现。当证实和怀疑感染发生时，应认真分析，积极检查，以便明确致病菌，及时、准确地使用抗生素。

一、诊断基础

（一）易感因素

(1) 粒细胞减少。
(2) 细胞免疫功能障碍。
(3) 体液免疫功能障碍。
(4) 机体屏障防御功能被破坏。
(5) 骨髓移植相关的免疫抑制。
(6) 中枢神经系统功能障碍。
(7) 脾切除。

(8) 其他因素：静脉导管留置、穿刺、生理通道阻塞、营养不良、院内感染及因预防性使用抗生素而导致菌群失调等。

(二) 病原体

病原体包括细菌、真菌、病毒和原虫等，见表 9-1。

表 9-1 常见病原体

细菌	革兰阳性杆菌	黄色葡萄球菌）
革兰阴性杆菌	需氧菌	凝固酶阴性（表皮葡萄球菌和其他）
需氧菌	李斯特氏菌属	
大肠埃希杆菌属	单核细胞增生性李斯特菌	链球菌属
克雷白氏杆菌属	芽孢杆菌属	肺炎链球菌
假单胞菌属	炭疽杆菌	化脓性链球菌
肠杆菌属	棒状杆菌属	草绿色链球菌
变形杆菌属	白喉杆菌	粪肠球菌/屎肠球菌
沙门氏菌属	诺卡氏（放线）菌属	棒状杆菌属
流感嗜血杆菌	分枝杆菌（革兰染色着色弱）	厌氧菌
不动杆菌属		消化球菌属
嗜麦芽窄食单胞菌	结核杆菌	消化链球菌属
枸橼酸杆菌属	非典型分枝杆菌	支原体
军团杆菌属	麻风杆菌	肺炎支原体
嗜肺军团菌	厌氧菌	螺旋体
志贺氏菌属	梭状芽孢杆菌属	真菌
黏质沙雷氏杆菌	肉毒杆菌	念珠菌属
爱德华氏菌属	破伤风杆菌	白色念珠菌
伯克霍尔德氏菌属	产气荚膜杆菌	曲霉菌属
	难辨梭状芽孢杆菌	黄曲霉
厌氧菌	放线菌属	烟曲霉
拟杆菌（为无芽孢杆菌）	衣氏放线菌	隐球菌属
脆弱拟杆菌	专性胞内菌	新型隐球菌
幽门螺杆菌	立克次体	病毒
革兰阴性球菌	衣原体	疱疹病毒
需氧菌	肺炎衣原体	巨细胞病毒
奈瑟氏菌属	沙眼衣原体	原虫
脑膜炎球菌	鹦鹉热衣原体	卡氏肺囊虫
淋球菌	革兰阳性球菌	弓形虫
莫拉氏菌属	需氧菌	
厌氧菌	葡萄球菌属	
韦容菌属	凝固酶阳性（金	

(三) 临床症状及体征

1. 症状

(1) 全身表现：周身不适、乏力、意识模糊等非特异性症状。

(2) 局部表现：感染部位的疼痛（包括牙周、咽喉、食道下段、肺、会阴部、皮肤等）、流涕、咳嗽、恶心、呕吐或腹泻、黏膜白斑、排尿困难、尿频和腰痛等。

2. 体征

(1) 发热：以美国感染病学会 2002 年修订的癌症并中性粒细胞减少患者的抗菌药物应用指南为标准。发热为单次口腔温度 ≥ 38.3℃或 ≥ 38.0℃，持续时间 $\geq 1h$（需排除环境因素的影响）。

发热是恶性肿瘤患者感染的一个最重要表现。但身体虚弱或年老者，偶尔也会出现感染时不发热的情况。还要与癌性发热相鉴别。

(2) 急性淋巴结肿大和脾肿大。

(3) 感染并发症：休克、DIC、ARDS、MOF（多器官功能衰竭）、营养不良。

3. 实验室检查

(1) 白细胞计数高于 $10.0 \times 10^9/L$ 或低于 $4.0 \times 10^9/L$。

(2) 细菌学检查：血、尿、大便、感染灶局部分泌物的细菌培养。

(3) 影像学检查：X 线、超声、CT 等。

(四) 诊断要点

1. 详细询问病史

包括肿瘤史及治疗情况，注意发热起病的诱因、急缓、时间、温度以及伴发症状。还要注意询问有无其他疾病。

2. 全面体格检查

(1) 体温、呼吸、脉搏、血压等生命体征的监测。

(2) 皮膜黏膜有无黄疸、口腔黏膜有无破溃。

(3) 肝、脾、淋巴结有无肿大。

注意患者穿刺、静脉引流等导管留置处有无红、肿、热、痛等症状。

3. 必要的实验室检查

(1) 常规检查，如血、尿、便常规、血沉。

(2) 细菌学检查：

①培养标本应尽可能在应用抗生素之前采集。

②咽拭子：用无菌棉签蘸取患处深部的脓液或分泌物少许，置入无菌空试管内，送检。

③痰液：采样前应先反复漱口，经深呼吸数次后用力咯出深部痰液，用消毒容器收集患者痰液，用无菌棉签挑取脓稠痰块，置入无菌空试管内，送检。

④尿培养：应留取清洁中段尿。

⑤血培养：疑为败血症患者时，应在严格无菌操作下，静脉采血 10mL，床旁直接加入含 50 mL 的肉汤瓶内，立即摇匀后送培养。

⑥胸（腹）水培养：若肿瘤患者合并有胸腔（腹腔）积液者，可取胸（腹）水进行培养。

⑦留置管培养：若怀疑留置管感染，主要的病原菌是金黄色葡萄球菌、表皮葡萄球菌，往往在不拔导管的情况下用抗菌药物能够控制。拔导管指征：隧道感染，导管感染复发，给予抗生素后 2~3d 不退热，导管周围的感染合并败血症性赘疣，低血压等。拔导管后，导管尖就应做细菌培养。

(3) 肝功、肾功、血清学及免疫指标检查，除外某些非肿瘤性疾病。

4.影像学检查

超声检查、X 线胸片、腹部平片、CT 或 MRI 等。

二、治疗基础

（一）西医治疗

经验性抗生素治疗是在病原尚未确定时根据同期致病细菌的流行情况、抗生素的作用特点（如抗菌谱）、药物的大宗病例临床验证结果以及患者病情等综合分析后选定的抗生素，以下介绍以粒细胞减少时的抗菌药的使用方法。

1.初始抗菌药物治疗

（1）推荐的初始治疗方案：参考发热性中性粒细胞减少患者的初始治疗流程。首先，确定患者发生严重致命感染的危险性是低度或高度（见表 9-2、表 9-3），如果患者发生严重感染的危险性较低，可口服或静脉应用抗生素，否则应选择静脉用药；其次，确定患者是否需要应用万古霉素治疗（参考表 9-4，如果需要，应选择包括万古霉素的两药合用或三药联合方案，如果不需要，非复杂病例选择头孢菌素或一种碳青霉烯单药治疗,复杂病例或怀疑耐药菌感染时,选择两药合用方案。

表 9-2 发热性中性粒细胞减少患者的危险评分

指标	记分
疾病严重程度	
无症状	5
轻度症状	5
中度症状	3
无低血压	5
无 COPD	4
是实体瘤或无真菌感染	4
无脱水	3
发热的门诊患者	3
年龄 < 60 岁	2

表 9-3 粒细胞减少患者发生严重感染的低度危险因素

• 中性粒细胞绝对值(ANC) ≥ $100/mm^3$	• 恶性肿瘤缓解
• 单核细胞绝对值 ≥ $100/mm^3$	• 最高体温 ≤ 39.0℃
• 胸部 X 线片正常	• 无神经或精神症状
• 肝肾功能接近正常	• 无病态表现
• 中性粒细胞减少 < 7d	• 无腹痛
• 粒细胞预期在 10d 内恢复正常	• 无严重伴随疾病或并发症(休克、低血压、肺炎或其他深部脏器感染、呕吐、腹泻等)
• 无静脉导管部位感染	
• 有骨髓恢复早期证据	

表9-4 需要万古霉素经验性治疗的情况

1. 临床怀疑严重的导管相关性感染（如菌血症、蜂窝组织炎）

2. 青霉素和头孢菌素耐药的肺炎链球菌，或MRSA感染

3. 血培养结果为革兰阳性菌，但尚未最后鉴定和做药物敏感试验

4. 有低血压或其他心血管损害的证据

5. 强化疗导致重症黏膜损害或青霉素耐药链球菌感染的风险高和在发热前预防性应用喹诺酮的粒细胞减少患者

6. 接受甲泼尼松治疗的病例

7. 突然发热达40℃以上，怀疑草绿色链球菌感染所致菌毒血症（sepsis）

（2）口服抗菌药物治疗：

①仅适用于发生严重感染的危险性较低的患者。

②口服给药降低成本，便于管理，减少院内感染或导管相关性感染。

（3）静脉抗菌药物治疗：

①无万古霉素使用指征时：

单药治疗：非复杂病例（无并发症），单药与两联合用无显著差别。三代或四代头孢菌素、碳青霉烯单药应用有效。哌拉西林/他唑巴坦的单药治疗也是有效的。需要注意的是，这些药物通常不能覆盖凝固酶阴性葡萄球菌、耐甲氧西林的金黄色葡萄球菌、耐万古霉素的肠球菌、耐青霉素的某些肺炎链球菌菌株和草绿色链球菌。头孢吡肟或头孢拉定在轻或中度肾功能不全或应用肾毒性药物（如顺铂、环孢霉素或两性霉素B）时无须调整剂量。喹诺酮类不推荐常规初始静脉单药治疗，由于可能引起关节病变和妨碍软骨发育，故18岁以下未成年人不宜应用。氨基糖苷类单药治疗效果不佳，尽管体外菌株可能敏感。

两药联合：复杂病例（有并发症）或高度怀疑有耐药菌时考虑两药合用，方案见图9-1。联合用药的优点是对某些

革兰阴性细菌有潜在的协同效应和在治疗期间最小化出现抗药性菌株。主要的缺点是这些联合用药，如头孢拉定加一种氨基糖苷，对某些革兰阴性细菌缺乏抗菌活性，并且有伴随氨基糖苷的肾毒性、耳毒性和低钾血症。喹诺酮类联合β内酰胺类对于未预防性应用喹诺酮的患者是一种初始治疗选择，新药加替沙星、莫西沙星、左氧氟沙星也可选择，环丙沙星加哌拉西林/他唑巴坦与妥布霉素加哌拉西林/他唑巴坦同样有效。任何初始抗菌药物方案都应包括有抗假单胞菌属活性的药物。

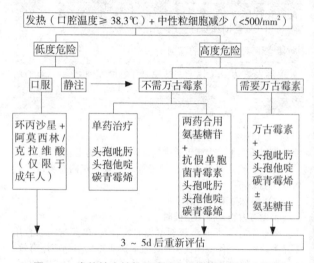

图 9-1　发热性中性粒细胞减少患者的初始治疗流程

②有万古霉素使用指征时：a.选择万古霉素加1~2种抗菌药物。b.替考拉宁与万古霉素疗效相似。c.利奈唑胺可用于万古霉素耐药的肠球菌，但要注意骨髓抑制问题。d.奎奴普丁—达福普汀对万古霉素耐药的肠球菌有效。

2.治疗第一周抗菌药物的调整

通常接受抗菌药物治疗3~5d后需要确定初始方案的有效性。一些研究表明，粒细胞减少癌症患者用药后的退热时间为2~7d（中位时间为5d）。在低度危险性患者中，用药后的退热的中位时间是2d，而高度危险性患者为5~7d。所以尽管患者仍有发热,临床医生可以等待 5d 后再考虑更改抗菌药物方案,除非出现临床恶化或新的培养结果。

(1) 治疗 3~5d 内患者退热时的调整。

①如果病原体已确定,根据药敏调整到最合适的药物,用药至少 7d,或直至培养阴性,感染部位解决,或患者临床症状体征明显恢复。

②如果病原体未能确定,对低度危险、开始治疗时为口服用药的患者,继续原口服用药方案。对低度危险、开始治疗时为静脉用药的患者,2d 后可改为口服治疗。对高度危险的患者,继续原静脉用药方案。

(2) 治疗 3~5d 后患者仍持续发热时的调整(见图 9-2)。

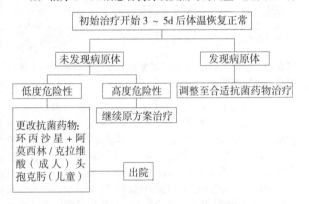

图 9-2　患者持续发热时药物调整

①可能的原因:a. 非细菌性感染:给予广谱抗生素 7d 无效的粒细胞减少性发热的 1/3 是由白色念珠菌或曲霉菌所致的全身性感染。b. 耐药菌的感染。c. 对抗生素的反应延迟。(即使是合适治疗也需要 5d 以上)。d. 发生双重感染。e. 抗生素在血清和组织中浓度不足。f. 药物热。g. 细胞壁有缺陷的菌血症。h. 无血管部位的感染 (如脓肿,导管)。

②再评估:a. 以前做的培养结果全部回顾一下。b. 仔细查体。c. 检查胸片。e. 检查导管的状态。f. 追加血液培养及考虑感染灶部位的培养。g. 对可疑有感染的器官进行影像学检查,如超声或高分辨 CT (肺炎、副鼻窦炎、盲肠炎)。h. 如果有可能,确定抗生素的血药浓度。

③抗生素的调整：a.如果评估得出发热原因或强烈提示初始抗菌治疗方案未能覆盖发热原因，应相应的变更治疗方案。b.如果评估未得出发热原因，可根据不同情况进行选择。c.如果考虑发热为非感染性，停用所有抗生素。

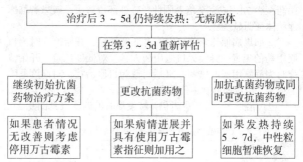

图 9-3　治疗 3 ~ 5d 后仍持续发热且发热原因不明的中性粒细胞减少患者处理

④经验性两性霉素 B（Amphotericin B）的使用：a.发热性中性粒细胞减少患者经抗生素治疗 1 周无反应，预期粒细胞恢复还需要 5d 以上时使用。b.对本品敏感的真菌有新型隐球菌、皮炎芽生菌、组织胞浆菌、球孢子菌属、孢子丝菌属、念珠菌属等，部分曲霉菌属对本品耐药，皮肤和毛发癣菌则大多耐药。c.给药方法：开始静脉滴注时，先试从 1 ~ 5mg 或按体重一次 0.02 ~ 0.1mg/kg 给药，以后根据患者耐受情况每日或隔日增加 5mg，当增至每次 0.6 ~ 0.7mg/kg 时即可暂停增加剂量，此为一般治疗量。成人最高单次剂量不超过 1mg/kg，每日或隔 1 ~ 2d 给药 1 次，累积总量 1.5 ~ 3.0g，疗程为 1 ~ 3 个月，也可长至 6 个月，需视病情及疾病种类而定。对敏感真菌所致的感染宜采用较小剂量，即成人每次 20 ~ 30mg，疗程宜长。d.副作用：寒战、高热、严重头痛、食欲不振、恶心呕吐、肾功能损害、低钾血症等。e.5% 葡萄糖溶解，浓度不超过 1mg/mL，避光缓慢静滴，每次滴注时间需 6h 以上。f.给药前给于 500mL 以上的生理盐水作为负荷以减低肾损害。

⑤两性霉素 B 以外的抗真菌药：a.两性霉素 B 脂质体注射剂，副作用比两性霉素 B 小，功效相同。b.氟康唑：有口服及静脉制剂，用于白色念珠菌、隐球菌感染与两性霉素 B

有同等功效,对曲霉菌、芽生菌、球孢子菌作用弱。c.伊曲康唑:有口服及静脉制剂,效果同两性霉素B,毒性小。d.卡泊芬净:对两性霉素B、伊曲康唑耐药的曲霉菌有效。e.伏立康唑:有口服及静脉制剂,对侵袭性曲霉菌有效。

3. 抗菌药物治疗疗程(见图9-4)

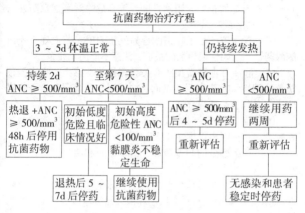

图9-4 抗菌药物治疗疗程

4. 抗病毒药物

(1) 除非有临床或实验室的病毒感染证据存在,不推荐经验性使用抗病毒药物。

(2) 阿昔洛韦的适应证:单纯疱疹、水痘-带状疱疹病毒引起皮肤、黏膜损害(预防二次感染)。

(3) 伐昔洛韦或泛昔洛韦比口服的阿昔洛韦吸收率高,给药间隔延长。

(4) 更昔洛韦、膦甲酸用于骨髓移植患者巨细胞病毒感染的治疗。

(5) 西多福韦、缬更昔洛韦、福米韦生:对艾滋病患者的巨细胞病毒视网膜炎有效。

(6) 粒细胞减少患者发热后明确有上呼吸道病毒感染,可选择抗病毒药物,如病毒唑、扎那米韦、奥塞米韦、金刚乙胺、金刚烷胺用于流感病毒。

5. 发热性中性粒细胞减少患者的抗生素预防给药

(1) 由于出现抗生素耐药性,不常规使用抗菌药物做预防，除非是使用 TMP-SMZ 预防卡氏肺囊虫肺炎。

（2）以肠道杀菌为目的则吸收性 TMP-SMZ 或喹诺酮的效果优于非吸收性抗生素（多黏菌素、氨基糖苷、万古霉素等），耐受性也好。

（3）粒细胞减少程度重（粒细胞数 < 100/μL），存在时间长合并有黏膜损害，阻塞性肺炎等高危险时考虑预防性给予 TMP-SMZ 或喹诺酮。

（4）有预防性给予喹诺酮容易发生 MRSA 菌血症、喹诺酮耐药性革兰阴性菌增加的报道，注意不能用于儿童。

（5）静注万古霉素预防有关导管相关性感染，喹诺酮预防革兰阳性菌感染因耐药菌问题应慎用，严禁预防给予喹诺酮或奎奴普丁-达福普汀。

（6）粒细胞减少时感染的原因多为肠道内或导管的微生物感染，单独隔离很难降低感染频率。

（7）真菌感染的频率增加，由于诊断和治疗困难，预防给予抗真菌药也许适合。

（8）造血干细胞移植时应预防念珠菌病，推荐用氟康唑 400mg/d，但氟康唑对克柔氏念珠菌、光滑球拟酵母菌、曲霉菌无效。

（二）中医治疗

中医认为一切热证皆可归入火郁证的范畴，但肿瘤患者的感染性发热，病之本为肿瘤引起的脏腑气血阴阳失调，又感外邪为其标，即内伤基础上的外感。

1. 辨证论治

（1）阴虚发热。

症状：午后或夜间发热，五心烦热，少寐多梦，颧红，盗汗，口干咽燥，舌质红而干，无苔或少苔，脉细数。

治法：滋阴清热。

方药：清骨散加减。

（2）血虚发热。

症状：低热，体倦乏力，心悸，面白少华，唇甲色淡，舌质淡，脉细弱。

治法：益气补血。

方药：归脾汤。

（3）气虚发热。

症状：发热，热势或高或低，常在劳累后发作或加重，体倦乏力,自汗,易于感冒,气短懒言,食少便溏,舌质淡,苔薄白,脉细弱。

治法:益气健脾,甘温除热。

方药:补中益气汤加减。

(4) 阳虚发热

症状:发热而欲近衣,形寒肢冷,少气懒言,腰膝酸软,纳少便溏,舌质淡胖,或有齿痕,脉沉细无力。

治法:温补阳气,引火归元。

方药:金匮肾气丸。

2. 中成药

清开灵口服液、双黄连口服液、安宫牛黄丸、紫雪丹等。

3. 中药注射剂

醒脑静注射液、鱼腥草注射液、清开灵注射液等。

(三) 调护

感染是晚期肿瘤的并发症之一,也常常是患者最后的致死原因。对感染的预防,除应保持病室内的环境清洁,严格消毒和无菌技术外,同时要加强营养,提高患者的自身抵抗力,并鼓励衰弱的患者行深呼吸,咯痰,协助按时翻身,预防肺部并发症的发生。对术后患者用的雾化吸入装置如口罩,胶管,要认真消毒后再给第二位患者使用。避免皮肤的防卫屏障被破坏,保持床单平整,清洁,干燥,防止擦破皮肤。注意口腔卫生,特别是大剂量化疗和头颈部放疗的患者。注意有无感染的可疑征象,监测体温变化。

当瘤细胞发生坏死,继发感染时,常有恶臭,护理患者时不可表示厌恶,可用1:2000高锰酸钾溶液冲洗,或在敷料上撒少许炭粉,有一定的除臭作用。同时,要及时为患者更换污染的衣被,注意通风,保持室内空气新鲜。

第三节 淋巴水肿

淋巴水肿的发生主要是由于淋巴回流系统中的毛细血管和小静脉微血管滤过功能失调、血管扩张导致的流量增加不能被存在阻塞情况的淋巴静脉系统充分回流,从而导致淋巴水肿。

一、诊断基础

(一) 病因

1. 原发性淋巴水肿

(1) 先天性：单纯性遗传性。

(2) 早发性：原发性淋巴水肿分型如下：a. 淋巴发育不全，伴皮下淋巴缺如。b. 淋巴发育低下、淋巴结和淋巴管小而少。c. 淋巴增生，伴淋巴结和淋巴管大而多，时有扭曲和曲张。

其中淋巴发育不全十分罕见，常见于先天性淋巴水肿，发育低下是最常见的类型。单纯性淋巴水肿均属先天性。早发性淋巴水肿多见于青春期女性或年轻妇女，于月经期症状加重，故推测病因可能与内分泌紊乱有关，占原发性淋巴水肿 85%~90%。35 岁以后起病则称之为迟发性淋巴水肿。

2. 继发性淋巴水肿

(1) 感染性：寄生虫、细菌、真菌等。

(2) 损伤性：手术、放疗、灼伤等。

(3) 恶性肿瘤性：恶性肿瘤根治术和放疗后，一部分患者会发生淋巴水肿，常见的发生淋巴水肿的有以下几种类型：

①乳腺癌手术后对区域性的淋巴进行放疗容易引起淋巴水肿。

②恶性黑色素瘤在行淋巴结切除后和或放射治疗涉及肢体时。

③妇科肿瘤或前列腺癌术后，进行或没有进行放疗。

④睾丸癌淋巴结切除后进行或没有进行放疗。

(4) 其他：全身性疾病、妊娠等。

(二) 临床表现

皮肤和皮下组织增生，皮皱加深，皮肤增厚变硬粗糙，并可有棘刺和疣状突起，外观似大象皮肤。早期患肢肿胀，抬高后可减轻。晚期患肢明显，表面角化粗糙，呈橡皮样肿。少数可有皮肤裂开、溃疡或出现疣状赘生物。肿瘤淋巴水肿多见于乳腺癌术后的上肢淋巴水肿、宫颈癌及卵巢癌等腹腔肿瘤手术或放疗后的下肢淋巴水肿。

目前，临床上一般根据肢体水肿及继发性病变的程度将淋巴水肿分为 4 期。

Ⅰ期淋巴水肿：肢体有轻、中度肿胀，无肢体纤维化或仅有轻度纤维化。

Ⅱ期淋巴水肿：局部水肿和纤维化明显，患肢明显增粗，但两侧肢体的周长相差不足5cm。

Ⅲ期淋巴水肿：局部水肿和纤维化明显，患肢明显增粗，两侧肢体的周长超过5cm。

Ⅳ期淋巴水肿：严重的晚期水肿，皮肤组织极度纤维化，常伴有严重的肢体角化和棘状物生成，整个肢体异常增粗，形如大象腿，又称象皮肿。

(三) 检查

1. 诊断性穿刺组织液分析

对皮下水肿组织液的分析，有助于疑难病例的鉴别诊断。检查通常是在慢性粗大的肿胀肢体上抽取组织液，只需注射器和细针即可操作，方法简单、方便。

2. 淋巴管造影

淋巴管穿刺注射造影剂，摄片显示淋巴系统形态学的一种检查方法。

3. 同位素淋巴管造影

由于淋巴管X线造影不能提供淋巴系统功能的定量动力学资料，也不能提供来自不同肢体部位淋巴引流的简单情况，因此，目前开展一种有价值的静态淋巴系统内烁造影（核素显像），将锝铼硫化物胶物0.25mL (75MBq) 注射到双足第二趾蹼皮下组织。用r照相机正对患者下腹部和腹股沟区，分别在1/2h、1h、2h和3h做静态图像扫描，再分别计算髂腹股沟淋巴结摄取的同位素量。用同位素显像研究慢性淋巴水肿的淋巴功能，提示患肢淋巴回流的减少程度与淋巴水肿的严重程度相关。在严重淋巴水肿，同位素摄取率几乎为0，而在静脉性水肿淋巴回流的吸收百分比显著增加。

4. 其他检查

此外，超声血管无损伤检测技术也有助于静脉性水肿和淋巴性水肿的鉴别。

二、治疗基础

淋巴水肿包括急性和慢性淋巴水肿。急性淋巴水肿是一种一过性的症状，可能发生在进行恶性肿瘤根治性手术的同时行淋巴结清扫术的患者，或是发生在急性炎症如肢体感染后。癌症患者中最常见的是慢性淋巴水肿，有时表现为一种严重的功能丧失和畸形。

(一) 西医治疗

1. 标准治疗

保守治疗主要指的是 CDT 治疗 (complete decongestive therapy) 即标准治疗,对于有完整淋巴回流的水肿患者效果尤为明显,包括人工淋巴引流 (MLD,包括牵拉/按摩淋巴结周围皮肤,促进毛细淋巴管对淋巴液的重吸收,通过刺激淋巴收集器增加淋巴转运,并建立淋巴转运的侧支循环)、压力绷带治疗、皮肤护理等。

患者一般需要接受每周 5d、每天 2h 的人工淋巴引流按摩,持续 3~8 周,该过程完成后再经过长时间的皮肤护理及锻炼,并使用专用的绷带包扎患肢以完成整个 CDT 治疗过程。一般情况下,经过完整的 CDT 治疗后,患肢体积下降 50%~63%。若能一直坚持,甚至能达到 79%。因此,国际淋巴学学会推荐 CDT 治疗模式作为治疗上肢水肿的有效方法之一。与手术相比,此方法副作用少、效果持久,不足之处是治疗时间长、需要患者很好的配合。

2. 烘绷疗法

烘绷疗法是发掘祖国医学遗产的一种治疗方法。其治疗原理是利用持续辐射热,使患肢皮肤血管扩张,大量出汗,局部组织间隙内的液体回入血液,改善淋巴循环。

对于淋巴水肿尚未发生肢体皮肤严重增生者可选用烘绷疗法,治疗时将患肢伸入烘疗机的烘箱内,用远红外线和微波加热烘烤,烘箱内温度平均为 80℃,1h/d,连续 20 次为 1 疗程,治疗后用弹力绷带包扎,夜间松开绷带,抬高患肢。每个疗程间隔 1~2 周。依据临床观察经 1~2 疗程后可见患肢组织松软,肢体逐步缩小,特别是丹毒样发作次数大为减少或停止发作。

3. 间歇气压疗法

首先应用外加压装置间歇加压,挤压肿胀的肢体,促使水肿消退;然后选择合适的弹力袜袖或弹力绷带包扎肢体,保持挤压后水肿消退的疗效。操作时避免压力过高,引起组织损伤。

4. 手术治疗

此类手术是重新修复已被阻断或损坏的淋巴管道,包括淋巴管和淋巴结,以恢复肢体淋巴回流。分为淋巴管-静脉吻合术和淋巴管-淋巴管分流术2类大的术式。

(1) 淋巴管-静脉吻合术:适应证是原发性或继发性引起的阻塞性淋巴水肿,术中估计至少能解剖到2条有自主收缩功能的淋巴管,患肢皮肤和淋巴管无急性炎症。淋巴管-静脉吻合术的显微外科方法,分为直接端端吻合、端侧吻合和套入吻合。选择何种吻合方法应依据淋巴管的口径、数量和可供使用的静脉情况而定,但必须确保吻合质量。

(2) 淋巴管-淋巴管分流术:是在健康肢体上取有功能的淋巴管作为患侧的架桥以越过阻塞部位。局限性的淋巴管阻塞而远端淋巴管功能较好是此术式的适应证,原发性的淋巴水肿不适合此手术。

淋巴水肿手术治疗禁忌证:心脑血管疾病和肺、肝、肾功能不全,下肢深静脉血栓后,抗凝药物治疗中,高龄患者,恶性肿瘤带瘤生存患者。

5. 药物治疗

(1) 地塞米松注射液:水肿部位出现红、肿、热、痛等炎性表现时,可应用地塞米松以抑制局部炎症反应、减少渗出、减轻压迫。用法:5~10mg,每日1次静脉滴注。

(2) 地奥司明片:能降低静脉扩张性和静脉血瘀滞,使毛细血管壁渗透能力正常化并增强其抵抗性。用法:0.9g,每日2次口服。

(3) 呋塞米注射液:通过利尿作用在一定程度上能减轻水肿,用法:20~60mg,每日1次静脉推注。

(二) 中医治疗

中医书籍中没有"淋巴水肿"这个病名,但在诸多的医著中有大脚风、脚气、象皮肿、股肿等相似论述。病因病机多因湿热之邪浸渍肌肤,流注下肢,或脾虚水停,湿遏气机,致使气血阻塞不通,水津外溢发为肿胀。病程迁延、气虚血瘀,瘀血阻络,则发肌肤粗糙、坚硬等症。病理性质属本虚标实,初期多为湿热阻滞之实证,后期则为气滞血瘀之虚实夹杂证。治疗原则为益气活血化瘀、利湿消肿通络。

1. 辨证论治

(1) 痰湿结聚。

症状:肢体肿胀,按之质硬或厚腻感,局部皮温不高,活动后加重,得温则舒,舌淡苔白腻,脉滑。

治法:化痰利湿、通络消肿。

方药：防己黄芪汤和五苓散加减。

(2) 湿瘀热结。

症状：肢体肿胀，皮肤色红，局部皮温高或皮肤干裂，肿胀肢体疼痛，口干苦，舌红苔黄腻，脉滑数。

治法：清热利湿、化瘀散结。

方药：疏凿饮子和五苓散加减。

中医治疗上应注意有无肿瘤的不同，淋巴结手术或放疗后损伤，以通络为主；淋巴结转移导致淋巴回流受阻，应以软坚散结联合通经活络为主，适当加以活血或清热。当淋巴水肿局部出现丹毒时，配以四妙勇安汤或五味消毒饮加减。

2. 针灸治疗

(1) 取穴：水道、足三里、阴陵泉、阳陵泉、委中、气海、太冲。

(2) 局部针刺：肿胀严重部位，用针灸针进行围刺后拔针，不用留针，然后对针刺处进行挤压，可见液体流出，能起到减轻肿胀作用。糖尿病、年老体弱者禁用。

3. 外治法

冰硝散外用：冰片与芒硝为1∶100比例，粉碎后置入布袋中，均匀外敷于水肿部位，药物融化后及时补充。

局部红肿热痛者，根据具体症状进行加减用药。在传统冰硝散的基础上辨证论治加用清热利湿之药：生石膏、大黄、滑石、丹皮、水蛭、水牛角等。痛者加三棱、莪术；患者屈伸不利者加威灵仙；下肢湿热者加生地、黄柏。以上药物同样研粉混匀后加入适量开水及香油并搅成糊状外敷于患肢处，外用时间为1h，每日1次。

(三) 调护

(1) 告知患者尽量进食对康复及治疗都是必要的，增强患者对治疗的信心，有时比药物更重要。

(2) 避免暴饮暴食，应少量多餐。这样，患者能因每次吃完而信心倍增。

荤素搭配合理，多食新鲜蔬菜水果，这能刺激食欲。增加纤维素和水分的摄入可帮助软化大便，防止便秘，也有利于毒素的排泄。

(3) 患者爱吃的食物不要总吃，以免日久生厌，而且固定接受某种食物的时间越长，它与身体不适形成条件反射的机会也越多。

(4) 营造良好的进餐气氛，家属应与患者一起进餐，边进食，边轻松交谈，还可同时播放柔和动听的音乐。有利于分散患者对身体不适的注意力，促进食欲。

(5) 饭菜营养要全面，尽量做到色、香、味、形都好，多制订更好更经济的多样化食谱，不要听信非专业人员有关饮食禁忌的说法，而盲目限制或禁忌某些食品。全面均衡的营养摄入有助于患者的康复和免疫功能康复。

(6) 对于卧床患者，应尽量鼓励其自己进食，这样有助于患者胃肠道功能的恢复，避免产生因病重而禁食所产生的不良情绪。

(7) 进食前及过程中，避免让患者接触会影响食欲的事物，以免产生视觉上、嗅觉上的不良刺激。对于有疼痛的患者可在进餐前 0.5~1h 适当应用止痛药物。

(8) 饭前 1h 可做轻微活动。

三、预防

高蛋白饮食能提供良好的营养、积极的身体锻炼能帮助肌肉收缩将淋巴液泵出，控制肥胖、尽量避免做家务或是进行体育活动时损伤了受累肢体皮肤、忌食辛辣的食物，这些方法能在一定程度上预防淋巴水肿的发生。

此外，日常活动中要避免胳膊或腿受到挤压，包括坐着的时候不要交叉双腿，穿戴一些宽松的衣服或首饰，带子不要收得太紧，在没有肿胀的胳膊上挎包或手提袋，只穿一些没有收缩袋的有弹性的袜子或绷带，不要保持一种姿势超过 30min。

即使手术后数年内仍然可能发生淋巴水肿，淋巴水肿通常发生在局部感染后。要尽量避免感染、蚊虫叮咬、烧伤等，积极治疗感染灶，预防和控制感染。有时尽管没有确切原因，但是如果发现任何感染和蜂窝织炎的症状，如发红或肿胀时，要严格卧床休息，抬高患肢，使用抗真菌及抗链球菌的药物，直到感染得到控制。

第十章 神经系统并发症

第一节 脊髓压迫

5%~10%的癌症患者可出现脊髓压迫（spinal corcompression，SCC），以髓外肿瘤压迫为主，约占95%，有脊椎转移的患者的20%可出现脊髓压迫。常见于原发或转移性肿瘤压迫脊髓并导致神经系统功能受损时，严重者可出现瘫痪、膀胱直肠功能障碍，因此是肿瘤患者最严重的并发症之一。脊椎转移常发生于椎体后部，从而对脊髓的前部结构产生压迫。肿瘤也可能发生于后侧椎弓，影响脊髓的后部。此外，椎旁肿瘤可能首先侵犯椎间孔，再累及椎管，产生对脊髓后外侧的压迫。

多数患者已确诊为恶性肿瘤，但是部分患者的脊髓压迫是首发表现。根据病史及临床辅助检查，鉴别诊断需考虑脊椎结核、脊髓炎、硬膜外血肿、椎间盘突出和脊椎关节强直等症。

虽然临床上常见多发转移，但脊髓压迫最常累及的部位是胸段脊髓，其次是腰段和颈段脊髓。在各种类型的肿瘤中，较易出现脊髓压迫的是乳腺癌、肺癌、前列腺癌、肾癌、多发性骨髓瘤和肉瘤等。

延生性肿瘤可以对脊髓产生直接的机械性损伤，也可以导致椎体骨折、骨片错位进入椎管从而压迫脊髓。此外通过产生血管内皮生长因子（VEGF）和前列腺素E2（PGE2）还会引起缺血性损伤，包括静脉丛梗阻和血管源性水肿。随后产生的对小动脉和毛细血管的压迫还可引起白质的进一步缺血，从而导致梗死和永久性的神经损伤。

一、诊断基础

（一）临床表现

根据病程的发展，脊髓压迫症可分为3类，其临床表现也不同：①急性脊髓压迫症：数小时至数日出现脊髓横贯性损害，表现为病变平面以下迟缓性截瘫或四肢瘫。②亚急性脊髓压迫症：介于急性与慢性之间，出现持续性神经根痛，侧索受压出现锥体束征、感觉障碍及括约肌功能障碍。③慢性脊髓压迫症：进展缓慢，临床上髓外与髓内病变表现不同。髓外压迫病变通常表现为根痛期、脊髓部分受压期及脊髓完全受压期，三期出现的症状体征常相互叠加。髓内压迫病变神经根刺激不明显，可早期出现尿便障碍和受损节段以下分离性感觉障碍。

1. 神经根症状

神经根性疼痛或局限性运动障碍，具有定位价值。早期病变刺激引起的根性痛，沿受损的后根分布的自发性疼痛，有时可表现相应节段"束带感"。随病变可由一侧、间歇性进展为双侧、持续性，前根受压可出现支配肌群束颤、肌无力和萎缩。

2. 感觉障碍

（1）传导束性感觉障碍：脊髓丘脑束受损出现受损平面以下对侧躯体痛、温觉减退或消失，后索受压出现受损平面以下同侧深感觉缺失，横贯性损害上述两束均受损，表现为受损节段平面以下一切感觉均丧失。

（2）感觉传导纤维在脊髓内存在一定的排列顺利，使髓内与髓外病变感觉障碍水平及循序不同。髓外压迫的感觉障碍是由下肢向上发展，而髓内压迫的感觉障碍是自病变节段向下发展，鞍区感觉保留至最后才受累，称为马鞍回避。

（3）脊膜刺激症状：表现为与病灶对应的椎体叩痛、压痛和活动受限，多由硬脊膜外病变引起。因此，感觉障碍对判断髓内外病变及脊髓压迫平面有重要参考价值。

3. 运动障碍

急性脊髓损害早期表现为脊髓休克，2~4周后表现为痉挛性瘫痪。慢性脊髓损伤，当单侧锥体束受压时，引起病变以下同侧肢体痉挛性瘫痪，双侧锥体束受压，则引起双侧肢体痉挛性瘫痪。初期为伸直性痉挛瘫，后期为屈曲性痉挛瘫。

4. 反射异常

脊髓休克时各种反射均不能引出。受压节段因后根、前根或前角受损出现相应节段的腱反射减弱或消失，锥体束受损则损害水平以下同侧腱反射亢进、病理反射阳性、腹壁反射及提睾反射消失。

5. 括约肌功能障碍

髓内病变早期出现括约肌功能障碍，圆锥以上病变双侧锥体束受累，早期出现尿潴留和便秘，晚期为反射性膀胱，而马尾及圆锥病变则出现尿失禁、便失禁。

6. 自主神经症状

自主神经低级中枢位于脊髓侧角，病变节段以出现泌汗障碍、皮肤划痕试验异常、皮肤营养障碍、直立性低血压等表现为特征，若病变波及脊髓 $C_8 \sim T_1$ 节段则出现 Horner 征。

（二）体格检查

全面细致的体格检查可初步对可能压迫的脊髓和程度做出判断，体格检查必须包括屈伸运动、感觉平面以及括约肌张力、神经系统检查等的评估。

（三）辅助检查

1. 脑脊液检查

腰椎穿刺测定脑脊液动力变化，常规及生化检查是诊断脊髓压迫症的重要方法。

脑脊液动力学改变：压颈试验可明确椎管是否有梗阻，但压颈试验正常并不能排除椎管梗阻。椎管部分阻塞时初压正常或略增高，压腹迅速上升，解除腹压缓慢下降，放出脑脊液后末压明显下降。椎管完全阻塞时在阻塞平面以下测压力很低甚至测不出，压腹可迅速上升，而颈静脉加压对脑脊液压力无影响，放出脑脊液后明显下降。

脑脊液常规及生化改变：细胞计数一般均在正常范围，炎性病变多有白细胞升高，有出血坏死的肿瘤患者的红细胞和白细胞均升高，椎管完全梗阻时脑脊液蛋白明显增高，蛋白-细胞分离，甚至可超过 10g/L，流出后自动凝结，称为 Froin 征。

2. 影像学检查

脊柱 X 线：摄正位、侧位片，必要时加摄斜位片。对于脊柱损伤的患者，应重点观察有无骨折错位、脱位和椎间隙狭窄等。椎旁脓肿和良性肿瘤常有阳性发现，如椎弓根间距增宽、椎弓根变形、椎间孔扩大、椎体后缘凹陷或骨质疏松等症。

磁共振成像 (MRI)：为非侵袭性检查，能清晰地显示脊髓受压部位及范围、病变大小、形状及与椎管内结构关系，必要时可增强扫描以确定病变性质。

CT：有助于显示肿瘤与骨质之间的关系及骨质破坏情况。

脊髓造影：可显示脊髓的形态、位置及脊髓腔状态，核素扫描可判断椎管梗阻部位，随着 CT、MRI 应用，这种检查方法已很少应用了。

（四）预后判断

因脊髓压迫症是脊髓转移性疾病的重要并发症之一，预后差异大，生存期一般为 3~6 个月，脊髓压迫造成的功能预后的判断，由下述因素决定：

(1) 诊断时运动障碍的程度。
(2) 神经损伤的进行速度。
(3) 对治疗的反应。
(4) 原发肿瘤及进展程度。
(5) 肿瘤的组织类型。

二、治疗基础

早期只有疼痛时治疗止痛效果很好，并且很少出现运动功能障碍，即使有运动功能障碍，而在能够步行的时期治疗，治疗后只有 20% 的患者不能行走，即使不能步行，但还有运动功能，40% 的患者还可以保留有治疗前的功能，30% 的患者可以恢复步行功能。但是完全瘫痪后，即使积极治疗，也很难恢复步行能力。由于早期解除脊髓压迫对于保留神经系统功能和生活质量至关重要，因此必须时刻警惕有无脊髓压迫。一旦出现脊髓压迫，必须采取紧急治疗措施。延迟诊断的患者中，神经系统功能能够复原的不到 15%。

（一）治疗原则

脊椎转移引起的疼痛，可以采用镇痛药和放射治疗。出现脊髓压迫引起的神经障碍症状时，治疗以肾上腺皮质激素和放射治疗为中心。全身状态良好及生存预后较长，但是有瘫痪的可能时，为了提高生存质量，可以进行骨外科手术治疗。手术的病例，术后应考虑追加放射治疗。

有神经系统症状的患者应立即住院治疗。有背痛症状或神经系统查体正常而影像学异常的患者，用镇痛药物控制疼痛。神经系统查体正常的患者可以不使用皮质激素。对大多数脊髓压迫患者都推荐进行放疗，特别是那些症状进展较为缓慢、累及马尾或转移灶较大的患者。激素治疗和化疗可以用于那些具有敏感肿瘤并且广泛播散的成人患者，通常在放疗和手术之后进行。

对于儿童患者，如果肿瘤对化疗敏感（如 Ewing 肉瘤、Wilm 肿瘤或神经母细胞瘤），则常常首选化疗以避免放疗对脊髓发育的不利影响。在需要紧急减压的情况下，也可以进行椎板切除术。

（二）减轻脊髓水肿治疗

地塞米松注射液：8~10mg 6h/次静脉注射或静脉滴注。急诊检查和减压治疗开始后，静脉给予肾上腺皮质激素可以减少水肿并迅速改善神经系统情况。48~72h 后，剂量可以减为每 6h 口服 4~8mg；4d 后逐渐减量。如果激素减量后神经系统症状加重，则需要将剂量调整为前一个有效剂量水平。注意高血糖、感染、消化性溃疡等副作用发生，应及时处理。

20% 甘露醇也具有减轻脊髓水肿而起到减轻压迫的作用，30min 开始起效，持续 4~6h，6h 以后甘露醇脱水作用基本消失，所以应该每 6~8h 用 1 次。

（三）手术治疗

手术指征：由骨片导致的脊髓压迫者，脊髓压迫原因不明而神经系统症状迅速恶化，需要取得组织样本的患者，放疗无效的患者。

手术类型：脊髓后部受压，行单纯椎板切除术；椎体导致的脊髓压迫行前减压术、甲基丙烯酸树脂置换和稳定性重建，因为单纯的椎板切除可能会导致脊柱稳定性的丧失。接受该技术的患者应具有良好的状态。

若没有禁忌证，术后进行放疗。

（四）放射治疗

放疗的单次剂量为 2~3Gy，总剂量为 30~35Gy。此前曾接受过放疗的部位应排除在新放射野之外。

放射治疗有效的癌肿有恶性淋巴瘤、多发性骨髓瘤、精原细胞瘤、乳腺癌、肺癌等。但是，对放射治疗不敏感的肿瘤，有时放射治疗也有效。放射部位一般包括转移椎骨及其上下各一个椎骨的范围。

放射治疗的病情改善率为 5%~50%。但是，放射治疗的治疗时间较长，到治疗效果出现的时间也较长，所以运动障碍急速进展时，不适合行放射治疗。

（五）骨水泥

骨水泥成形术镇痛机制有：

(1) 注入骨水泥后使病灶部位的显微骨折得到固定，增加了稳定性。

(2) 骨水泥聚合放热产生的高热可使该部的感觉神经末梢破坏。

(3) 骨水泥本身的化学性也可使其感觉神经末梢破坏。

(4) 骨水泥对肿瘤组织的杀灭，减少了肿瘤所释放的刺激因子对骨组织的作用。

(5) 穿刺后病灶内压力降低可能也是疼痛缓解的原因之一。

病变瘤体被骨水泥充填，可起到凝滞病变、提供结构性替代，有即刻稳定、增加强度以防止骨组织进一步破坏和塌陷的作用。经皮骨水泥成形术用于肿瘤治疗时，特别适合于溶骨性骨转移瘤、骨髓瘤以及骨淋巴瘤、良性椎体血管瘤等。其应用范围已拓展到包括高位颈椎、骨盆、四肢长骨及肩胛骨、肋骨等部位。

（六）中医治疗

1. 辨证论治

(1) 肺热伤阴，气滞血瘀。

症状：颈段肿瘤出现后头痛，颈项肩背痛、活动受限，且肢体功能障碍，痉挛或瘫痪，感觉减退或异常，甚至膈肌麻痹，呼吸紊乱，吞咽不适，食减消瘦，舌有瘀斑，苔白腻，脉沉数。

治法：活血化瘀，清肺滋阴，濡养经脉。

方药：通窍活血汤合养阴清肺汤加减。

(2) 脾阳不振，中气不足，蕴毒不化，督脉不通。

症状：胸段肿瘤出现胸胁及腰腹作痛，咳嗽和屏气时加重，相继出现感觉异常，蚁走感、针刺感，以致麻痹和截瘫。全身衰弱，精神委顿，舌暗少苔，脉沉。

治法：温阳化滞，补中益气，疏通督脉。

方药：补中益气汤合蟾砂丸加减。

(3) 肝血亏，肾阳虚，督脉不固，冲任失调。

症状：腰段下肿瘤出现下肢弛缓性麻痹，甚者感觉丧失，二便失调，性功能障碍，下肢痿软失用，肌肉萎缩，有时痉挛抽搐，舌暗少苔，脉沉细无力。

治法：温补肝肾，疏通督脉，调理冲任。

方药：地黄饮子合木瓜丸加减。

2.针灸疗法

取穴:足三里、三阴交、环跳、中极、关元、中脘、天枢。

第二节 脑转移的并发症

癌症患者中脑转移(brain metastases)的发生率为25%~35%,其中的2/3迟早会发生临床症状。虽然所有实体瘤均有可能出现转移,但是肺癌、乳腺癌患者发生脑转移的概率更高。肺癌51%、乳腺癌10.3%、胃癌5.3%、肾癌4.5%、直肠癌4.4%。约10%的小细胞肺癌患者在诊断时已有脑转移,这一比例在治疗过程中上升为20%,在尸检时则升至50%。一些证据表明,脑转移的发生率有所升高,其原因可能是影像诊断和治疗手段的进步在延长了患者生存期的同时,也使得出现脑转移的机会增加。另外,在诊断为脑转移时,不能确定原发肿瘤的患者占16%~35%。另外,绒毛膜上皮癌也容易发生脑转移。而胃癌发病率较高,但脑转移发病率低,原发性肝细胞癌、卵巢癌、前列腺癌、膀胱癌的脑转移发病率更低。

一、诊断基础

(一)临床表现

脑转移可能出现的症状和体征与转移病灶引起的颅内压增高和局灶性神经症状有关。

脑部肿瘤的压迫及脑转移周围的水肿、阻塞性脑积水常常是颅内压增高的原因。常见症状有头痛、恶心呕吐、精神不安、嗜睡等,有时可以见到视神经乳头水肿及视力减退。颅内压增高有时可以成为脑疝的原因。

局灶性神经症状可以由肿瘤周围的局部刺激、神经压迫和破坏、脑水肿、脑出血等原因引起。常见症状有半身不遂、语言障碍、精神障碍、癫痫、运动失调、视野缺失等,是定位诊断的线索。有脑膜转移时,可出现脑膜刺激症状。

脑转移的症状一般是缓慢、逐渐出现的,但是如果是由肿瘤出血引起的症状,则常常是突然出现的(见表10-1)。

表 10-1 脑转移的症状及体征

症状		体征	
头痛	53%	认知障碍	77%
虚弱	40%	半身不遂	66%
恶心/呕吐	40%	一侧感觉障碍	27%
行动或精神活动的变化	31%	视神经乳头瘀血	26%
眩晕	20%	共济失调	24%
抽搐	15%	语言障碍	19%

(二) 体格检查

临床检查可有局灶性的神经系统体征，如偏瘫、半身感觉缺失、视觉异常和抽搐等。其他体征还包括颈强直、视乳头水肿、眼球运动异常、高血压和心动过缓等。患者也可能意识丧失。

检查有无视乳头水肿和脑局灶体征，并注意检查肺、乳腺、淋巴结、腹腔和盆腔脏器等原发肿瘤的部位，以进一步确定转移瘤的来源。

(三) 辅助检查

(1) CT 和 MRI 扫描：CT 扫描显示脑内单发或多发的异常密度影，边界多较清晰，大病灶者可有低密度坏死区或高密度出血灶，周围有较严重水肿。增强后实体部分明显强化。MRI 在 T_1 加权上多呈低信号，T_2 加权上多呈高信号。增强后的形态变化与 CT 增强所见大致相仿。MRI 为目前检查转移瘤最佳的确诊手段。

(2) 全身辅助检查：尽可能寻找原发灶。通过 B 型超声、放射性核素扫描、全消化道钡餐检查、胃镜、胸片、胸部 CT 等检查甲状腺、肝脏、前列腺、盆腔脏器、胃和肺等脏器有无肿瘤病灶。

(四) 预后

有文献报道了脑转移的中位生存期，无治疗者达 1~2 个月，接受放射治疗者 3~6 个月，接受手术治疗者，为 6~12 个月。欧洲的放疗肿瘤协作组 (RTOG) 进行了 3 项有关脑转移的试验,通过对各个预后因素的分析确定了3个不同预后的等级(见表10-2)。第一等级患者的中位生存期为7.1个月,第2等级和第3等级分别为4.2个月和2.3个月。乳腺癌的脑转移患者的中位生存时间长于其他肿瘤如肺癌、黑色素瘤和结肠癌、直肠癌的脑转移患者。

表 10-2 RTOG 预后标准

等级	KPS 评分(%)	年龄 <65 岁,原发肿瘤已控制,没有颅外病灶
1	≥ 70	是
2	≥ 70	否
3	<70	是或否

二、治疗基础

在决定治疗原则时,应考虑下述情况:①原发病灶的控制与否。②有无其他脏器的转移。③全身状态(performance status),脑转移的部位和转移数。④患者的希望。

对于有临床症状的多发脑转移患者或有临床症状的孤立脑转移但颅外病灶未控的患者,全脑放疗加支持治疗仍是标准治疗。对于没有临床症状的多发或孤立脑转移,同时有全身播散性疾病的患者,在肿瘤对化疗敏感的前提下,化疗可作为首选治疗方式。对于颅外疾病已控制、一般状况较好并且只有孤立脑转移灶的患者可以选择手术加后续的全脑放疗。

(一)手术适应证

手术切除转移瘤并不适合所有病例,它有着严格的手术适应证:只有具备以下条件的脑转移瘤患者,可考虑手术:①单发脑转移瘤位于可手术部位,占脑转移瘤的20%~25%。②位于可手术部位的多发脑转移瘤,尤其当它们对放疗或化疗不敏感(如黑色素瘤、肾癌),或病灶太大不适于行立体定向放射外科治疗(直径>3.5cm)。③对放疗敏感的多发脑转移瘤中,有危及生命的较大肿瘤,可先切除较大肿瘤,再做放疗。④与颅内其他病变(如脑膜瘤、脓肿、血肿等)鉴别诊断困难。⑤伴有危及生命的颅内出血。⑥有恶痛症状需放置Ommaya储液囊,作鞘内或脑室内注射化疗药物或鸦片制剂。⑦伴脑积水需做分流手术。

(二) 化学治疗

由于预期寿命短和血脑屏障的存在,化学治疗被认为是更为积极的治疗方式,长期以来支持治疗(大剂量皮质激素和抗惊厥药物)和全脑补充被认为是脑转移患者的标准治疗。

近年来更多的报告表明,一些药物如福莫司汀、铂类衍生物、依托泊苷、替尼泊苷、吉西他滨、伊立替康、拓扑替康、替莫唑胺、异环磷酰胺等可以透过血脑屏障并对脑转移具有一定的疗效。一些Ⅱ期临床试验评价了不同化疗方案对实体瘤脑转移的治疗效果,结果表明,颅内外病灶的有效率基本相当。因此,化疗可以作为那些没有临床症状的转移患者的首选治疗。

(三) 综合治疗

近来在放射治疗和神经外科领域的进展表明,对于部分患者,手术或立体定向放疗可能是比较有效的治疗手段(见表10-3)。同时,在很多情况下,综合治疗才是较好的选择。

表 10-3 脑转移患者的治疗

颅外疾病	脑转移	症状	治疗
已控制	单个	无	手术或放射外科
		有	手术或放射外科
	多个	无	化疗或 WBRT
		有	WBRT
未控制	单个	无	手术或放射外科
		有	WBRT 或放射外科
	多个	无	化疗或 WBRT
		有	WBRT

一些因素可能会影响到治疗方式的选择,如原发肿瘤的病理类型,患者的依从性,脑转移灶的部位、大小、数目以及颅外疾病的转归。通常,在颅外疾病已控制、一般状况较好并且只有孤立脑转移灶的患者可以选择手术或立体定向放

疗加上后续的全脑放疗。

在这部分患者中是否加用化疗仍有争议,取决于原发肿瘤的病理类型和其他因素,比如在评估风险/获益时医师的文化偏倚。

另一个重要问题是颅内微转移灶的治疗。化疗对于颅内微转移灶的治疗效果尚未明确,而预防性全脑照射的疗效只有在小细胞肺癌中得到了证实(见表10-4)。

表 10-4 脑转移患者文献统计的有效率

参考文献作者	病例数	原发肿瘤	化疗	有效率(%)
Rosner	100	乳腺癌	EXD/5-FU/Pred ± MTX/VCR	50
Rosner	26	乳腺癌	EXD/5-FU/Pred EXD/5-FU/Pred/MTX/VCR ADM/EDX MMC/VBL	61
Franciosi	56	乳腺癌	CDDP/VP-16	39
Boogerd	20	乳腺癌	EXD/5-FU/MTX 5-FU/ADM/EDX	76
Kristensen	116	SCLC	表鬼白霉素+CDDP 或 CBP	76
Franciosi	43	NSCLC	CDDP-VP16	30
Boogerd	13	NSCLC	替尼泊苷	23
Minotti	23	NSCLC	替尼泊苷-CDDP	35
Crino	47	NSCLC	CDDP-吉西他滨 MMC-Ifo-CDDP	40

1. 全脑照射

全脑照射治疗脑转移的效果取决于肿瘤的进展程度、全身的状态及肿瘤对放射线的敏感性。全身状态良好(KPS评分 70 以上)、原发病灶稳定、年龄 60 岁以下、脑转移以外没有其他脏器转移等因素提示对放射治疗有较好的反应,预后相对较好。

全脑照射的标准放射线量是每次 1.5~2.0Gy,总量为 40Gy;有时对单一的脑肿瘤部位可追加 10~20Gy。

全脑照射的副作用有急性反应和迟发性反应两种。急性反应包括脱发、头痛、恶心、呕吐、嗜睡、中耳炎、发热、味觉异常以及脑水肿引起的颅内压增高。嗜睡综合征以全身疲劳为主要症状,在治疗后 1~4 个月出现,并呈短暂性出现为特征。而皮肤损伤、脱发、中耳炎等副作用有时可持续几个月。与急性反应相比,迟发性反应比较严重,如脑萎缩、痴呆、脑坏死。因此,如果脑转移是单发,或手术后的放射治疗,最好是局部照射以防止痴呆的发生。

2. 立体定向放疗

立体定向放疗有并发症少、治疗期间缩短、比小线量分割放疗有效性高等优点。其适应证有:① MRI 或 CT 所示的脑转移呈球形,边缘清楚,或浸润较少。②肿瘤较小,在 3cm 以下。③肿瘤压迫其周围的正常脑组织。

放射线性坏死是其主要的副作用,发生率在 3% 左右。肿瘤在 3cm 以上,或曾经接受过 40Gy 以上的全脑照射的患者有发生放射线性坏死的危险。

(三) 脱水剂

(1) 20% 甘露醇:疗效确切的降颅压药物。临床应用最为广泛的渗透性脱水剂,在颅内压调节正常时,甘露醇输入后诱导脑血管收缩,维持恒定的脑血流量,使颅内压降低,但在脑的自身压力调节功能丧失时,甘露醇输入后反而增加脑血流量,降颅压作用轻微,使用甘露醇时应静脉快速滴注,要求在 30~60min 内滴完 250mL 溶液,每日 1 次至 6h 1 次。但过度使用也可造成脑细胞脱水萎缩,进一步加重神经功能损害。用药期间注意监测电解子及尿量变化,若尿量减少则停药或减量,临床不宜长期使用,用药时间不超过 1 周。

(2) 甘油果糖:作用较甘露醇缓和,但无甘露醇副作用,适合临床对甘露醇禁忌的患者使用。

(四) 利尿剂

一般配合甘露醇用于降颅压的治疗,自身脱水作用差,与甘露醇合用有协同作用,可降低甘露醇的用量,代表药有呋塞米：20~40mg，肌注或静推等。

（五）肾上腺皮质激素。

肾上腺皮质激素在脑转移的治疗中，起着很重要的作用，可以使60%~80%的患者改善脑转移的症状和体征。肾上腺皮质激素的临床疗效在使用后的6~48h之内出现，3~7d达到最大效果。根据肾上腺皮质激素的效果，决定减量的时间、速度，一般大剂量肾上腺皮质激素连用5d时，可以中止。需要继续应用时应减量，并逐渐减到必要的最小量，以维持应用。

倍他米松：4~8mg，每日2次口服；或4~8mg，每日2次静脉注射或静脉滴注。

地塞米松：10mg，6~12h静脉注射或静脉滴注。

必要时可以把肾上腺皮质激素与甘露醇联合应用，具体为200mL，每日2次，快速静脉滴注，以使脑转移周围的脑水肿减轻。

（六）中医治疗

1. 辨证论治

（1）气滞血瘀，阻塞脉络，凝结脑海。

症状：有头痛刺痛，痛有定处，或前或后，或左或右，固定不移，面色晦暗，唇紫舌瘀，指甲瘀斑，心悸气短，月经量少，色深有块，大便干，脉涩而沉。

治法：活血化瘀，开塞通络，攻逐凝结。

方剂：血府逐瘀汤合通窍活血汤加减。

（2）脾肺阴虚，痰浊不化，湿阻脉络，扰乱神明。

症状：有咳嗽痰盛，痰鸣漉漉，胸满痞闷，身重倦怠，心悸头胀，恶心呕吐，且胀且痛，肢体麻木，甚至半身不遂，谵妄抽搐，神志失常，舌强不语，苔黄腻，脉弦滑。

治法：豁痰燥湿，醒神开窍。

方剂：涤痰汤合五苓散加减。

（3）脾肾阳虚，肝血不足，精气亏虚，脑虚髓伤。

症状：有头晕目眩，耳鸣耳聋，咽干口渴，颧红盗汗，五心烦热，或月经不调，或阳痿不举，腰酸腿软，形寒肢冷，气短懒言，倦怠无力，精神不振，大便溏，小便清，脉沉细无力。

治法：补肾填髓，健脾养肝，补脑安神。

方剂：地黄饮子加减。

第三节 头痛

头痛（headache）是一种常见的临床症状，一般指头颅上半部（眉弓、耳郭上部、枕外隆突连线以上）的疼痛。

一、诊断基础

（一）临床症状

1. 发病情况

急性起病并有发热者常为感染性疾病所致。急剧的头痛，持续不减，并有不同程度的意识障碍而无发热者，提示颅内血管性疾病（如蛛网膜下隙出血）。长期的反复发作性头痛或搏动性头痛，多为血管性头痛（如偏头痛）或神经症。慢性进行性头痛并有颅内压增高的症状（如呕吐、缓脉、视盘水肿）应注意颅内占位性病变。青壮年慢性头痛，但无颅内增高，常因焦急、情绪紧张而发生，多为肌收缩性头痛（或称肌紧张性头痛）。

2. 头痛部位

弄清头痛部位是单侧、双侧、前额或枕部、局部或弥漫、颅内或颅外，对病因的诊断有重要价值。偏头痛及丛集性头痛多在一侧。颅内病变的头痛常为深在性且较弥散，颅内深部病变的头痛部位不一定与病变部位相一致，但疼痛多向病灶同侧放射。高血压引起的头痛多在额部或整个头部。全身性或颅内感染性疾病的头痛，多为全头部痛。蛛网膜下隙出血或脑脊髓膜炎除头痛外尚有颈痛。眼源性头痛为浅在性且局限于眼眶、前额或颞部。鼻源性或牙源性也多为浅表性疼痛。

3. 头痛的程度与性质

头痛的程度一般分轻度、中度、重度，但与病情的轻重并无平行关系。三叉神经痛、偏头痛及脑膜刺激的疼痛最为剧烈。脑肿瘤的痛多中度或轻度。高血压性、血管性及发热性疾病的头痛，往往带搏动性。有时神经功能性头痛也颇剧烈。神经痛多呈电击样痛或刺痛，肌肉收缩性头痛多为重压感、紧箍感或钳夹样痛。

4. 头痛发生的时间与持续时间

某些头痛可发生在特定时间。如颅内占位病变往往清晨加剧。鼻窦炎的头痛也常发生于清晨或上午，丛集性头痛常在夜间发生,女性偏头痛常与月经周期有关,脑肿瘤的头痛多为持续性,可有长短不等的缓解期。

5. 加重、减轻或激发头痛的因素

咳嗽、打喷嚏、摇头、俯身可使颅内高压性头痛、血管性头痛、颅内感染性头痛及脑肿瘤性头痛加剧。丛集性头痛在直立时可缓解。颈肌急性炎症所致的头痛可因颈部运动而加剧,慢性或职业性颈肌痉挛所致的头痛,可因活动、按摩颈肌而逐渐缓解。偏头痛应用麦角胺后可获缓解。

(二) 体格检查

全面详尽的体格检查尤其是神经系统和头颅、五官的检查,有助于发现头痛的病变所在。

注意血压是否增高,心肺功能是否正常。体温有无升高,疑有颅脑疾病还应做详细的神经系统检查及眼底检查,必要时测定眼压,以除外青光眼。检查头颅有无外伤、瘢痕,颈项有无强直等。

(三) 辅助检查

1. 实验室检查

(1) 血生化、电解质及细胞学检查:可了解血液细胞及生物化学的改变及其与头痛的关系。

(2) 脑脊液检查:对蛛网膜下隙出血及颅内炎症等疾病的诊断有重要意义。

2. 影像学检查

根据具体情况做脑电图、脑超声、放射性核素脑扫描、脑血管造影等检查。影像学诊断技术的飞速发展,为脑部疾病的诊断提供了重要依据,如 CT 扫描、MRI 等对脑组织均有较强的分辨力,故对血管病变(如血管畸形、脑动脉瘤)及占位性病变(脑部良性肿瘤、恶性肿瘤)的诊断有重要帮助,它可显示病变部位、大小、受累部位结构改变及其周围脑水肿程度,脑室受压情况等。磁共振对脑血管病变的诊断较 CT 佳。经颅多普勒超声波检查(TCD)能穿透颅骨,直接获得颅内动脉血流信息,对诊断脑血管疾病及脑内血循环情况具有重要的意义。CT、MRI 及 TCD 均为非侵入性检查方法,易为患者接受,是目前诊断脑部病变的重要手段。

二、治疗基础

(一) 针对肿瘤进行治疗

与肿瘤直接相关的头痛,主要是针对肿瘤进行相应治疗。

(1) 因肿瘤引起的溶骨性破坏,孤立病灶宜做放疗;多个病灶则不宜进行放疗,可用双膦酸盐类药物来治疗。

(2) 如原发肿瘤对内分泌治疗和(或)化疗有一定敏感性,也可使用这类药物治疗。化疗药主要是选择可通过血脑屏障的(例如,亚硝脲类、甲基苄肼等),还可鞘内用药(如 MTX、Ara-C)。

(3) 脑内原发恶性肿瘤或恶性肿瘤脑转移引起的头痛,一方面应及时使用甘露醇或甘油果糖以及利尿剂,使之脱水、减低颅内压;另一方面宜及早给予全颅放疗(部分病例可在后期再缩野放疗)。

(二) 针对肿瘤并发症的治疗

肿瘤患者的头痛有时是肺病并发症的临床表现的一部分,如肿瘤引起上腔静脉压迫时所出现的头痛,主要是血液回流受阻、缺氧等原因所致。可对症应用激素、吸氧等治疗。一侧上腔静脉压迫成功缓解后,头痛也随之缓解。

(三) 中医治疗

头痛是指由于外邪上犯、阻遏清阳,或内伤导致气血逆乱、脑失所养引起的以患者自觉头部疼痛为特征的一种常见病证。

1. 辨证论治

(1) 外感头痛:

①风寒证。

症状:头痛起病较急,其痛如破,连及项背,恶风畏寒,口不渴,苔薄白,脉多浮紧。

治法:疏风散寒。

方药:川芎茶调散。

②风热证。

症状:头痛而胀,甚则头痛如裂,发热或恶风,口渴欲饮,面红目赤,便秘溲黄,舌红苔黄,脉浮数。

治法:疏风清热。

方药:芎芷石膏汤。

③风湿证。

症状：头痛如裹，肢体困重，胸闷纳呆，小便不利，大便或溏，苔白腻，脉濡滑。

治法：祛风胜湿。

方药：羌活胜湿汤。

（2）内伤头痛。

①肝阳证。

症状：头胀痛而眩，心烦易怒，胁痛，夜眠不宁，口苦，舌红苔薄黄，脉沉弦有力。

治法：平肝潜阳。

方药：天麻钩藤饮。

②肾虚证。

症状：头痛而空，每兼眩晕，腰痛酸软，神疲乏力，遗精，带下，耳鸣少寐，舌红少苔，脉沉细无力。

治法：补肾养阴。

方药：大补元煎。

③气血虚证。

症状：头痛而晕，心悸不宁，遇劳则重，自汗，气短，恶风，神疲乏力，面色无华，舌淡苔薄白，脉沉细而弱。

治法：气血双补。

方药：八珍汤。

④痰浊证。

症状：头痛昏蒙，胸脘满闷，呕吐痰涎，舌胖大有齿痕，苔白腻，脉沉弦或沉滑。

治法：健脾化痰，降逆止呕。

方药：半夏白术天麻汤。

⑤瘀血证。

症状：头痛经久不愈，其痛如刺，固定不移，或头部有外伤史者，舌紫或有瘀点、瘀斑，苔薄白，脉沉细或细涩。

治法：通窍活络化瘀。

方药：通窍活血汤。

2.针灸治疗

（1）主穴。

①阳明头痛：印堂、上星、阳白、攒竹透鱼腰及丝竹空、合谷、内庭。

②少阳头痛：太阳、丝竹空、角孙、率谷、风池、外关、足临泣。

③太阳头痛：天柱、风池、后溪、申脉、昆仑。
④厥阴头痛：百会、通天、太冲、行间、太溪、涌泉。
⑤偏正头痛：印堂、太阳、头维、阳白、合谷、内庭、外关、足临泣。
⑥全头痛：百会、印堂、太阳、头维、阳白、合谷、风池、外关。
（2）配穴。
①外感风邪：加风池、风门。
②外感风寒：加灸大椎。
③外感风热：加曲池。
④外感风湿：加三阴交。
⑤痰浊上扰：加丰隆、足三里。
⑥气血不足：加气海、血海、足三里。
⑦肝阳上亢：同厥阴头痛。
各部头痛均可加阿是穴。
（3）耳针或压籽：枕、额、皮质下、神门、脑。

（四）调护

（1）给予患者安静、舒适的环境，尽可能减少外界的不良刺激。
（2）协助患者采取舒适的体位。
（3）芳香疗法。芳香精油，具有天然的芳香气味，这些芳香分子散发后弥散在空气中，再通过人体的嗅觉细胞传送至大脑神经系统，从而让人镇静、放松。
（4）音乐疗法。舒缓的民乐、轻音乐，可帮助平衡情绪、保持精神放松安静。
（5）保持心情舒畅，使气血流通，避免情绪激动。
（6）每晚热水泡脚20~30min，按摩双脚。放松身体，缓解疲劳，从而减轻头痛。
（7）注意劳逸结合，避免过重的体力劳动和脑力劳动。

三、诊治流程

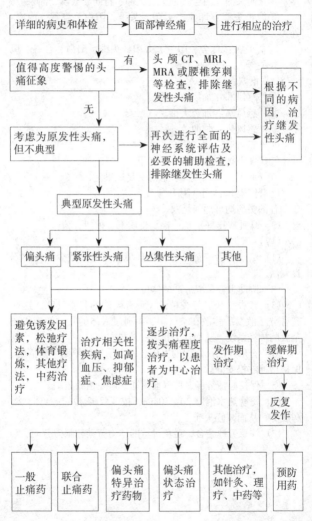

第四节 失眠

失眠（insomnia）是指入睡或睡眠困难，每周发生3次，持续至少1个月，导致白天想睡觉或社会、职业功能受损。

一、诊断基础

（一）临床症状

(1) 入睡困难。

(2) 不能熟睡，睡眠时间减少。

(3) 早醒、醒后无法再入睡。

(4) 频频从噩梦中惊醒，自感整夜都在做噩梦。

(5) 睡过之后精力没有恢复。

(6) 发病时间可长可短，短者数天可好转，长者持续数日难以恢复。

(7) 容易被惊醒，有的对声音敏感，有的对灯光敏感。

(8) 很多失眠的人喜欢胡思乱想。

(9) 长时间的失眠会导致神经衰弱和抑郁症，而神经衰弱患者的病症又会加重失眠。

失眠会引起人的疲劳感、不安、全身不适、无精打采、反应迟缓、头痛、注意力不集中，它的最大影响是精神方面的，严重一点会导致精神分裂和抑郁症、焦虑症、自主神经功能紊乱等功能性疾病以及各个系统疾病，如心血管系统、消化系统等。

（二）体格检查

对患者进行系统的体格检查，明确内脏器官有无疾病，脑神经系统有无异常，有无精神障碍性疾病。

进行心理测验、人格测定、智能检测等，如进行症状自评量表，焦虑、抑郁量表测评，以协助诊断。

（三）辅助检查

1. 物理检查

(1) 多导睡眠图（PSG）检查：包括心电图（ECG）、呼吸、血压、脉搏、睡眠结构图、REM睡眠所占的百分比、NREM睡眠所占的百分比、血氧饱和度、脑电图（EEG）、眼球运动、肌电图、鼾声频谱分析等。

(2) 多次睡眠潜伏试验（MAST）。

(3) 心理学量表的使用。
(4) 症状和必要的辅助检查。

2. 化学物质变化检查

一般不要求进行,为鉴别诊断可做下列检查:昼夜内分泌激素的变化生长激素、甲状腺激素、肾上腺激素、血糖等。必要的神经递质检查前列腺素(PG)、5-羟色胺(5-HT)、去甲肾上腺素、一氧化氮(NO)、γ-氨基丁酸(GABA)等。

二、治疗基础

(一) 治疗原则

(1) 对于临终护理,无论失眠的原因是什么,尽可能使患者夜间得到充足的睡眠并且起床时毫无残留睡意,是非常重要的。

(2) 认真倾听患者的诉说,知道失眠的原因是重要的。

(3) 对症状做充分的说明,缓解身体症状、焦虑和抑郁等精神症状。

(4) 因疼痛而使用吗啡的患者,就寝时吗啡的给药量增量至白天的 1.5~2 倍,或使用或并用控/缓释片都有效。

(5) 通过各种各样的努力也不能消除失眠时,使用催眠药。服用催眠药特别是对于体力低下的患者和高龄者,宜使用短时间作用的药物,并从小量开始。

(二) 药物治疗

1. 镇静催眠抗焦虑药物

(1) 苯二氮类。

艾司唑仑:1~2mg,睡前服用。

阿普唑仑:0.4~0.8mg,睡前服用。

地西泮:5~10mg,睡前服用。

氯硝西泮:0.5mg,每日 3 次口服;1~2mg,每日 2 次肌肉注射。

(2) 非苯二氮类。

佐匹克隆:7.5mg,睡前服用。

2. 抗抑郁剂

曲唑酮:50~100mg,每日 2 次口服。

多塞平:起始剂量 25mg,每日 2~3 次口服,逐步增量至 100~250mg/d,每日不得超过 300mg。

马普替林:100~300mg,每日 3 次口服。

奈法唑酮：300～500mg/d，分次服用，缓慢加量。

（三）中医治疗

失眠又称为"不寐"，是指脏腑功能紊乱，气血亏虚，阴阳失调，导致不能获得正常睡眠的病证。

1. 辨证论治

（1）心火炽盛。

症状：心烦不寐，躁扰不宁，口干舌燥，小便短赤，口舌生疮，舌尖红，苔薄黄，脉数有力或细数。

治法：清心泻火，安神宁心。

方药：朱砂安神丸。

（2）肝郁化火。

症状：心烦不寐，甚至彻夜不眠，多梦，急躁易怒，头晕头胀，目赤耳鸣，口干而苦，胸闷胁痛，不思饮食，便秘溲赤，舌红苔黄，脉弦数。

治法：疏肝解郁，降火安神。

方药：龙胆泻肝汤。

（3）痰热内扰。

症状：睡眠不安，心烦懊恼，头晕目眩，胸闷脘痞，痰涎壅盛，舌质红，苔黄腻，脉滑数。

治法：健脾化痰，清热安神。

方药：黄连温胆汤。

（4）阴虚火旺。

症状：心悸不安，心烦不寐，腰酸足软，头晕耳鸣，健忘遗精，口干津少，潮热盗汗，五心烦热，舌红少苔，脉细数。

治法：滋阴降火，宁心安神。

方药：六味地黄丸合黄连阿胶汤。

（5）心脾两虚。

症状：多梦易醒，心悸健忘、神疲食少，头晕目眩，四肢倦怠，面色少华，舌淡苔薄，脉细无力。

治法：补益心脾，养血安神。

方药：归脾汤。

（6）心胆气虚。

症状：不寐多梦，易唤醒，醒后难以再寐，胆怯心悸，触事易惊，如人将捕之，自汗，倦怠乏力，舌淡，脉弦细。

治法：补心益胆，安神定志。

方药：安神定志丸合酸枣仁汤。

2. 针灸治疗

(1) 主穴：内关、安眠、心俞、神门。

(2) 配穴：

①心火炽盛者，加少府、劳宫。

②肝郁化火者，加行间、风池、期门、太冲。

③痰热内扰者，加中脘、丰隆、足三里。

④阴虚火旺者，加太溪、大陵、百会。

⑤心脾两虚者，加脾俞、足三里、三阴交。

⑥心胆气虚者，加心俞、胆俞。

（四）调护

(1) 改善环境：尽可能减少外界的刺激（光、噪音、臭气），尽可能使床和寝具变得舒服，播放使心情放松的音乐。

(2) 尽可能避免患者白天入睡。

(3) 缓和不安和恐惧情绪：坐在床边认真倾听患者的谈话；让家属协助夜间护理。

(4) 就寝前的护理：进行足疗和按摩，饮用温水和饮料。

(5) 芳香疗法。芳香精油，具有天然的芳香气味，这些芳香分子散发后弥散在空气中，再通过人体的嗅觉细胞传送至大脑神经系统，从而让人产生镇静、放松、激励、兴奋、浪漫、温馨的不同效果，帮助人们营造出理想的氛围，得到舒服的睡眠。实施方式简单，洗个芳香泡澡或在枕头上滴几滴精油即可。

(6) 音乐疗法。舒缓的民乐、轻音乐，可帮助平衡情绪、保持精神放松安静，从而改善睡眠。

三、诊治流程

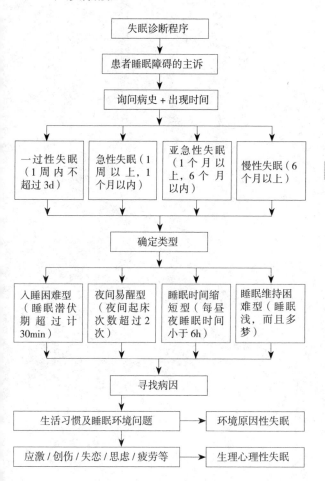

第三篇

晚期癌症患者的抗肿瘤治疗原则

第十一章 姑息性手术治疗

姑息性手术（palliative care）是相对于根治性手术而言的，指能够减轻患者的症状却不能治愈基本疾病的治疗方法。包括姑息性肿瘤切除术和减状手术，前者指切除肿瘤的原发灶与转移灶的大部分，肉眼尚有癌残留；后者则根本不切除肿瘤，只是解除肿瘤引起的某些症状，为提高生活质量而施行的手术。

减瘤手术（debulkingoperation）只适合于去除部分肿瘤为后续治疗创造条件，若没有有效的后续治疗方法，单纯实施减瘤手术是很值得慎重考虑的。在这种情况下，宜采取减状手术。

以最简单的方法、最小的手术创伤获取最确切的、最持久的效果是减状手术的治疗原则。随着科技的发展与进步，目前有许多新技术、新器械应用于临床，并取得了满意的效果，使以往复杂的减状手术简单化，更符合患者的利益。

对肿瘤进行姑息性治疗主要应该从 3 个方面综合评估，才能最后确定较为合理的治疗方案。即去除主要病灶给患者带来的益处，遗留的癌肿对患者的威胁，以及所采取的治疗措施对机体与残留癌肿的影响。评估恰当，措施合理则对患者有利；而评估不当，措施不合理，则极有可能对患者造成不利的影响，甚至会加速患者死亡。

一、晚期消化道肿瘤姑息性肿瘤切除术

在消化道肿瘤中，以晚期胃癌施用姑息手术为最多。目前，常采用的姑息性切除方式包括姑息全胃切除术、近端胃切除、远端胃切除术。当胃癌侵及相邻脏器时，可采用姑息胃切除 + 联合脏器切除，肿瘤与肝左叶粘连不能分开时可将肝左叶一并切除。与胰腺粘连最好采用钝性分离，不能完全清除，也要将残留病灶胃黏膜层切除。

对胃癌姑息性切除也曾存在不同意见。在因各种不同原因施行胃癌姑息切除的病例中，以切除端残留癌疗效最佳，其次为胃周围浸润，再次为残留转移淋巴结与肝转移，而以腹膜种植为最差。

二、恶性消化道梗阻的外科姑息治疗

消化道梗阻是晚期消化道肿瘤又一常见并发症,常见于胃癌、胰腺癌、大肠癌等。肿瘤来源不同,梗阻部位也不同,胃癌易发生幽门梗阻,胰头癌常引起十二指肠梗阻,大肠癌肠梗阻则多发生于结肠或者直肠。消化道梗阻的治疗较常采用短路手术,如胃癌胃空肠吻合术。如晚期胃癌剖腹探查发现肿瘤晚期不能行姑息性手术,又不宜行各种短路手术,并有胃空肠梗阻时,可行置或近端空肠造口插管,维持营养。

胰头癌因具有高度侵袭性,即便暂时未出现十二指肠完全压迫,也极容易潜在发生十二指肠梗阻,短时间内将出现压迫梗阻,胃空肠吻合术可为其他综合治疗提供时机和营养保证。一般来说,对于晚期胰腺癌患者,即使未出现消化道梗阻,胆管内引流和胃肠道旁路的建立可以在同一次手术中进行。同时手术并不增加手术死亡率,并能延长术后生存期。如待出现十二指肠梗阻后再次手术行胃空肠吻合,不但手术死亡率高,而且术后生存时间也缩短。

结直肠癌引起急性肠梗阻的外科治疗,主要根据癌肿造成梗阻部位的不同采取不同的手术方式。右侧结肠癌梗阻的手术方式原则为I期右半结肠切除术,如肿瘤无法切除,则行回肠 - 横结肠吻合术或造瘘术。对于左半结肠癌,手术方式目前仍有争议。一般来说,如果患者一般情况较好,梗阻时间短,肠壁血运好,无严重腹腔感染,肠道清洁彻底,可考虑I期切除。否则应改行分期手术。分期手术方式为病变肠段I期切除加近端结肠造瘘术。

三、减轻症状手术

(一)肠梗阻

大多数引起肠梗阻的结肠癌或卵巢癌患者需要手术治疗,即使疾病已无法治愈(如远处转移),如果预期患者可存活数月,手术解除肠梗阻是必要的。

对不能切除的胃窦癌行胃空肠吻合术,对不能切除的升结肠癌行回肠、横结肠侧侧吻合术等都是临床上经常采用的减状手术术式。结肠癌梗阻可行肠吻合术或肠造瘘术。卵巢癌患者在初期表现肠梗阻症状时,可行姑息性减状术。复发时出现肠梗阻症状,多是腹膜广泛转移所致的多部位梗阻,此时，手术几乎是无效的。

(二) 黄疸

对于恶性梗阻性黄疸的处理，外科常用的姑息手术治疗方法主要包括胆道外引流术和胆肠内引流术。胆道外引流术包括胆囊造瘘术、胆管 T 管或胆管 U 管外引流术。胆肠内引流术主要包括胆囊空肠吻合术、胆总管十二指肠吻合术、胆总管空肠 Roux-en-Y 吻合等术式。胆管空肠 T 管架桥内引流术也是一种姑息性减黄术，较适用于高龄、术前一般情况差、无法耐受长时间手术的患者。

除了传统开腹手术治疗外，恶性梗阻性黄疸的微创治疗逐渐开展，上述传统开腹术式均可经腹腔镜进行。除通过手术方法减黄外，临床上较为常用的还有 PTCD（经皮胰胆管引流术）、PTBD（经皮肝胆管引流术）以及近年来国外出现的经超声内镜引导下胰胆管支架植入等。

(三) 幽门梗阻

胃癌幽门梗阻无法姑息切除和胰腺癌十二指肠梗阻均可采用胃空肠吻合术治疗，以缓解其梗阻症状。

(四) 食道梗阻

食管癌晚期造成食道完全梗阻，可行胃造瘘术或食道内支架治疗，可缓解患者的进食困难。

置放支架解除晚期食道癌的梗阻症状；以内镜下胃造口术、内镜下空肠造口术不但可以解决头颈部、食道、胃的恶性肿瘤梗阻时的营养支持途径，还为对肿瘤进行放疗等奠定基础，解决了放疗过程中出现的因患部水肿进食困难等问题。

(五) 食管气管瘘

覆膜支架的放置可改善食管气管瘘患者的呛咳症状。

(六) 病理性骨折

骨转移所致的病理性骨折，可行长骨内固定术，以促进愈合，减轻疼痛。

第十二章 姑息性放射治疗

第一节 姑息性放疗的目的和原则

放射线治疗根据治疗的效果分为根治性放疗和姑息性放疗,本节主要论述姑息性放射治疗。

一、姑息性放疗的目的

(1) 姑息性放疗以缓解症状和肿瘤急症为主要目的,有可能延长生存期以及延长无症状生存期。
(2) 通过放疗抑制肿瘤的发展、延缓或预防并发症的出现。如脊髓压迫造成的截瘫,骨转移造成的骨折等。

二、姑息放疗的原则

姑息放疗时,不论什么肿瘤,作为姑息治疗,5 周 50Gy 的照射线量一般是有效的。但是,对于生存时间不长或有复发、转移的患者,5 周时间有些过长。在国外还有其进行一次放射 8Gy 或 1 周 1 次,1 次 8Gy,共进行 2 次的放疗方法,但更多的是用 1~2 周,进行 20~30Gy 的放疗方法。实际上,治疗的个体化是必要的,必须根据放疗的适应证、放射剂量、每个患者肿瘤的扩散情况、预后情况而制订治疗方案。

第二节 姑息性放疗的应用

一、骨痛

骨痛占全部癌痛的 40% 左右,其中大多数具有放疗适应证。最常用的放疗模式为多分次长程放疗 (30 Gy 分 10 次、40 Gy 分 20 次等) 和少分次短程放疗 (20 Gy 分 5 次等) 或单次放疗 (8 Gy 1 次)。在 1~2 周 (少数 3~4 周) 内,80%~90% 的患者可以缓解疼痛。

资源允许的情况下行多次放疗,一般状况评分较差或行动不便、有骨折危险以及路途较远的患者适合行单次放疗。

二、病理性骨折

部分患者可通过 20Gy/2 周的放疗使骨折愈合,大部分患者可以止痛。

三、瘫痪

脊髓压迫:硬膜外脊髓压迫症是脊椎或硬膜外腔转移性疾病的重要并发症之一,大约 50% 的晚期肿瘤患者可以出现脊髓压迫。疼痛出现的同时,可以造成感觉障碍、无力、膀胱直肠障碍等。不及时治疗可导致持续的疼痛和严重的神经功能障碍。治疗目标是缓解疼痛,保持和恢复神经功能,改善或维持生活质量。

单纯放疗是治疗硬膜外脊髓压迫症的一个重要手段,因为许多患者由于治疗并发症,体力状况差,预计生存期短,或广泛的脊柱受累不适合接受手术治疗。放疗可使 60%~80% 的患者疼痛得到缓解。对患有多发性骨髓瘤、精原细胞瘤、淋巴瘤和乳腺癌等放疗敏感肿瘤的患者,功能恢复的可能性更大,即使已出现截瘫仍有疗效,尤其是在瘫痪出现的 48h 以内进行处置有可能完全恢复。对伴有压迫性骨折的胸椎转移处放疗,有可能预防截瘫的出现。

硬膜外脊髓压迫症治疗的最佳放疗剂量仍未统一。不同剂量分割已有较多报道,范围从 8 Gy 单次方案到多分次分割方案,如 30 Gy 分割为 10 次。预后较好但不接受手术的患者可能获益于多分次分割放疗。

四、脑转移

脑转移瘤是成人最常见的颅内肿瘤,发生率约为颅内原发肿瘤的 10 倍。8%~10% 的恶性肿瘤患者会发生颅内转移。

(一) 1~3 个转移瘤的治疗选择

(1) 全身肿瘤负荷较小或者有合适的系统治疗方案的脑转移瘤患者强烈推荐积极治疗。可手术患者行手术 + 全脑放疗 (WBRT) 或者单发脑转移瘤患者行立体定向放射外科 (SRS) +WBRT。其他治疗选择包括单纯行 SRS 或者手术切除后行 SRS。

(2) 外科手术的目标是镜下全切。选择开颅手术还是 SRS 取决于肿瘤的大小和位置。有经验的治疗团队、位置深在的小型脑转移瘤 SRS 治疗往往能取得最佳的治疗效果。如果肿瘤无法切除，可考虑 WBRT 或者 SRS。

(3) 颅内肿瘤进展预计生存时间小于 3 个月的患者推荐最佳支持治疗或者 WBRT。外科手术也可用来缓解症状。有原发肿瘤且有治疗靶点（如 NSCLC 患者 EGFR 突变，恶性黑色素瘤患者 BRAF 突变）的无症状脑转移瘤患者在放疗前尝试行靶向治疗也是合理的选择。

(4) 术后局部复发的患者，可有如下治疗选择：手术、单次或者分割 SRS、WBRT、化疗。

①先前接受 WBRT 的复发患者不应再接受 WBRT，因为容易出现放射性脑坏死。

②先前接受 SRS 的患者如果有效时间持续 6 个月以上，如果影像学支持肿瘤复发而不是坏死，可考虑再次行 SRS。SRS 后颅内新增转移灶的治疗取决于新增转移灶的数目，可以考虑全脑放疗或者局部/系统化疗。1~3 个新增转移灶的患者还可以考虑手术或者再次行 SRS。

③未行 WBRT 的患者是否行 WBRT（30~45 Gy，1.8~3.0 Gy/f）取决于患者的 PS 评分。局部/系统化疗可选择性的应用于多发脑转移瘤术后及 SRS 后未控的患者。

④如果患者病情进展且体力状态很差没有有效的治疗选择时姑息治疗或者最佳支持治疗是首选。先前未行放疗的患者可行 WBRT。WBRT 后的患者也可以考虑再程放疗，前提是患者初次放疗效果较好。

(二) > 3 个转移灶患者的治疗选择

所有超过 3 个脑转移瘤的患者应该将 WBRT 或者 SRS 作为初始治疗手段。WBRT 的标准方案为 30 Gy/10f 或者 37.5 Gy/15f。患者神经功能状态差，短疗程放疗方案也可以考虑（20Gy/5f）。SRS 可用于体力状态好且总的肿瘤体积小的患者。如果肿瘤占位效应重、出血、脑积水危及生命可考虑行姑息手术。

WBRT 或者 SRS 后 1 年内患者应每 3 个月行 MRI 增强扫描检查。如果发现复发，治疗方案选择取决于患者全身肿瘤是否稳定以及是否有有效的全身治疗措施。全身肿瘤进展的患者可考虑姑息治疗、最佳支持治疗或者放疗。全身肿瘤稳定的患者可考虑行手术、放疗或者化疗。

总体来说，肿瘤体积较小的多发脑转移瘤患者适用 SRS。

另外,预后好的病理类型(如乳腺癌)以及原发肿瘤得到控制的患者不论转移灶的多少更能从 SRS 治疗中获益。对一些放疗抗拒的病理类型如恶性黑色素瘤及肾癌,SRS 也取得了较好的局部控制。其他 SRS 的预后因素包括年龄、PS 评分以及原发肿瘤控制情况等。

五、其他

(1) 吞咽困难:未治疗的食道癌、其他癌症由纵隔淋巴结转移引起的吞咽困难,可行放疗 30~40Gy/2~4 周。

(2) 呼吸困难:气管、支气管的狭窄引起肺不张或上腔静脉综合征引起的呼吸困难为很好的适应证。

(3) 肺转移:血痰、胸膜及胸壁浸润引起的胸痛,急性肺不张引起的呼吸困难为其适应证。在少数情况下,对放射治疗高度敏感肿瘤的多发肺转移有时全肺放射治疗有一定疗效。

(4) 上腔静脉综合征:肺癌患者中的 5% 病例可出现上肢静脉综合征,可突然出现呼吸困难、颜面水肿、上肢水肿、前胸静脉的怒张。由于有时能够突然使病情恶化,此时,有必要行紧急放射治疗,一般在应用大量激素的同时,进行紧急放疗。

(5) 出血:可以促进肿瘤面少量渗血的止血,促进出血面干燥。可以使血痰、血尿、性器官出血等止血。30~40Gy/3~4 周的放射量是合适的,一次放射线量过多可以使肿瘤急速坏死,反而能使出血加重。

(6) 眼球异常:乳腺癌等由于眼脉络膜转移引起视力障碍时,且预计有较长的生存期时,早期进行眼放射治疗,30Gy/2 周,可以取得较好疗效。

(7) 梗阻性黄疸:对由胰腺癌及癌性淋巴结转移引起的梗阻性黄疸,在进行经皮肝穿刺胆道引流术(PTCD)后,可进行放疗。

第三节 放射治疗的种类

一、远距离放射治疗(也称体外照射)

1. 远距离照射

远距离照射包括 X 射线、γ 射线（⁶⁰钴）、高能 X 线（直线加速器）和电子线（直线加速器）治疗。这些射线的放射源是在体外一定距离下对病变区域进行照射。

二、近距离放射治疗（也称内照射）

(1) 定义：将密封的放射源或后装的源容器置于人体自然管腔（口腔、鼻咽腔、食管、肠道等）内或等距离均匀地植入肿瘤组织内的组织间治疗，也可敷贴于病灶表面的表面治疗，这些均属于近距离治疗。

将密封的放射源经插针置入被治疗的组织或通过人体的自然管腔（口腔、鼻咽腔、食管、气管、肠道、阴道等）或经模板直接敷贴于皮肤或黏膜的表面或临近瘤体表面进行照射。

(2) 常用放射源：^{137}铯、^{60}钴、^{192}铱、^{125}碘、^{198}金。

(3) 治疗方式：

①腔内照射和管内照射：腔内或管内较小且较表浅的病变（浸润深度一般在 1~1.5cm），目前主要作为外照射的辅助治疗。

②组织间插入照射：适用于脑瘤、头颈部肿瘤、乳腺癌、前列腺癌、软组织肿瘤等。单纯应用时，必须是病变小、局限、放射敏感性中等或较差且没有淋巴结转移的肿瘤。最常用于外照射和手术中插植入。

③同位素贴敷照射：主要用于非常表浅的肿瘤（浸润深度小于 5mm 为宜）。作为外照射后残留肿瘤或术后腔内残留肿瘤的补充照射。

④放射性粒子植入技术：适用于直径 ≤ 7cm，局部复发无远处转移的肿瘤，尤其是局部病灶引起严重症状者，不适宜接受手术、外放疗、化疗的情况者。

在上述基本、可能条件的基础上，较适合开展粒子植入治疗肿瘤的必备条件如下：

A. 前列腺癌：a. 临床分期为 T1~2a 期。b. 格里森（Gleason）评分为 2~6。c. 前列腺特异性抗原（PSA）< 10ng/mL。

B. 头颈部肿瘤：头颈部淋巴结转移癌，数目 < 3 个，既往接受过放疗或手术，不能再行放疗或手术治疗。

C. 肺转移癌：a. 单侧肺病灶数目 < 3 个。b. 如为双侧病灶，每侧病灶数目 < 3 个，且应分次治疗。

D.肝转移癌：a.肿瘤数目<3个。b.单个病灶直径<5cm。c.没有肝外转移。d.术中肉眼或镜下残存。

目前，国内粒子植入治疗应用较多的恶性肿瘤包括前列腺癌、脑肿瘤、肺癌、头颈部肿瘤、胰腺癌、肝癌、肾和肾上腺肿瘤及眼眶肿瘤（恶性黑色素瘤、视网膜母细胞瘤）、软组织肿瘤等。

⑤放射性核素治疗：液态放射性核素经口服或静脉注射引入患者体内，利用这些核素能被某些病变组织选择性吸收的特性。如用 ^{131} 碘治疗某些类型的甲状腺癌，^{32} 磷治疗慢性白血病、癌性胸水、腹水、心包积液，^{135} 钐治疗骨转移，^{89} 锶治疗骨转移等。

三、立体定向放射外科（SRS）

立体定向放射外科的概念随着伽马刀的发明和良好的治疗效果得以变成现实，成为一门新的分支学科。

围绕立体定向放射外科的概念，不同医疗设备的发明及新技术相继出现，包括 X 刀（X-knife）、伽马刀（Y 刀）和射波刀（Cyber Knife），X 刀、伽马刀和射波刀等设备均属于立体定向放射治疗的范畴，其特征是三维、小野、集束、分次、大剂量照射，它要求定位的精度更高和靶区之外剂量衰减的更快。

四、托姆刀

托姆刀是 Tomotherapy（螺旋断层放射治疗系统）的中文译名，此设备常常简称为 TOMO，也有叫拓拇刀或是螺旋光子刀的。

托姆刀是集 IMRT（调强适形放疗）、IGRT（影像引导调强适形放疗）、DGRT（剂量引导调强适形放疗）于一体，是当今最先进的肿瘤放射治疗设备，其独创性的设计使直线加速器与螺旋 CT 完美结合，突破了传统加速器的诸多限制，在 CT 引导下 360°聚焦断层照射肿瘤，对恶性肿瘤患者进行高效、精确的治疗。

托姆刀对于治疗肺癌、肝癌、鼻咽癌、胰腺癌、宫颈癌等都有很好的效果。也就是说托姆刀有办法、有能力对付大范围、全身多发转移、中晚期、奇形怪状、极其复杂的肿瘤，甚至可以改变以前"姑息性治疗"为"根治性治疗"。

附录1：一次大量放射治疗

对四肢长骨，可以用一次 8Gy 方法，这种放疗方法与 30Gy/10f 分割 /2 周的分割照射相比，在效果的出现及疼痛的缓解上没有明显的差别。

附录2：半身照射

分为上半身照射和下半身照射。有多发性骨转移，多处疼痛的时候，在欧美常用这种方法。乳腺癌、前列腺癌、多发性骨髓瘤等病例用此法较多。具体方法为仅进行一次照射，上半身为 6~7Gy，下半身为 8Gy。需要住院 1d，给予止吐及激素治疗，有时需要静脉输液以补充液体。

2d 内有近 50% 的患者，1 周以内有 80% 的患者可以取得止痛效果。副作用有恶心或呕吐（放疗后 2~4h 后出现），腹泻（下半身放疗影响到结肠、直肠时易出现，一般在 3~7d 后出现）。骨髓抑制在 2 周后达到高峰。但不易出现危及生命的副作用。

预计生存期在 6 个月以上的患者，要注意放射性肺炎的发生。间隔 2 周，可以照射其他半身。

第十三章 姑息性化疗

第一节 姑息性化疗的概念

一、根治性化疗

姑息性化疗是与根治性化疗相对的概念。根治性化疗是指有些恶性肿瘤经积极的化疗就有可能治愈,应尽早开始规范、强烈、足量、足疗程的化疗,不得随意减低化疗剂量,不得随意延长化疗的间隔时间,不得在临床取得完全缓解后就终止治疗,必须完成原计划的全程化疗。这种根治性的治疗有时可给患者带来严重的毒副作用,应及时处理,并鼓励患者配合治疗,战胜暂时的困难。只要效果好,即使冒一定风险也值得。

二、姑息性化疗

与根治性化疗相反,姑息性化疗是指利用化学药物来治疗不能治愈的恶性肿瘤。这时应全面权衡化疗可能给患者带来的益处与其不良反应可能给患者造成的痛苦与危险,以决定治疗策略。

对一些晚期的癌症如非小细胞肺癌、肾癌、结肠癌、食管癌、贲门癌、子宫颈癌等,只有部分患者经化疗可获得暂时性缓解,化疗一般不能治愈,也不一定延长生存期。对于这些肿瘤,若有压迫、梗阻或出血等症状,化疗有可能获得暂时缓解的疗效;若无这些症状,化疗则不一定对患者有好处,故除了研究目的外,不一定需用化疗,或仅给予支持性治疗。

化学治疗除可缓解症状外,还有可能延长患者的生存期,但往往不能治愈。因此,可使用较积极的化疗方法,但仍应与根治性化疗相区别,不必过分地追求治疗的彻底性,应同时考虑到患者毒副反应的大小及生活质量的高低,应以毒副反应小、痛苦少、能改善症状和提高患者生活质量为治疗目的。

第二节 姑息性化疗的原则

一、患者状况的评估

在综合考虑患者的一般状态 (PS)、年龄、营养、肿瘤并发症、脏器功能、既往的治疗史等因素后进行。

二、明确治疗原则与目标

由于肿瘤类型、病期、生存预后长短的不同,故治疗所达到的效果也不同。据此,应确定不同的治疗原则与目标,并制订相应的策略与具体化疗方案。姑息性化疗的主要目的是缓解症状(如压迫、梗阻或出血等)和可能威胁生命的肿瘤急症(如脊髓压迫或者上腔静脉综合征)。

三、标准的化疗方案

凡未列入临床试验的病例,均应选用标准的化疗方案。没有根据的化疗方案是不可取的。所谓标准治疗方案,是指已经过足够病例数的临床研究,疗效已得到充分证实并且可以重复出相似的效果,得到普遍承认,且由"循证医学"所证实的治疗方案。然而,标准治疗方案并非是长期固定不变的。由于医学科技发展迅猛,新药、新方法、新方案不断推出,疗效也在不断提高。从事化疗的医师应注意新的研究动态,了解最新认可的标准化疗方案并应用于临床,才能给患者带来最大的治疗利益。

四、化疗的剂量和疗程

化疗药物的量可以适当减少,间隔可以适当延长。并应遵循"见好就收、见坏就停"的原则。见好就收,即达到一定的化疗周期且有一定的疗效时,应停止化疗,如晚期非小细胞肺癌 NP、TP 等化疗 4 个周期后效果最明显,增加疗程并不能增加疗效,反而增加副作用。见坏就停,即化疗后出现明显的副作用,原则上不用同一个方案进行下一个疗程的化疗。

第三节 常用的推荐的化疗方案

一、霍奇金淋巴瘤

(一) 经典霍奇金淋巴瘤

1.ABVD 方案

ADM：$25mg/m^2$，iv，d1，15

BLM：$10mg/m^2$，iv，d1，15

VLB：$6mg/m^2$，iv，d1，15

DTIC：$375mg/m^2$，ivgtt，d1，15

每 28 天重复。

2.Standford V

ADM：$25mg/m^2$　　　　　　　iv，w1，3，5，7，9，11

VLB：$6mg/m^{2*}$　　　　　　　iv，w1，3，5，7，9，11

HN2：$6mg/m^2$　　　　　　　　iv，w1，5，9

VCR：$1.4mg/m^2$ (max 2mg) iv，w2，4，6，8，10，12

BLM：$10mg/m^2$　　　　　　　iv，w2，4，6，8，10，12

VP-16：$60mg/m^2$　　　　　　iv，w3，7，11

PDN：$40mg/m^{2**}$　　　　　　po，qd (12w)

* ≥50 岁者自第 10 周起每周减量 $1mg/m^2$ 至 $4mg/m^2$

** 第 10 周起逐渐减量，隔天减 10mg。

3. 增加剂量的 BEACOPP

BLM：$10mg/m^2$，iv，d8

VP-16：$200mg/m^2$，iv，d1~3

ADM：$35mg/m^2$，iv，d1

CTX：$1200mg/m^2$，iv，d1

VCR：$1.4mg/m^2$，iv，d8

　　　(总量≤2mg)

PCB：$100mg/m^2$，po，d1~7

PDN：$40mg/m^2$，po，d1~14

每 21 天重复。

(d8 起应用 rhG-CSF 至 WBC 恢复正常)

(二) 淋巴细胞为主型霍奇金淋巴瘤

1.ABVD 方案

ADM：$25mg/m^2$，iv，d1，15

BLM: 10mg/m², iv, d1, 15
VLB: 6mg/m², iv, d1, 15
DTIC: 375mg/m², iv, d1, 15
Rituximab: 375mg/m², iv, d1
每 28 天重复。

2.ABVD+ 利妥昔单抗方案

Rituximab: 375mg/m², iv, d1, 在 ABVD 方案前给予。
每 28 天重复。

3.CHOP 方案

CTX: 750mg/m², iv, d1
ADM: 50mg/m², iv, d1
VCR: 1.4mg/m², iv, d1 (总量 ≤ 2mg)
PDN: 100mg, po, d1~5
每 21 天重复。

4.R-CHOP 方案 (CHOP+ 利妥昔单抗)

Rituximab(美罗华): 375mg/m², iv, d1, 在 CHOP 方案前给予。
每 21 天重复。

5.CVP 方案

CTX: 750mg/m², iv, d1
VCR: 1.4mg/m², iv, d1 (总量 ≤ 2mg)
PDN: 40mg/m², po, d1~5
每 21 天重复。

6.CVP+ 利妥昔单抗

Rituximab: 375mg/m², iv, d1, 在 CVP 方案前给予。
每 21 天重复。

7. 利妥昔单抗单药 (Rituximab) 方案

Rituximab: 375mg/m², iv, d1
每周 1 次, 共 4 周。

(三) 二线方案

1. 贝伦妥单抗 – 维多汀 (Brentuximab vedotin) (仅用于经典型霍奇金淋巴瘤 CHL)

Brentuximab vedotin: 1.8mg/kg, iv (30min 以上), d1
每 3 周 1 次, 不超过 16 次。

2.C-MOPP

CTX: 500~(650) mg/m², iv, d1, 8

VCR: 1.4mg/m^2, iv, d1, 8 (总量≤2mg)

DTIC: 100mg/m^2 (最大150mg), po, d1~14

PDN: 40mg/m^2, po, d1~3 和 d8~10

每4~5周重复。

3.DHAP

DDP: 100mg/m^2, iv (持续24h输注), d1

Ara-C: 2g/m^2, iv (持续3h输注), q12h×2, d2

DXM: 40mg/m^2, iv 或 po, d1~4

G-CSF: 5μg/kg, 皮下注射, 第4天起, 直至 WBC≥2.5×10^9/L, 持续3d。

每3~4周重复。

4.ESHAP

VP-16: 40mg/m^2, iv (持续1h输注), d1~4

Methylprednisone (甲泼尼龙) 250 或 500mg/d, iv (15min), d1~4 (5)

DDP: 25mg/m^2, iv (24h持续输注), d1~4

Ara-C: 2g/m^2, iv (持续2h输注), d5

每3~4周重复, 6~8周期。

5.ICE

IFO: 5g/m^2, iv (持续24h输注, Mesna解救), d2

CBP: AUC=5 (总量≤800mg), iv, d2

VP-16: 100mg/m^2, iv, d1~3

G-CSF: 5μg/kg, 皮下注射, d5~12

每2周重复×2~3周期。

6.Mini-BEAM

BCNU: 60mg/m^2, iv (持续30min以上), d1

VP-16: 75mg/m^2, iv (持续30min以上), d2~5

Ara-C: 100mg/m^2, iv q12h, d2~5

Melphalan: 30mg/m^2, po (15min以上), d6

每4~6周重复。

7.MINE

IFO: 1.33g/m^2, iv (持续1h输注, Mesna解救), d1~3

MIT: 8mg/m^2, iv, d1

VP-16: 65mg/m^2, iv, d1~3

每3周重复。

8.GCD
GEM：1g/m², iv, d1, 8
DXM：40mg, iv, d1~4
CBP：AUC=5, iv, d1
每21天重复

（三）三线方案（使用于经典型霍奇金淋巴瘤CHL）

1. 苯达莫司汀（Bendamustine）
Bendamustine：120mg/m², iv (30~60min) d1, 2
每3-4周重复，最多12周期。

2. 来那度胺（Lenalidomide）
Lenalidomide：25mg/d, po, d1~12
每4周重复，直到PD或出现不可耐受的不良反应。

二、非霍奇金淋巴瘤

1. CHOP方案
CTX：750mg/m², iv, d1
ADM：50mg/m², iv, d1
VCR：1.4mg/m², iv, d1（最大2mg）
PDN：100mg, po, d1~5
每21天重复。

2. R-CHOP方案
美罗华：375mg/m², ivgtt, d1, 在CHOP方案前给予。
每21天重复。

3. miniCHOP
CTX：400mg/m², iv, d1
ADM：25mg/m², iv, d1
VCR：1mg/m², iv, d1（最大2mg）
PDN：40mg/m², po, d1~5
每21天重复。

4. R-miniCHOP
Rituximab：375mg/m², iv, d1, 在miniCHOP方案前给予。
每21天重复。

5. CVP方案
CTX：750mg/m², iv, d1
VCR：1.4mg/m², iv, d1（总量≤2mg）
PDN：40mg/m², po, d1~5

每 21 天重复。

6. R-CVP 方案

Rituximab: 375mg/m², iv, d1, 在 CVP 方案前给予。
每 21 天重复。

7. CHOEP

CTX: 750mg/m², iv, d1
ADM: 50mg/m², iv, d1
VCR: 1.4mg/m², iv, d1（最大 2mg）
VP-16: 100mg/m², iv, d1~3
PDN: 100mg, po, d1~5
每 21 天重复。

8. GDP

GEM: 1g/m², iv, d1, d8
DXM: 40mg, iv, d1~4

三、小细胞肺癌

（一）局限期（最多 4~6 周期）

1.EP 方案

DDP: 60mg/m², ivgtt, d1;
VP-16: 120mg/m², ivgtt, d1, 2, 3
每 21 天重复。

或

DDP: 80mg/m², ivgtt, d1;
VP-16: 100mg/m², ivgtt, d1, 2, 3
每 21 天重复。

2.EC 方案

CBP: AUC= 5~6, ivgtt, d1
VP-16: 100mg/m², ivgtt, d1, 2, 3
每 21 天重复。

（二）广泛期

1.EP 方案

DDP: 75mg/m², ivgtt, d1;
VP-16: 100mg/m², ivgtt, d1, 2, 3
每 21 天重复。

或

DDP: 80mg/m², ivgtt, d1;

VP-16：80mg/m², ivgtt, d1, 2, 3
每21天重复。
或
DDP：25mg/m², ivgtt, d1, 2, 3
VP-16：100mg/m², ivgtt, d1, 2, 3
每21天重复。

2.EC方案
CBP：AUC=5~6, ivgtt, d1
VP-16：100mg/m², ivgtt, d1, 2, 3
每21天重复。

3.IP方案
IRI：60mg/m², ivgtt, d1, 8, 15
DDP：60mg/m², ivgtt, d1
或
IRI：30mg/m², ivgtt, d1, 8
DDP：65mg/m², ivgtt, d1, 8
每21天重复。

4.IC方案
IRI：50mg/m², ivgtt, d1, 8, 15
CBP：AUC=5, ivgtt, d1
每21天重复。

（三）后续化疗

1.CAV方案
CTX：1000mg/m², ivgtt, d1
ADM：45mg/m², ivgtt, d1
VCR：1.4mg/m², ivgtt, d1
每21天重复。

2. 替莫唑胺
75mg/(m²·d), po, d1~21
每28天重复。

3. 其他有效单药化疗
紫杉醇、多西他赛、吉西他滨、长春瑞滨、拓扑替康（口服或静脉）、异环磷酰胺、伊立替康、口服依托泊苷。

四、非小细胞肺癌

一线治疗

(一) 表皮生长因子受体 (EGFR) 敏感突变阳性

(1) 吉非替尼、厄洛替尼推荐作为 EGFR 敏感突变患者的一线治疗,而不推荐作 EGFR 阴性或状态不明患者的一线治疗。

(2) 阿法替尼的适应证为 EGFR 敏感突变的患者。

(二) 间变淋巴瘤激酶 (ALK) 检测阳性

克唑替尼适用于间变淋巴瘤激酶 (ALK) 重排的患者

(三) EGFR 敏感突变和 ALK 都为阴性和未知

(1) 对于 PS 评分 0~1 分的晚期或复发性非小细胞肺癌患者推荐使用贝伐单抗+化疗或单纯化疗。贝伐单抗应用直至疾病进展。

(2) 培美曲塞+顺铂方案用于非鳞癌的肺癌,与顺铂/吉西他滨相比有更好的疗效且更低的毒性。

(3) 对于鳞性细胞肺癌,与顺铂+培美曲塞相比,顺铂+吉西他滨化疗具有更好的疗效。

(4) 推荐两种药物联合使用的方案;加入第三种细胞毒性药物可提高缓解率,但不能提高总生存。对于部分合适的患者,也许可以使用单一药物化疗。

(5) 顺铂或卡铂已经被证明可以有效地与下列任何一种药物联合化疗:紫杉醇,多西他赛,吉西他滨,依托泊苷,长春碱,长春瑞滨,培美曲塞,或白蛋白结合紫杉醇。

(6) 新的化疗药物与非铂类药物的联用也是合理的选择,如果有充分的数据证实其活性和可接受范围的毒性(例如,吉西他滨/多西他赛,吉西他滨/长春瑞滨)。

(7) 初始化疗应在 1~2 周期后评估其缓解情况,然后每 2~4 个周期做一次评估。

维持治疗

继续维持是指在一线治疗 4~6 个周期后,至少使用一种一线治疗方案中的药物,而没有疾病进展。转换治疗指的是在患者疾病没有进展的前提下,在初始的 4~6 周期一线治疗后,采用一线治疗方案中未曾使用过的化疗药物。

1. 继续维持

(1) 腺癌、大细胞 NSCLC:

①给予贝伐单抗联合化疗应持续至疾病进展或出现不可耐受的毒性反应,临床试验结果支持其应用。

②建议在含铂双药化疗+贝伐单抗治疗 4~6 个周期后,继续使用贝伐单抗维持治疗。

③建议 4~6 个周期顺铂+培美曲塞化疗后,继续使用培美曲塞维持治疗。

④建议 4~6 个周期培美曲塞+顺铂/卡铂+贝伐单抗治疗后,继续使用培美曲塞+贝伐单抗维持治疗。

⑤建议 4~6 个周期含铂双药化疗后继续使用吉西他滨维持治疗。

(2) 鳞状细胞癌:建议 4~6 个周期含铂双药化疗后继续用吉西他滨维持治疗。

2. 维持治疗药物之间的转换

肺癌患者在 4~6 个周期一线治疗后,没有出现疾病进展的,以培美曲塞或厄洛替尼维持治疗可改善无进展生存和总生存。

(1) 腺癌、大细胞 NSCLC:

①建议患者在 4~6 个周期的一线含铂双药方案化疗后,开始使用培美曲塞进行转换维持。

②或在 4~6 个周期的一线含铂双药方案化疗后,开始厄洛替尼治疗。

(2) 鳞状细胞癌:

①建议患者在 4~6 个周期的一线含铂双药方案化疗后,开始多西他赛治疗。

②或在 4~6 个周期的一线含铂双药方案化疗后,开始厄洛替尼治疗。

3. 治疗后

肺癌一线治疗完成后,对患者进行严密地监护,并不采用任何药物也是一种合理的选择。

疾病进展后的治疗

(一) EGFR 敏感突变阳性

1. 疾病进展无症状

(1) 继续给予厄洛替或吉非替尼靶向药物。

(2) 或换成第二代 TKI 药物阿法替尼治疗。

2. 疾病进展有症状

(1) 孤立病灶:考虑局部治疗,并继续给予靶向药物

(包括厄洛替尼、吉非替尼、阿法替尼)治疗。

(2) 多发病灶:

①脑多发病灶:考虑全脑放疗,并继续靶向治疗。

②全身多发病灶:可参考 EGFR 敏感突变阴性的一线治疗选项,同时根据情况考虑加或不加靶向治疗。

(二) 间变淋巴瘤激酶 (ALK) 检测阳性

1. 疾病进展无症状

(1) 继续给予克唑替尼靶向药物。

(2) 或转换成色瑞替尼 (ceritinib) 治疗。(色瑞替尼适用于 ALK 重排的、对克唑替尼耐药或不耐受的患者)。

2. 疾病进展有症状

(1) 孤立病灶:考虑局部治疗,并继续给予 ALK 抑制剂治疗。

(2) 多发病灶:

①脑多发病灶:考虑全脑放疗,并继续给予 ALK 抑制剂治疗。

②全身多发病灶:可参考 EGFR 敏感突变阴性的一线治疗选项,或给予色瑞替尼 (ceritinib) 治疗。

(三) EGFR 敏感突变和 ALK 都阴性和未知

1. PS 评分 0~2 分

(1) 如果一线没用过,可选用多西他赛,或吉西他滨或 Ramucirumab + 多西他赛化疗治疗 (Ramucirumab + 多西他赛与多西化赛单药相比,可以提高生存)。

(2) 对于非鳞性细胞癌的患者,如果一线没用过,还可选用培美曲塞单药化疗 (培美曲塞效果与多西他赛类似,但表现出更低的药物毒性)。

(3) 还可选用吉非替尼或厄洛替尼进行二线治疗 (推荐 EGFR 野生型或 EGFR 状态未明的 NSCLC 患者进行蛋白质组织学检测,对于分类"不良"的患者二线治疗中不应采用 TKI 治疗)。

2. PS 评分 3~4 分

吉非替尼或厄洛替尼等靶向治疗 (靶向治疗优于最佳支持治疗)。

具体方案

1.NP 方案 (长春瑞滨/顺铂)

NVB: $25mg/m^2$, ivgtt, d1, 8

DDP: 60~100mg/m², ivgtt, d1

每 21 天重复。

2.NC 方案（长春瑞滨/卡铂）

NVB: 25mg/m², ivgtt, d1, 8

CBP: 300mg/m², ivgtt, d1

每 28 天重复。

3.TC 方案（紫杉醇/卡铂）

PTX: 135~175 mg/m², ivgtt (3h), d1

CBP: AUC=5, ivgtt, d1

每 21 天重复。

4.TP 方案（紫杉醇/顺铂）

PTX: 135~175mg/m², ivgtt (3 h), d1

DDP: 80mg/m², ivgtt, d1

每 21 天重复。

5.DP 方案（多西他赛/顺铂）

多西他赛（Docetaxel）: 75mg/m², ivgtt, d1

DDP: 75mg/m², ivgtt, d1

每 21 天重复。

6.GP 方案（吉西他滨/顺铂）

GEM: 1250mg/m², ivgtt, d1, 8

DDP: 100mg/m², ivgtt, d1

每 21 天重复。

7.GC 方案（吉西他滨/卡铂）

GEM: 1000mg/m², ivgtt, d1, 8

CBP: 300mg/m², ivgtt, d1

每 21 天重复。

8.EP 方案（依托泊苷/顺铂）

VP-16: 100mg/m², ivgtt, d1~3

DDP: 80mg/m², ivgtt, d1

每 21~28 天重复。

9. 培美曲塞（pemetrexed，力比泰）

力比泰: 500mg/m², ivgtt（10min 以上），d1，每 21 天重复。

叶酸: 350~1000μg/次，首次力比泰给药前 7 天开始口服，服用整个治疗周期，每天 1 次。

维生素 B$_{12}$: 1000μg/次，首次力比泰给药前 7 天内肌肉注射一次，以后每 3 个周期（9 周）肌肉注射 1 次，可与力比泰用药在同一天进行。

地塞米松：4mg/次或相近剂量，每天2次，力比泰用药前日、当日和次日，连服3d，预防皮疹。

10. 含贝伐单抗（bevacizumab）的方案

（1）PC+贝伐单抗方案

PTX：200mg/m², ivgtt（3h），d1

CBP：AUC=6，ivgtt，d1

贝伐单抗：7.5mg/kg或15mg/kg，ivgtt，d1

每21天重复。

（2）GP+贝伐单抗方案

GEM：1250mg/m², iv, d1, 8

DDP：80mg/m², iv, d1

贝伐单抗：7.5mg/kg或15mg/kg，iv, d1

每21天重复。

11. 吉非替尼（Gefitinib，易瑞沙）

易瑞沙：250mg/d，po，持续治疗直至疾病进展。

12. 厄洛替尼（Erlotinib，特罗凯）

特罗凯：150mg/d，饭前至少1h或饭后2h口服。持续治疗直至疾病进展。

13. 埃克替尼

凯美纳：125mg（1片），日3次口服。空腹或与食物同服，高热量食物可能明显增加药物的吸收。

14. 阿法替尼

阿法替尼：40mg/d，po，直至疾病进展或患者无较长耐受。在饭前至少1h或饭后2h口服。

五、乳腺癌

（一）联合用药方案

1.CAF方案

CTX：100mg/m², po, d1~14

ADM：30mg/m², iv, d1, 8

5-FU：500mg/m², ivgtt, d1, 8

每28天重复。

2.FAC方案

5-FU：500mg/m², ivgtt, d1, 8 或 d1, 4

ADM：50mg/m², iv, d1

CTX：500mg/m², iv, d1
每21天重复。

3.AC 方案
ADM：60mg/m², iv, d1
CTX：600mg/m², iv, d1
每21天重复。

4.EC 方案
E-ADM：100mg/m², ivgtt, d1
CTX：830mg/m², iv, d1
每21天重复。

5.CMF 方案
CTX：100mg/m², iv, d1~14
MTX：40mg/m², iv, d1, 8
5-FU：600mg/m², ivgtt, d1, 8
每28天重复。

6.FEC 方案
CTX：500mg/m², ivgtt, d1, 8　　5-FU：500mg/m², ivgtt, d1
E-ADM：50mg/m², ivgtt, d1, 8　　E-ADM：100mg/m², ivgtt, d1
5-FU：400mg/m², ivgtt, d1, 8　　CTX：500mg/m², ivgtt, d1
每28天重复。　　　　　　　　　每21天重复

7.TX 方案（多西他赛/卡培他滨）
多西他赛：75mg/m², ivgtt, d1
卡培他滨：950mg/m², po, bid, d1~14
每21天重复

8.GT 方案
PTX：175mg/m², ivgtt (3h), d1
GEM：1250mg/m², ivgtt, d1, 8（第1天在紫杉醇之后）
每21天重复。

9.吉西他滨/卡铂
GEM：800~1000mg/m², ivgtt, d1, 8
CBP：AUC=4~6, iv, d2
每21~28天重复

10.含贝伐单抗（Bevacizumab）的方案

PTX + 贝伐单抗方案

PTX：90mg/m^2，ivgtt (1h)，d1，8，15

贝伐单抗：10mg/kg，ivgtt，d1，15

注：贝伐单抗需用 0.9% 的生理盐水 100mL 稀释，不能用葡萄糖溶解，不能静脉推注，第一次静脉滴注应在化疗后，滴注时间应超过 90min。第一次滴注耐受性好，第二次静脉滴注时间应超过 60min，仍然耐受好，以后滴注时间超过 30min 即可。

28d 为 1 个周期

(二) HER-2 阳性乳腺癌

1. 首选一线治疗方案

(1) 帕妥珠单抗 + 曲妥珠单抗 + 多西他赛。

帕妥珠单抗 840mg/m^2，ivgtt，d1，之后 420mg ivgtt

曲妥珠单抗 8mg/kg，ivgtt，d1，之后 6mg/kg ivgtt

多西他赛 75~100mg/m^2，ivgtt，d1

21d 为 1 个周期

(2) 帕妥珠单抗 + 曲妥珠单抗 + 紫杉醇。

帕妥珠单抗 840mg/m^2，ivgtt，d1，之后 420mg ivgtt

曲妥珠单抗 8mg/kg，ivgtt，d1，之后 6mg/kg ivgtt

紫杉醇 90mg/m^2，ivgtt，d1、8 和 15

21d 为 1 个周期

2. 与曲妥珠单抗（赫赛汀）联合使用的一线化疗方案

(1) 联合用药方案。

① PCH 方案：

CBP：300mg/m^2，ivgtt，d1

PTX：175mg/m^2，ivgtt (3h)，d1

21d 为 1 个周期。

② TCH 方案：

PTX：80mg/m^2，ivgtt (1h)，d1，8，15

CBP：100mg/m^2，ivgtt，d1，8，15

28d 为 1 个周期。

(2) 单药方案。

① PTX：135~175mg/m^2，ivgtt (3h)，d1，21d 为 1 个周期

或 PTX：80~90mg/m^2，ivgtt (1h)，每周 1 次。

② 多西他赛：80~100mg/m^2，ivgtt (30min)，d1，21d 为

1个周期；或多西他赛：35mg/m², ivgtt (30min), 每周1次。

③ NVB：25mg/m², ivgtt, 每周1次

④ 卡培他滨：1000~1250mg/m², po, bid, d1~14

21天为1个周期

(3) 曲妥珠单抗 (Herceptin) 用法。

每周方案：4mg/kg, ivgtt (90min), d1, 以后2 mg/kg, ivgtt (30min), 每周1次。

3周方案：8 mg/kg, ivgtt (180min), d1, 以后6 mg/kg, ivgtt (120min), 每3周1次。

3. 使用过曲妥珠单抗（赫赛汀）的HER-2阳性患者的治疗方案

(1) T-DM1 (首选)。

T-DM1：3.6mg/kg, iv, d1

每3周1次。

(2) 拉帕替尼+卡培他滨。

拉帕替尼：1250mg, po, qd, d1~21

卡培他滨：1000mg/m², po, bid, d1~14

每3周重复

(3) 曲妥珠单抗+拉帕替尼。

拉帕替尼：1000mg, po, qd

曲妥珠单抗：4mg/kg, ivgtt (90min), d1, 以后2mg/kg, ivgtt (30min), 每周1次。或8mg/kg, ivgtt (180min), d1, 以后6mg/kg, ivgtt (120min), 每3周1次。

(4) 曲妥珠单抗+卡培他滨（如前述）。

(5) 曲妥珠单抗+其他药物（如前述）。

六、大肠癌

1. 5-FU/CF (de Gramont方案)

CF：400mg/m², ivgtt, d1, 2

5-FU：400mg/m², ivgtt, 然后600mg/m², civ (22h), d1, 2

每2周重复。

2. 5-FU/CF (Mayo方案)

CF：20mg/m², ivgtt, d1~5

5-FU：425mg/m², ivgtt, 在CF后1h, d1~5

每4周重复。

3. FOLFOX4方案

OXA：85mg/m², ivgtt (2h), d1
CF：200mg/m², ivgtt (2h), d1, 2
5-FU：400mg/m², iv, 然后600mg/m², civ (22h), d1, 2
每2周重复。

4.FOLFOX6方案
OXA：85mg/m², ivgtt (2h), d1
CF：400mg/m², ivgtt (2h), 在应用OXA的同时, d1
5-FU：400mg/m², ivgtt, d1, 然后1200mg/m²/d×2d
（共2400mg/m², civ, 46~48h）
每2周重复。

5.FOLFIRI方案
IRI：180mg/m², civ (90min), d1
CF：400mg/m², ivgtt (2h), 在应用IRI的同时, d1
5-FU：400mg/m², ivgtt, 然后600mg/m², civ (22h), d1, 2
或5-FU：400mg/m², iv, d1, 然后1200mg/m²/d×2d（共2400mg/m², civ, 46~48h）
每2周重复。

6.CAPOX方案
OXA：130mg/m², ivgtt (2h), d1。
卡培他滨：850mg/m², po, bid, 持续14d。
贝伐单抗：7.5mg/kg, ivgtt。
每3周重复。

7. 贝伐单抗+含5-FU方案
贝伐单抗：5mg/kg, ivgtt, 每2周重复。
+
5-FU/CF, 或FOLFIRI, 或FOLFOX方案。

8.西妥昔单抗（爱必妥）±伊立替康方案
爱必妥：400mg/m² 首次静脉滴注120min, 滴速应控制在5ml/min以内；以后给予维持剂量250mg/m², 滴注时间不少于60min, 每周重复。提前给予H1受体阻断剂, 对预防输液反应有一定作用。
±
IRI：350mg/m², ivgtt, 每3周重复。
或180mg/m², ivgtt, 每2周重复。
或125mg/m², ivgtt, 每周重复, 持续4周。
每6周重复。

七、卵巢癌

(一) 对铂类敏感的患者

1. TC 方案（紫杉醇/卡铂）
PTX：$135 \sim 175 mg/m^2$，ivgtt (3h)，d1
CBP：AUC=$5 \sim 6$，ivgtt，d1
每 3 周重复。

2. 卡铂联合每周紫杉醇方案
PTX：$60 \sim 80 mg/m^2$，ivgtt (3h)，d1，8，15
CBP：AUC=$5 \sim 6$，ivgtt，d2
每 $3 \sim 4$ 周重复。

3. DC 方案（多西他赛/卡铂）
TXT：$60 \sim 75 mg/m^2$，ivgtt，d1
CBP：AUC=$5 \sim 6$，ivgtt，d1
每 3 周重复。

4. CP 方案
DDP：$100 mg/m^2$，ivgtt，d1
CTX：$600 mg/m^2$，iv，d1
每 4 周重复。

5. 吉西他滨/卡铂方案
GEM：$800 \sim 1000 mg/m^2$，ivgtt，d1，8
CBP：AUC=$4 \sim 6$，ivgtt，d2
每 $3 \sim 4$ 周重复。

6. 吉西他滨/顺铂方案
GEM：$800 \sim 1000 mg/m^2$，ivgtt，d1，8
DDP：$30 mg/m^2$，ivgtt，d1 $\sim$ 3
每 3 周重复。

7. 脂质体阿霉素/卡铂方案
Doxil：$25 \sim 30 mg/m^2$，ivgtt，d1
CBP：AUC=$5 \sim 6$，ivgtt，d2
每 $3 \sim 4$ 周重复。

(二) 对铂类耐药的患者

单药化疗

1. 紫杉醇周疗
PTX：$60 \sim 80 mg/m^2$，ivgtt (3h)，d1，8，15，22
每 4 周重复。

2. 拓扑替康

TPT: $1.25 \sim 1.5 mg/(m^2 \cdot d)$, iv, d1~5

每3~4周重复。

3. 多西他赛

TXT: $75 \sim 100 mg/m^2$, iv, d1

每3周重复。

4. 吉西他滨

GEM: $800 mg/m^2$, iv, d1, 8, 15

每4周重复。

5. 脂质体阿霉素

Doxil: $50 mg/m^2$, iv, d1

每3~4周重复。

6. 口服依托泊苷

足叶乙甙胶囊: $50 mg/(m^2 \cdot d)$, po, d1~21, 每4周重复。

或100mg/d, po, d1~14, 每3周重复。

7. 奥沙利铂

L-OHP: $130 mg/m^2$, iv, d1

每3周重复。

联合化疗

1. 脂质体阿霉素联合吉西他滨 (Doxil/Gem)

Doxil: $25 mg/m^2$, iv, d1

GEM: $600 mg/m^2$, iv, d1, 8

每3周重复。

2. Gem/ L-OHP方案

GEM: $800 mg/m^2$, iv, d1, 8

L-OHP: $130 mg/m^2$, iv, d1

每3周重复。

3. IFO/ L-OHP方案

IFO: $1.2 g/m^2$, iv, d1~3

L-OHP: $130 mg/m^2$, iv, d1

每3周重复。

4. CPT-11/NDP方案

CPT-11: $60 \sim 80 mg/m^2$, iv, d1, 8, 15

NDP: $80 mg/m^2$, iv, d1

每3周重复。

注:其他铂类如奥沙利铂(OXA)、奈达铂(NDP)与卡

铂、顺铂无完全交叉耐药，对铂耐药复发者仍有一定疗效。

分子靶向治疗

1. GC + 贝伐单抗方案

GEM：$1000mg/m^2$，ivgtt，d1，8

CBP：AUC=4，ivgtt，d1

贝伐单抗：15mg/kg，iv，d1

每3周重复。

2. 紫杉醇周疗 + 贝伐单抗方案

PTX：$60\sim80mg/m^2$，ivgtt（3h），d1，8，15，22

贝伐单抗：7.5mg/kg 或 15mg/kg，iv，d1

每4周重复。

3. 脂质体阿霉素 + 贝伐单抗方案

Doxil：$50mg/m^2$，iv，d1

贝伐单抗：7.5mg/kg 或 15mg/kg，iv，d1

每3~4周重复。

4. 拓扑替康 + 贝伐单抗方案

TPT：$1.25\sim1.5mg/(m^2\cdot d)$，iv，d1~5

贝伐单抗：7.5mg/kg 或 15mg/kg，iv，d1

每3~4周重复。

注：如果患者消化道穿孔风险明显增高或以前曾接受过贝伐单抗治疗则不适合该药治疗。

八、胃癌

曲妥珠单抗 + 化疗（用于 HER2-neu 过表达的腺癌患者）与顺铂 +5-FU 联用或其他化疗方案联用，不推荐与蒽环类药物联用。

曲妥珠单抗 8mg/kg，iv，起始剂量第1周期的第1天，之后曲妥珠单抗 6mg/kg，iv，每21天1次1，或曲妥珠单抗 6mg/kg 起始剂量

第1周期的第1天之后曲妥珠单抗 4mg/kg，iv，每14天1次

首选方案

1. DCF（多西他赛，顺铂联合 5-FU）

多西他赛：$75mg/m^2$，iv，d1

DDP：$75mg/m^2$，iv，d1

5-FU：$1000mg/m^2$，iv，持续注射24h，每天1次，d1~5

每21天1周期。
2. 改良 DCF
(1) 多西他赛：40mg/m², iv, d1
CF：400mg/m², iv, d1
5-FU：400mg/m², iv, d1
5-FU：1000mg/m², iv, 持续注射24h, 每天1次, d1、2
DDP：40mg/m², iv, d3
每14天1周期。
(2) 多西他赛：50mg/m², iv, d1
OXA：85mg/m², iv, d1
5-FU：1200mg/m², iv, 持续注射24h, 每天1次, d1、2
每14天1周期。
(3) 多西他赛：75mg/m², iv, d1
CBP：AUC=6, iv, d2
5-FU：1200mg/m², iv, 持续注射24h, 每天1次, d1~3
每21天1周期。
3. ECF方案
(1) 表柔比星：50mg/m², iv, d1
DDP：60mg/m², iv, d1
5-FU：200mg/m², iv, 持续注射24h, 每天1次, d1~21
每21天1周期。
(2) 表柔比星：50mg/m², iv, d1
DDP：60mg/m², iv, d1
卡培他滨 625mg/m², po, bid, d1~21
每21天1周期。
4. 改良 ECF
(1) 表柔比星：50mg/m², iv, d1
OXA：130mg/m², iv, d1
5-FU：200mg/m², iv, 持续注射24h, 每天1次, d1~21
每21天1周期。
(2) 表柔比星：50mg/m, iv, d1
OXA：130mg/m², iv, d1
卡培他滨 625mg/m², po, bid, d1~21
每21天1周期。
5. 氟尿嘧啶和伊立替康方案
伊立替康 180mg/m², iv, d1

四氢叶酸 400mg/m², iv, d1
氟尿嘧啶 400mg/m², iv, 推注 d1
氟尿嘧啶 1200mg/m², iv, 持续静脉泵入 24h, d1、2
每 14 天为 1 周期。

6. 氟尿嘧啶 + 顺铂

(1) 顺铂：75~100mg/m², iv, d1
5-FU：750~1000mg/m², iv, 持续注射 24h, 每天 1 次, d1~4
每 28 天 1 周期。

(2) 顺铂：50mg/m², iv, d1
四氢叶酸：200mg/m², iv, d1
5-FU：2000mg/m², iv, 持续注射 24h, d1
每 14 天 1 周期。

(3) 卡培他滨：1000mg/m², po, bid, d1~14
顺铂：80mg/m², iv, d1
每 21 天 1 周期。

7. 氟尿嘧啶 + 奥沙利铂

(1) 奥沙利铂：85mg/m², iv, d1
四氢叶酸：400mg/m², iv, d1
5-FU：400mg/m², ivp, d1
5-FU：1200mg/m², iv, 持续注射 24h, 每天 1 次, d1、2
每 14 天 1 周期。

(2) 奥沙利铂：85mg/m², iv, d1
四氢叶酸：200mg/m², iv, d1
5-FU：2600mg/m², iv, 持续注射 24h, d1
每 14 天 1 周期。

(7) 卡培他滨：1000mg/m², po, bid, d1~14
奥沙利铂：130mg/m², iv, d1
每 21 天 1 周期。

其他方案

1. 紫杉醇 + 顺铂或卡铂

(1) 紫杉醇：135~200mg/m², iv, d1
顺铂：75mg/m², iv, d2
每 21 天 1 周期。

(2) 紫杉醇：90mg/m², iv, d1
顺铂：50mg/m², iv, d1

每14天1周期。

(3) 紫杉醇：200mg/m², iv, d1
卡铂：AUC=5, iv, d1
每21天1周期。

2. 多西他赛 + 顺铂
多西他赛：70~85mg/m², iv, d1
顺铂：70~75mg/m², iv, d1
每21天1周期。

3. 多西他赛 + 伊立替康
多西他赛：35mg/m², iv, d1, 8
伊立替康：50mg/m², iv, d1, 8
每21天1周期。

4. 氟尿嘧啶类
(1) 四氢叶酸：400mg/m², iv, d1
5-FU：400mg/m², ivp, d1
5-FU：1200mg/m², iv 持续注射24h, 每天1次, d1, 2
每14天1周期。

(2) 5-FU：800mg/m², iv, 持续注射24h, d1~5
每28天1周期。

(3) 卡培他滨：1000~1250mg/m², po, bid, d1~14
每21天1周期。

5. 紫杉醇类
(1) 多西他赛：75~100mg/m², iv, d1
每21天1周期。

(2) 紫杉醇：135~250mg/m², iv, d1
每21天1周期。

(3) 紫杉醇：80mg/m², iv, d1, 每周1次
每28天1周期。

二线治疗
首选方案
1. 雷莫芦单抗 + 紫杉醇
雷莫芦单抗：8mg/kg, iv, d1, 15
紫杉醇：80mg/m², iv, d1, 8, 15
每28天1周期。

2. 紫杉醇类
(1) 多西他赛：75~100mg/m², iv, d1

每21天1周期。
(2) 紫杉醇：135~250mg/m², iv, d1
每21天1周期。
(3) 紫杉醇：80mg/m², iv, d1, 每周1次
每28天1周期。
(4) 紫杉醇：80mg/m², iv, d1, 8, 15
每28天1周期。

3. 伊立替康
(1) 伊立替康：250~350mg/m², iv, d1
每21天1周期。
(2) 伊立替康 150~180mg/m², iv, d1
每14天1周期。
(3) 伊立替康 125mg/m², iv, d1, 8
每21天1周期。

4. 雷莫芦单抗
雷莫芦单抗：8mg/kg, iv, d1
每14天1周期。

其他方案

1. 伊立替康 + 顺铂
伊立替康：65mg/m², iv, d1, 8
顺铂：25~30mg/m², iv, d1, 8
每21天1周期。

2. 伊立替康 + 氟尿嘧啶
(1) 伊立替康：250mg/m², iv, d1
卡培他滨：1000mg/m², iv, bid, d1~14
每21天1周期。
(2) 伊立替康：180mg/m², iv, d1
四氢叶酸：400mg/m², iv, d1
5-FU：400mg/m², ivp, d1
5-FU：1200mg/m², iv, 持续注射24h, 每天1次, d1, 2
每14天1周期。

3. 多西他赛 + 伊立替康
多西他赛：35mg/m², iv, d1, 8
伊立替康：50mg/m², iv, d1, 8
每21天1周期。

4. 丝裂霉素 + 伊立替康

(1) 丝裂霉素：6mg/m², iv, d1
伊立替康：125mg/m², iv, d2, 9
每28天1周期。
(2) 伊立替康：150mg/m², iv, d1, 15
丝裂霉素：8mg/m², iv, d1
每28天1周期。
(3) 伊立替康：125mg/m², iv, d1
丝裂霉素：5mg/m², iv, d1
每14天1周期。
5. 丝裂霉素，四氢叶酸联合5-FU
丝裂霉素：10mg/m², iv, d1, 22
四氢叶酸：500mg/m², iv, d1
5-FU：2600mg/m², iv, 持续注射24h, d1
每周1次, 共6周, 之后暂停治疗2周。
6. 替吉奥（S-1）方案
S-1：40mg/m², po, bid×2W
每6周重复。
7. S-1 + 顺铂方案
S-1：40~60mg/m², po, bid×3W
DDP：60mg/m², ivgtt, d8
每5周重复。
8. S-1 + 多西他赛方案
S-1：40mg/m², po, bid×2W
多西他赛：40mg/m², ivgtt, d1
每3周重复。
9. S-1 + 顺铂 + 多西他赛方案
S-1：40mg/m², po, bid×2W
DDP：60mg/m², ivgtt, d1
多西他赛：40mg/m², ivgtt, d1
每2周重复。
10. S-1 + 伊立替康方案
S-1：40~60mg/m², po, bid×3W
CPT-11：80mg/m², ivgtt, d1、15
每3周重复。
11. S-1 + 奥沙利铂方案
S-1：40~60mg/m², po, bid×2W

OXA：100mg/m², ivgtt (2h), d1
每3周重复。

12. S-1 + 伊立替康 + 奥沙利铂方案
S-1：40mg/m², po, bid × 2W
CPT-11：150mg/m², ivgtt, d1
OXA：85mg/m², ivgtt (2h), d1
每3周重复。

13. S-1 + 紫杉醇方案
S-1：40mg/m², po, bid × 2W
PTX：20mg/m², 腹腔注射 (ip), 50 mg/m², ivgtt (3h), d1、8
每3周重复。

14. 雷替曲塞 + 紫杉醇方案
雷替曲塞：3mg/m², ivgtt (15min以上), d1
PTX：175mg/m², ivgtt (3h), d1
每3周重复。

15. 雷替曲塞 + 多西他赛方案
(1) 雷替曲塞：3mg/m², ivgtt (15min以上), d1
多西他赛：75mg/m², ivgtt, d1
每3周重复。
(2) 雷替曲塞：2.5mg/m², ivgtt (15min以上), d1
多西他赛：75mg/m², ivgtt, d1、8、15
每3周重复。

16. 伊立替康 + 雷替曲塞方案
CPT-11：150mg/m², ivgtt (90min), d1
雷替曲塞：3mg/m², ivgtt (15min以上), d1
每3周重复。

其他方案可参照大肠癌化疗。

九、肝癌

1. FOLFOX4
OXA：85mg/m², ivgtt (2h), d1
CF：200mg/m², ivgtt (2h), d1, 2
5-FU：400mg/m², iv, 然后600mg/m², civ (22h), d1, 2
每2周重复。

第十四章 肿瘤的靶向治疗

靶向治疗,是在细胞分子水平上,针对已经明确的致癌位点(该位点可以是肿瘤细胞内部的一个蛋白分子,也可以是一个基因片段),来设计相应的治疗药物,药物进入体内会特异地选择致癌位点来相结合发生作用,使肿瘤细胞特异性死亡。目前,肿瘤靶向治疗凭借其特异性与靶向性,在肿瘤治疗中发挥越来越重要的作用,成为肿瘤治疗的主要手段之一。

一、抗肿瘤单克隆抗体

1. 曲妥珠单抗(Trastuzumab,赫赛汀)

(1)作用机制:赫赛汀是一种重组 DNA 衍生的人源化单克隆抗体,选择性地作用于人表皮生长因子受体-2(HER-2)的细胞外部位。25%~30% 的乳腺癌有 HER-2 基因的过度表达,HER-2 过度表达与乳腺癌的恶性程度和侵袭性有很大的相关性。它与细胞表面的 HER-2 结合,抑制细胞生长信号传递通路,同时加快过度表达的 HER-2 的降解。刺激机体免疫系统,使循环中的 NK 细胞和巨噬细胞对肿瘤的识别能力增强。诱导抗体依赖细胞介导的细胞毒作用(antibody dependent cell-mediated cytotoxicity,ADCC),杀伤靶细胞。增加肿瘤细胞对常规化疗药物的敏感性。

(2)临床应用:赫赛汀适用于:①HER-2 过度表达的转移性乳腺癌。作为单一药物治疗已接受过 1 个或多个化疗方案的转移性乳腺癌;与紫杉类药物合用治疗未接受过化疗的转移性乳腺癌。②本品单药适用于接受了手术、含蒽环类抗生素辅助化疗和放疗(如果适用)后的 HER-2 过度表达乳腺癌的辅助治疗。③转移性胃癌:本品联合卡培他滨或 5-氟尿嘧啶和顺铂适用于既往未接受过针对转移性疾病治疗的 HER-2 过度表达的转移性胃腺癌或胃食管交界腺癌患者。曲妥珠单抗只能用于 HER-2 过度表达的转移性胃癌患者,HER-2 过度表达的定义为使用已验证的检测方法得到的 IHC3+ 或 IHC2+/FISH+ 结果。

(3)用法用量:作为单一药物或与其他化疗药物合用时

建议按下列初次负荷量和维持量给药。请勿静脉推入，本药可一直用到疾病进展。

初次负荷剂量：建议初次负荷为 4mg/kg，90min 内静脉输入。应观察患者是否出现发热，寒战或其他输液相关症状。停止输液可控制这些症状，待症状消失后可继续输液。

维持剂量：建议每周用量为 2mg/kg。如初次负荷量可耐受，则此剂量可于 30min 内输完。

（4）不良反应：主要为输液相关症状，包括寒战、发热、肿瘤部位疼痛、呕吐、头痛、背痛和头晕等，多在首次用药发生，对乙酰氨基酚、苯海拉明、静脉皮质激素或中止赫赛汀输注可有效控制上述症状。赫赛汀最明显的不良反应为心脏毒性，单用或与化疗药物联用，都会引起心功能不全，特别是与蒽环类联合用药或既往用过蒽环类。故目前不推荐赫赛汀与蒽环类连用。赫赛汀相关的心脏毒性与剂量无关，是可逆的，可通过充血性心力衰竭的标准治疗或停止使用而减轻，有些患者还可以继续使用。

2. 西妥昔单抗（Cetuximab，爱必妥）

（1）作用机制：是一种人/鼠嵌合型抗 EGFR 单克隆抗体。它可特异性的与正常和肿瘤细胞的表皮生长因子受体（EGFR, HER1, c-erbB-1）相结合，阻断 EGFR 与其配体（EGF 和 TGF-α）的结合，抑制相关配体与 EGFR 结合后的酪氨酸激活，最终抑制肿瘤生长。临床研究显示，它能使肿瘤细胞周期停止，凋亡指数增加，降低肿瘤细胞修复 DNA 的能力。

（2）临床应用：①爱必妥与伊立替康联合用药治疗表达表皮生长因子受体（EGFR），经含伊立替康细胞毒治疗失败后的转移性结直肠癌。②头颈部鳞状细胞癌。联合放疗可作为局部晚期的初始治疗；联合铂类为主的治疗再加上 5-FU 可作为复发或转移性疾病的一线治疗；单药适合铂类治疗后复发或转移性的疾病

（3）用法用量：西妥昔单抗必须在有使用抗癌药物经验的医师指导下使用。在用药过程中及用药结束后 1h 内，必须密切监察患者的状况，并必须配备复苏设备。

首次使用本品之前，患者必须接受抗组胺药物及皮质类固醇治疗，建议在随后每次使用本品之前都对患者进行这种治疗。

本品每周给药1次。初始计量为400mg/m²表面积，其后每周250mg/m²体表面积。

初次给药时，建议滴注时间为120min，随后每周给药的滴注时间为60min，最大滴注速率不得超过5mL/min。

（4）不良反应：主要是痤疮样皮疹、腹泻、乏力、发热寒战等。

大量文献报道，KRAS基因的第12或第13密码子突变的患者，不论是单药还是与其他抗肿瘤药物联合均不应使用西妥昔单抗。

3. 帕尼单抗（Vectibix，维克替比）

（1）作用机制：是IgG2单克隆抗体，是第一个完全人源化单克隆抗体，其靶向作用于表皮生长因子受体（EGFR）。与西妥昔抗体不同，帕尼单抗的治疗实验中尚没有观测到ADCC效应，且其治疗范围与西妥昔单抗重叠，并没有体现出明显的疗效上的优势。但作为第一个完全人源化的抗体，仍有巨大的意义。

（2）临床应用：在氟尿嘧啶、奥沙利铂和伊立替康为基础的方案化疗后，病情仍然进展或转移的结肠癌、直肠癌（KRAS野生型、EGFR表达）。

（3）用法用量：每14天给予6mg/kg，60min静脉输注（≤1000mg）或90min（>1000mg）。

（4）不良反应：最常见不良反应（≥20%）是皮肤毒性（即红斑、痤疮样皮炎、瘙痒、表皮剥脱、皮疹和裂纹），甲沟炎、低镁血症、疲乏、腹痛、腹泻和便秘等。

4. 尼妥珠单抗（Nimotuzumab，泰欣生）

（1）作用机制：是全球第一个以表皮生长因子受体（EGFR）为靶点的单抗药物，中国第一个治疗恶性肿瘤的人源化单克隆抗体，作用靶点与西妥昔单抗相似，都为靶向EGFR的单克隆抗体。能够竞争性结合EGFR，阻断EGFR与其介导的下游信号通路，从而抑制肿瘤。

（2）临床应用：本品与放疗联合适用于治疗表皮生长因子受体EGFR受体阳性表达的Ⅲ/Ⅳ期鼻咽癌。其他包括头颈部鳞状细胞癌，复发或治疗无效的星形胶质细胞瘤及神经胶质瘤、胰腺癌等。

（3）用法用量：将两瓶（100mg）尼妥珠单抗注射液稀释到250mL生理盐水中，静脉输液给药，给药过程应持续

60min 以上。在给药过程中及给药结束后 1h 内,需密切监测患者的状况。首次给药应在放射治疗的第 1 天,并在放射治疗开始前完成。之后每周给药 1 次,共 8 周,患者同时接受标准的放射治疗。

(4) 不良反应:不良反应主要表现为轻度发热、血压下降、恶心、头晕、皮疹。在 70 例晚期鼻咽癌患者中进行的 II 期临床试验,发热发生率为 4.28% 体温最高 39℃,对症处理后缓解,不影响治疗。

5. 帕妥珠单抗(Pertuzumab,贺疾妥)

(1) 作用机制:帕妥珠单抗是一种重组的单克隆抗体,与 HER-2 受体胞外结构域 II 区结合,抑制二聚体的形成,抑制受体介导的信号转导通路。

(2) 临床应用:帕妥珠单抗联合曲妥珠单抗和化疗的方案,与以前的曲妥珠单抗联合化疗标准治疗方案相比,可以显著延长生存期的治疗。因此,帕妥珠单抗被批准用于联合曲妥珠单抗/赫赛汀和多西他赛治疗 HER-2 阳性转移性或不能手术切除的局部复发乳腺癌,并且既往未接受过对其复发转移疾病的抗 HER-2 治疗或化疗。

(3) 用法用量:初始剂量为 840mg,历时 60min 静脉输注完毕。其后每 3 周 420mg,历时 30~60min 静脉输注。只能静脉输注,禁静脉推注。

(4) 不良反应:在帕妥珠单抗 + 曲妥珠单抗 + 多西他赛组中观察到最常见的(> 30%)的不良反应为白细胞减少、恶心、乏力、皮疹和外周神经反应。最常见(> 25%)的 3/4 级不良反应为中性粒细胞减少、中性粒细胞减少性发热、白细胞减少、腹泻、外周神经反应、贫血、虚弱和疲劳等。

6. 利妥昔单抗(Rituximab,美罗华)

(1) 作用机制:美罗华是一种人/鼠嵌合性单克隆抗体,能特异性地与跨膜抗原 CD20 结合。CD20 抗原位于前 B 淋巴细胞和成熟 B 淋巴细胞的表面,而造血干细胞、前 B 细胞、正常浆细胞或其他正常组织不表达 CD20。95% 以上的 B 细胞性非霍奇金淋巴瘤瘤细胞表达 CD20。美罗华与 B 细胞上的 CD20 抗原结合后,启动介导 B 细胞溶解的免疫反应。B 细胞溶解的可能机制包括补体依赖的细胞毒作用(CDC),抗体依赖细胞的细胞毒作用(ADCC)。

(2) 临床应用:适用于复发或耐药的滤泡性中央型淋巴

瘤（国际工作分类 B、C 和 D 亚型的 B 细胞非霍奇金淋巴瘤）的治疗。先前未经治疗的 CD20 阳性 Ⅲ～Ⅳ 期滤泡性非霍奇金淋巴瘤，患者应与标准 CVP 化疗（环磷酰胺、长春新碱和泼尼松）8 个周期联合治疗。CD20 阳性弥漫大 B 细胞性非霍奇金淋巴瘤（DLBCL）应与标准 CHOP 化疗（环磷酰胺、阿霉素、长春新碱、泼尼松）8 个周期联合治疗。

（3）用法用量：每次滴注利妥昔单抗前应预先使用解热镇痛药（如扑热息痛）和抗组胺药（如苯海拉明）。还应该预先使用糖皮质激素，尤其是所使用的治疗方案不包括皮质激素时。

滤泡性非霍奇金淋巴瘤：

初始治疗：

作为成年患者的单一治疗药，推荐剂量为 375mg/m^2 BSA（体表面积），静脉给药，每周 1 次，22d 的疗程内共给药 4 次。

结合 CVP 方案化疗时，利妥昔单抗的推荐剂量是 375mg/m^2 BSA，连续 8 个周期（21d/周期）。每次先口服皮质类固醇，然后在化疗周期的第 1 天给药。

复发后的再治疗：

首次治疗后复发的患者，再治疗的剂量是 375mg/m^2 BSA，静脉滴注 4 周，每周 1 次（每周 1 次，连续 4 周）。

弥漫大 B 细胞性非霍奇金淋巴瘤：

利妥昔单抗应与 CHOP 化疗联合使用。推荐剂量为 375mg/m^2 BSA，每个化疗周期的第 1 天使用。化疗的其他组分应在利妥昔单抗应用后使用。

初次滴注：

推荐起始滴注速度为 50mg/h；最初 60min 过后，可每 30min 增加 50mg/h，直至最大速度 400mg/h。

以后的滴注：

利妥昔单抗滴注的开始速度可为 100mg/h，每 30min 增加 100mg/h，直至最大速度 400mg/h。

治疗期间的剂量调整：

不推荐利妥昔单抗减量使用。利妥昔单抗与标准化疗合用时，标准化疗药剂量可以减少。

（4）不良反应：主要为输液相关不良反应，超过 50% 患者会出现输液相关不良反应,主要出现于第 1 次滴注,而且常常是在滴注开始的第 1~2h 内出现。这些不良反应大部分是轻微的流感样反应。通常症状包括发热、畏寒和寒战。其他症状有脸部潮红、血管性水肿、恶心、荨麻疹/皮疹、疲劳、头痛、咽喉刺激、鼻炎、呕吐和肿瘤疼痛。大约 10% 的病例症状加重伴随低血压和支气管痉挛。患者偶尔会出现原有的心脏疾病如心绞痛和心衰的加重。减缓或中断美罗华的滴注并给予支持治疗(静脉输注盐水、苯海拉明和扑热息痛)后输液相关不良反应一般会消失。

7. 贝伐单抗(Bevacizumab, Avastin)

(1) 作用机制:是一种重组人源化抗血管内皮生长因子单克隆抗体。它能与 VEGF 受体 -1 和受体 -2 特异性结合,阻碍 VEGF 生物活性形式产生,进而抑制肿瘤血管生成。

(2) 临床应用:a. 适用于联合以 5-FU 为基础的化疗方案一线治疗转移性结直肠癌。b. 联合卡铂和紫杉醇用于一线治疗无法手术切除的局部晚期、复发或转移性非鳞状细胞非小细胞肺癌。c. 单药用于胶质瘤二线治疗(10mg/kg, 14d)。

(3) 用法用量:参见"第十五章 姑息性化疗"。

(4) 不良反应:最常见的是高血压、蛋白尿、血栓症、鼻出血,最严重的不良反应是肿瘤相关性出血,如咯血和呕血。研究显示,鳞型细胞癌最易发生严重的出血。这是因为鳞癌容易发生坏死和空洞化,且肿块的部位常靠近大血管。

二、抗肿瘤血管生成制剂

血管内皮抑素(Endostatin,恩度)是我国生产的重组人血管内皮抑素。

(1) 作用机制:它通过抑制形成血管的内皮细胞迁移来达到抑制肿瘤新生血管的生成,阻断肿瘤细胞的营养供给,从而达到抑制肿瘤增殖或转移目地。

(2) 临床应用:联合 NP 化疗方案用于治疗初治或复治的 Ⅲ/Ⅳ 期非小细胞肺癌患者。

(3) 用法用量:$7.5mg/m^2$,加入 250~500mL 生理盐水中,静脉滴注 3~4h。与 NP 化疗方案联合给药时,本品在治疗周期的 1~14d,每天给药 1 次,每次 $7.5mg/m^2$,连续给药 14d,休息 1 周,再继续下一周期治疗。

三、小分子化合物

小分子化合物是一类信号转导抑制剂,主要包括:

1. 伊马替尼(Imatinib,格列卫)

(1) 作用机制:格列卫是一种 2-苯胺嘧啶的衍生物,它是一种高度特异的酪氨酸激酶抑制剂,不仅抑制 BCR-ABL 酪氨酸激酶活性,还抑制 c-Kit、PDGF-R 和 ARG(ABL 相关基因)的酪氨酸激酶活性。它通过与 ATP 竞争性结合酪氨酸激酶催化部位的核苷酸结合位点,使得激酶不能发挥催化活性,底物的酪氨酸残基不能被磷酸化,使其不能与下游的效应分子进一步作用,从而导致细胞增殖受抑,诱导细胞凋亡。

(2) 临床应用:干扰素治疗失败的慢性粒细胞白血病的慢性期,加速期或急变期(以上适用于 3 岁以上患者)。不能切除和/或发生转移的 c-Kit(CD117)阳性的恶性胃肠道间质肿瘤(GIST)(成人患者,18 岁以上)。

(3) 用法用量:对慢性粒细胞白血病急变期和加速期患者,伊马替尼的推荐剂量为 400mg/d 或 600mg/d;对干扰素治疗失败的慢性期患者,以及不能手术切除或发生转移的恶性胃肠道间质肿瘤(GIST)患者,推荐剂量为 400mg/d,均为每日 1 次口服,宜在进餐时服药,并饮一大杯水,只要有效,就应持续服用。如果血象允许,没有严重药物不良反应,在下列情况下剂量可考虑从 400mg/d 增加到 600mg/d,或从 600mg/d 增加到 800mg/d(400mg,分 2 次服用)。

(4) 不良反应:常见的包括恶心、呕吐、水肿(体液潴留)、肌肉痛性痉挛、疲劳、皮疹和头痛等。

2. 厄洛替尼(Erlotinib,特罗凯)

(1) 作用机制:是一种小分子量的喹唑啉类化合物,是一种口服的表皮生长因子受体酪氨酸激酶抑制剂(EGFR-TKI),可与 ATP 竞争性结合 EGFR 的胞内区酪氨酸激酶(TK)部分,抑制蛋白酪氨酸激酶(PTK)的活性和磷酸化,阻断 EGFR 信号通路而发挥抗肿瘤效应。

(2) 临床应用:厄洛替尼用于两个或两个以上化疗方案失败的局部晚期或转移的非小细胞肺癌的三线治疗。东方人、女性、不吸烟、腺癌(尤其是肺泡细胞癌)患者对厄洛替尼治疗更敏感,治疗后皮疹出现程度与缓解率、生存期呈正相关。推荐厄洛替尼用于 EGFR 敏感突变患者的一线治疗。不推荐厄洛替尼用于 EGFR 突变阴性或 EGFR 状态未知患者的一线治疗。

(3) 用法用量：150mg/d，至少饭前 1h 或饭后 2h 口服，持续治疗直至疾病进展或出现不能耐受的毒性反应。

(4) 不良反应：最常见为皮疹（75%）和腹泻（56%），最严重的是间质性肺病（interstitial lung disease，ILD），如果 ILD 被确诊，厄洛替尼治疗应中断，并应采取相应的治疗。

3. 吉非替尼（Gefitinib，易瑞沙）

(1) 作用机制：同特罗凯。

(2) 临床应用：用于既往化疗失败的晚期 NSCLC 患者。东方人、女性、不吸烟、腺癌（尤其是肺泡细胞癌）患者的预后较好。

(3) 用法用量：250mg/d，po，持续治疗直至疾病进展。

(4) 不良反应：最常见的是痤疮样皮疹和腹泻，最严重的是 ILD，其发生率为 3% ~ 5%，ILD 很危险，一旦发生应立即停药并给予相应的治疗。

4. 埃克替尼（Icotinib，凯美纳）

(1) 作用机制：是我国第一个拥有自主知识产权的 EGFR-TKI，也是全球第三个上市的 EGFR-TKI。

(2) 临床应用：埃克替尼作为 EGFR 基因敏感突变晚期 NSCLC 患者的一线治疗药物；用于晚期 NSCLC 患者的二、三线治疗，EGFR-TKI 的新辅助和辅助治疗目前国际上没有明确的结论，埃克替尼的多项研究正在进行中。

(3) 用法用量：本品的推荐剂量为每次 125mg（1 片），每天 3 次。口服，空腹或与食物同服，高热量食物可能明显增加药物的吸收。

(4) 不良反应：最常报道的不良反应为皮疹（40.0%）、腹泻（18.5%）和转氨酶升高（8.0%），绝大多数为 I ~ II 级，一般见于服药后 1 ~ 3 周内，通常是可逆性的，无须特殊处理，可自行消失。

5. 索拉非尼（Sorafenib，多吉美）

(1) 作用机制：是一种多激酶抑制剂，能同时抑制多种存在于细胞内和细胞表面的激酶，包括 Raf 激酶、血管内皮生长因子受体 -2（VEGFR-2）、血管内皮生长因子受体 -3（VEGFR-3）、血小板衍生生长因子受体 -β（PDGFR-β）、KIT 和 FLT-3。索拉非尼具有双重抗肿瘤效应，一方面，它可以通过抑制 Raf/MEK/ERK 信号传导通路,直接抑制肿瘤生长;另一方面,它又可通过抑制 VEGFR 和 PDGFR 而阻断肿瘤新生血管的形成,间接抑制肿瘤细胞的生长。

(2) 临床应用:用于治疗晚期肾细胞癌。

(3) 用法用量:400mg,po,bid,不可与食物同服(宜在进食 1h 前或进食 2h 后服药)。除非索拉非尼疗效降低或患者不能耐受其毒性反应,否则该药可以长期使用。若患者出现药物不良反应,索拉非尼给药剂量可降低到 400mg,每天 1 次或隔天 1 次。

(4) 不良反应:常见不良反应包括皮疹、腹泻、血压升高,以及手掌或足底部发红、疼痛、肿胀或出现水疱。

6. 舒尼替尼(Sunitinib,索坦)

(1) 作用机制:是一种口服的小分子多靶点受体酪氨酸激酶抑制剂(receptor tyrosine kinase inhibitor,rTKI)。具有抑制肿瘤血管生成和抗肿瘤细胞生长的多重作用。该药发挥抗癌作用的靶点包括:PDGFR(PDGFRα 和 PDGFRβ)、VEGFR(VEGFR1、VEGFR2、VEGFR3)、FLT-3、CSF-1R、kit 和 ret。

(2) 临床应用:a. 甲磺酸伊马替尼治疗失败或不能耐受的胃肠间质瘤(GIST)。b. 不能手术的晚期肾细胞癌(RCC)。c. 不可切除的转移性高分化进展期胰腺神经内分泌瘤(pNET)成年患者。

(3) 用法用量:与食物同服或不同服均可。

本品治疗胃肠间质瘤和晚期肾细胞癌的推荐剂量是 50mg,每日 1 次,口服,服药 4 周,停药 2 周(4/2 给药方案)。

对于胰腺神经内分泌瘤,本品推荐剂量为 37.5 mg,口服,每日 1 次,连续服药,无停药期。

剂量调整:

对于胃肠间质瘤和转移性肾细胞癌,根据患者个体的安全性和耐受性,以 12.5mg 为梯度单位逐步调整剂量。每日最高剂量不超过 75mg,最低剂量为 25mg。

对于胰腺神经内分泌瘤,根据患者个体的安全性和耐受性,以 12.5 mg 为梯度单位逐步调整剂量。在 3 期临床试验中使用的最大剂量为每日 50 mg。

根据患者个体的安全性和耐受性情况,必要时可中断治疗。

（4）不良反应：最常见的不良反应（≥20%）是疲劳、乏力、发热、腹泻、恶心、黏膜炎/口腔炎、呕吐、消化不良、腹痛、便秘、高血压、外周水肿、皮疹、手足综合征、皮肤褪色、皮肤干燥、毛发颜色改变、味觉改变、头痛、背痛、关节疼痛、肢端疼痛、咳嗽、呼吸困难、厌食和出血。潜在严重的不良反应包括肝毒性、左心室功能障碍、QT间期延长、出血、高血压、甲状腺功能不全。

7. 拉帕替尼（Lapatinib，泰克泊）

拉帕替尼是一种口服的小分子表皮生长因子酪氨酸激酶抑制剂。

（1）作用机制：是小分子4-苯胺基喹唑啉类受体酪氨酸激酶抑制剂，抑制表皮生长因子受体（ErbB1）和人表皮因子受体2（ErbB2）。4种乳腺癌细胞株中BT474和SKBr3对拉帕替尼敏感，半抑制浓度为25和32 nmol/L，MDA-MB-468和T47D细胞株不敏感，半抑制浓度在微摩尔级别，对于膀胱癌的2种细胞株，RT112（ErbB1和ErbB2高度表达）和J82（ErbB1和ErbB2低度表达），增强顺铂的疗效。在多种动物均能抑制表皮因子驱动的肿瘤生长。

（2）临床应用：用于联合卡培他滨治疗ErbB-2过度表达的，既往接受过包括蒽环类、紫杉醇、曲妥珠单抗（赫赛汀）治疗的晚期或转移性乳腺癌。

（3）用法用量：推荐剂量为1250mg，每日1次，第1~21d服用，与卡培他滨2000mg/d，第1~14d分2次服联用。拉帕替尼，应每日服用1次，不推荐分次服用。饭前1h或饭后2h后服用。如漏服1剂，第2天不需剂量加倍。妊娠级别D，孕妇禁用。

（4）不良反应：临床试验中观察到的大于10%的不良反应主要为胃肠道反应，包括恶心、腹泻、口腔炎和消化不良等，皮肤干燥、皮疹，其他有背痛、呼吸困难及失眠等。与卡培他滨合用，不良反应有恶心、腹泻及呕吐、掌跖肌触觉不良等。个别患者可出现左心室射血分数下降，间质性肺炎。

其最常见之副作用为肠胃消化道系统方面的副作用，即是恶心、呕吐、腹泻等症状，其他还有皮肤方面的红肿、瘙痒、疼痛以及疲倦等。另外还有极少见但是严重的副作用，如心脏方面以及肺部方面。

当病患出现二级（New York Heart Association, NYHA

class 2）以上的心脏左心室搏出分率（Left Ventricle Ejection Fraction，LVEF）下降时，必须停止使用，以避免产生心脏衰竭。当 LVEF 回复至正常值或病患无症状后两个礼拜便可以以较低剂量重新用药。

四、PD-1/PD-L1 抑制剂

PD-1 主要在激活的 T 细胞和 B 细胞中表达，功能是抑制细胞的激活，这是免疫系统的一种正常的自稳机制，因为过度的 T/B 细胞激活会引起自身免疫病，所以 PD-1 是我们人体的一道护身符。但是，肿瘤微环境会诱导浸润的 T 细胞高表达 PD-1 分子，肿瘤细胞会高表达 PD-1 的配体 PD-L1 和 PD-L2，导致肿瘤微环境中 PD-1 通路持续激活，T 细胞功能被抑制，无法杀伤肿瘤细胞。PD-1 的抗体可以阻断这一通路，部分恢复 T 细胞的功能，使这些细胞能够继续杀伤肿瘤细胞。

PD-L1 在多种肿瘤细胞中均有上调表达，它与 T 细胞上的 PD-1 结合，抑制 T 细胞增殖和活化，使 T 细胞处于失活状态，最终诱导免疫逃逸。两种抑制剂均可阻断 PD-1 和 PD-L1 的结合，上调 T 细胞的生长和增殖，增强 T 细胞对肿瘤细胞的识别，激活其攻击和杀伤功能，通过调动人体自身的免疫功能实现抗肿瘤作用。

1. 尼伏单抗（Nivolumab）

（1）作用机制：尼伏单抗是一种结合于程序性死亡受体 -1（PD-1）的单克隆抗体，通过阻断 PD-1 及其配体 PD-L1 和 PD-L2 间相互作用，从而阻断 PD-1 通路介导的免疫抑制反应，包括抗肿瘤免疫反应。

（2）临床应用：治疗晚期或无法手术切除的对其他药物无响应的黑色素瘤以及既往化疗或靶向治疗失败的非小细胞肺癌（NSCLC）。

（3）用法用量：3mg/kg，静脉滴注 60min，每 2 周 1 次。

（4）不良反应：a. 免疫介导肺炎。b. 免疫介导结肠炎。c. 免疫介导肝炎，监测肝功能变化。d. 免疫介导肾炎和肾功能不全，监测肾功能变化。e. 免疫介导甲状腺功能减退和甲状腺功能亢进，监测甲状腺功能变化。f. 胚胎 - 胎儿毒性。最常见的不良反应是皮疹。特殊人群用药：妊娠期：妊娠期妇女给予 Nivolumab 可致胎儿危害，应禁用，如确需使用，应权衡利弊；哺乳期：哺乳期妇女应权衡利弊，停止哺乳；有生殖潜能的女性和男性：建议有生殖潜能的女性，用 Nivolumab 治疗期间和末次剂量后至少 5 个月内要实行有效避孕；儿童和老年人：Nivolumab 的安全性和有效性尚未做充分研究；肝肾受损患者：尚无剂量调整建议。

2. 潘利珠单抗（Pembrolizumab）

（1）作用机制：潘利珠单抗是人源化单克隆抗体，阻断 PD-1 和其配体间相互作用，是一个 IgG4 免疫球蛋白。

（2）临床应用：适用于不可切除或转移性黑素瘤的治疗。

（3）用法用量：2mg/kg，30min 静脉滴注，每 3 周 1 次。

（4）不良反应：①免疫介导不良反应，根据反应的严重程度给予糖皮质激素。②免疫介导结肠炎。③免疫介导肝炎，监视肝功能变化。④免疫介导垂体炎。⑤免疫介导肾炎，监视肾功能变化。⑥免疫介导甲状腺功能亢进和甲状腺功能减退，监视甲状腺功能变化。⑦胚胎 - 胎儿毒性。

3. 阿提珠单抗（Atezolizumab）

（1）作用机制：阻挡 PD-1/PD-L1 结合还能阻挡 PD-L1/B7.1 的结合，B7.1 在 T 细胞表面表达，与 PD-L1 结合后也会抑制 T 细胞的活化、增殖。

（2）临床应用：用于治疗接受含铂化疗期间/之后或接受含铂化疗的新辅助疗法/辅助疗法 12 个月内疾病进展的局部晚期或转移性尿路上皮癌。

（3）用法用量：1200mg，每 3 周 1 次静脉给药。

（4）不良反应：疲劳、食欲减退、恶心、尿路感染、发热、便秘。

4. 度伐单抗（Durvalumab）

（1）作用机制：Durvalumab 是一种人免疫球蛋白 G1 kappa（IgG1κ）单克隆抗体阻断 PD-L1 与 PD-1 和 CD80（B7.1）的相互作用。PD-L1/PD-1 和 PD-L1/CD80 相互作用的阻断释放免疫反应的抑制作用，无诱导抗体依赖细胞 - 介导细胞毒性（ADCC）。在体外 PD-L1 与 Durvalumab 阻断导致增加 T- 细胞活化和在共同移植的人类肿瘤和免疫细胞异种移植小鼠模型中减低肿瘤大小。

（2）临床应用：治疗局部晚期或转移性尿路上皮癌患者，这些患者在接受含铂化疗药治疗期间或治疗之后疾病出现进展，或在接受新辅助或辅助铂类化疗的 12 个月内疾病出现进展。

(3) 用法用量：10mg/kg，2周1次，静脉输液60min以上，直到疾病出现进展或产生患者无法承受的毒性。

(4) 不良反应：疲劳、肌肉骨骼疼痛、便秘、食欲减退、恶心、外周性水肿和尿路感染。有43%的患者出现了严重的3到4级不良反应。感染和免疫相关不良反应有肺炎、肝炎、结肠炎、甲状腺疾病、肾上腺功能不全和糖尿病等。

五、其他分子靶向药物

1. 克唑替尼（Erizotinib，赛可瑞）

(1) 作用机制：是全球第一个小分子ALK和c-Met双靶点口服抑制剂，通过抑制EML4-ALK融合蛋白，阻止ALK激酶区异常激活，达到抗肿瘤效应。

(2) 临床应用：克唑替尼用于包括一线治疗在内的ALK阳性晚期NSCLC患者的治疗。

(3) 用法用量：口服，1次200mg（1粒），每日2次。

(4) 不良反应：最常见的不良反应（≥25%）为视力障碍、恶心、腹泻、呕吐、水肿和便秘。

2. 依维莫司（Everolimus，飞尼妥）

(1) 作用机制：是一种mTOR抑制剂，能抑制细胞增殖和血管生成。

(2) 临床应用：①舒尼替尼或索拉非尼治疗失败的晚期肾细胞癌。②需治疗但无法根治性手术切除的伴结节性硬化的室管膜下巨细胞星形细胞瘤（SEGA）。治疗SEGA的疗效是根据SEGA的体积改变来确定的。

(3) 用法用量：

①晚期肾细胞癌：每天1次，每次口服10mg，与食物同服或不同服皆可。

中度肝功能损害患者，减量服用飞尼妥，每天1次，每次口服5mg。如需同时服用中度CYP3A4抑制剂或P糖蛋白抑制剂，如红霉素、氟康唑、维拉帕米，应减量服用飞尼妥：每天1次，每次口服2.5mg；如果患者能耐受，剂量可增至每次口服5mg。如需同时服用CYP3A4强诱导剂，如利福平、苯妥英，应增量服用飞尼妥，每次增加5mg，最大使用剂量可达每天1次，每次20mg。

②室管膜下巨细胞星形细胞瘤（SEGA）：初始剂量随着患者体表面积，BSA的不同而不同。BSA $0.5 \sim 1.2m^2$，初始剂

量 2.5mg/d；BSA 1.3～2.1m^2，5mg/d；BSA ≥ 2.2m^2，7.5mg/d。随后滴定剂量使血药谷浓度达到 5～10ng/mL。如需同时服用中度 CYP3A4 抑制剂或 P 糖蛋白抑制剂，大约减量 50% 服用本药。随后的剂量需根据血药浓度监测结果（TDM）来调整。如需同时服用 CYP3A4 强诱导剂，应加倍增量服用本药。随后的剂量需根据血药浓度监测结果 TDM 来调整。处理药物不良反应时，可根据需要减量服用本药或中断本药治疗。

(4) 不良反应：最常见不良反应（发生率 ≥ 30%）是咽炎、感染、无力、疲乏、咳嗽和腹泻。

3. 其他

阿法替尼，AZD-9291 和 Rocelitinib，范得他尼这种药正在进行临床研究。

第四篇

姑息性治疗的基本药物和方法

第十五章 糖皮质激素的应用

一、概述

肿瘤晚期患者经常出现食欲不振、乏力、癌性疼痛、癌性发热、恶病质、呼吸困难等症状，导致患者的生活质量降低。糖皮质激素有抗炎、抗过敏、抗内毒素作用，减轻血管充血、减轻微血管壁通透性、减少血管活性、减少炎症介质产生、减少渗出，可缓解与肿瘤坏死和放疗有关的水肿及炎症反应，减轻对周围组织的压迫，以及辅助镇痛效果，对改善症状有效。但是，有不少医生由于是害怕激素的副作用，而不能及时应用。其实在很多情况下，由于是在合适的时期使用合适的剂量，所以患者受益很大，可明显改善患者症状，提高生活质量。

二、临床应用范围

（1）肿瘤直接引起的并发症：肾上腺皮质功能减退症，上腔静脉综合征，食欲不振恶病质综合征，急性颅内压增高，脊髓压迫症，气管受压，消化道阻塞，癌性淋巴管炎，癌性胸膜炎，癌性腹膜炎等。

（2）肿瘤间接引起的并发症：高钙血症，肿瘤热，疲劳，疼痛，低血糖症等。

（3）肿瘤医源性并发症：放射性脑病，急性放射性肺炎，放射性食管炎，放射性肠炎，化疗引起的恶心呕吐，化疗引起白细胞减少症，化疗引起的肺损害等。

三、具体应用

1. 开始应用时期

上述适应证出现，即开始应用激素。

2. 给药途径

（1）口服：能正常进食的患者，以口服为主。

（2）静脉注射：有两种情况，一种是进食困难时，一种是病情紧急时，给予静脉注射或静脉点滴。其特点是起效时间快。

（3）持续皮下注射：进食困难以及外周血管不好时，可以考虑采用。

（4）肛门内给药：以上给药方法均不能顺利进行时，可以用肛门内给药方法。尤其是在肛门内癌性分泌物较多时，有时有治疗作用。

（5）雾化吸入：雾化吸入药物可以直接作用于气道黏膜，局部药物浓度高，充分发挥糖皮质激素的抗炎作用，同时避免全身不良反应，可用于呼吸困难、喘促的肿瘤患者。

3. 常用药物剂量及应用时间

肿瘤晚期常用的糖皮质激素是地塞米松。这是由于其药效为强地松的 7 倍，药物半衰期时间长为 36~54h，钠水潴留的副作用小且持续时间短。

地塞米松常用的剂型有：片剂：0.75mg/片，注射剂：5mg/支。

结合肿瘤患者治疗的临床经验和实践，我们将地塞米松应用的日剂量分为低日剂量组（< 5mg/d），中日剂量组（5~10mg/d）和高日剂量组（> 10mg/d）。

（1）用于防治恶心呕吐、改善食欲、肿瘤热时多为低剂量。

（2）减轻水肿、控制癌性疼痛、癌性淋巴管炎，癌性腹膜炎和改善骨髓抑制时多为中剂量。

（3）在用于预防过敏、治疗咯血、放射损害、上腔静脉综合征、降低颅内压和减轻脊髓压迫时多用高剂量。恶性肠梗阻时最大量可用 60mg/d 地塞米松，如使用 3~5d 症状无改善，应停用。

小剂量时，每日早晨 1 次；大剂量时，分每日早晚 2 次，或早中晚 3 次口服，但是应该避免晚上 6 时以后服药，因其可导致失眠。

5 日以内使用地塞米松时可以突然中止使用，其他情况应逐渐减量，以防止出现戒断综合征。

用糖皮质激素治疗放疗化疗产生的毒副作用时要控制用药时间，在用于改善患者肿瘤症状时，则可延长治疗时间。糖皮质激素的用法无统一标准，受到用药的种类、剂量和疗程等因素，和性别、年龄、体质等的影响，患者所出现的不良反应的表现、程度和性质都不相同。所以，对糖皮质激素用药种类、剂量和持续时间以及适应证的把握就显得尤为重要。

4. 副作用与对策

虽然糖皮质激素对大多数晚期肿瘤患者有益，但同时也会出现副作用。应用剂量对其主要不良反应的影响相对较小，应用天数和患者年龄、性别、体重、基础疾病、肿瘤类型、分期、KPS评分对其主要不良反应的影响相对较大。

以下为可能出现的副作用及其防治措施：

（1）口腔真菌：注意口腔护理，可用氟康唑治疗，50~100mg/d，3~5d。

（2）消化道溃疡与出血：用H2阻滞剂、质子泵抑制剂可以防治。与NSAIDs并用时容易发生，而单用激素时出现的比例很低。

（3）感染：有肺结核既往史的患者应慎用，必要时可合用抗结核治疗。如出现了细菌感染的征象，应使用抗生素。（但是不用预防用药）。

（4）精神症状：其症状如焦虑、烦躁、失眠、不安、抑郁状态，行动及性格异常等。慢性消耗性疾病及既往有过精神不正常者极易出现，必要时，可以使用抗精神病药。

（5）高血糖、高血压：有糖尿病、高血压既往史的患者容易出现。激素应减量或使用降糖药、降压药。

（6）骨质疏松：长期服用及高龄患者容易出现，所以高龄患者应避免长期应用。如果出现了骨质疏松就要以止痛对策为中心。

（7）地塞米松本身无潴钠排钾作用，与利尿剂（保钾利尿剂除外）合用可引起低血钾症，应注意用量。

第十六章 晚期肿瘤的输液

一、概述

晚期肿瘤患者体内水液代谢多呈异常状态,易出现电解质、酸碱平衡紊乱等不适症状和体征。因此,在临床上常采取积极补液和营养支持的方法以改善患者的临床症状。肿瘤晚期患者代谢低下、恶病质状态,输液目的是为了控制症状,使患者舒适,不能因为输液本身而增加患者的痛苦。所以控制晚期肿瘤患者输液量可以减少水肿、心力衰竭、喘息、胸水、腹水等问题的发生。

二、晚期肿瘤输液的应用

(一)肿瘤内科临床肠外营养支持治疗

(1)适应证:体重丢失或超过1周进食减少的肿瘤患者且不能经口进食者,短期肠外营养是标准的营养支持方案;化疗、放疗引起消化道不良反应者是短时期肠外营养获益者。当饥饿或营养不良因素超越肿瘤播散成为主要致死原因时,推荐肠外营养支持。

(2)输液计划:因周围静脉途径不能耐受浓度较高的营养液,肿瘤患者需两周以上应用肠外营养时推荐使用中心静脉途径。多瓶分瓶输注时因各营养素非同步进入人体,不利于机体对营养物质的利用,适于短期使用。将各种营养物质配制成全营养混合液输注适用于胃肠道功能完全丧失者和需要长期使用肠外营养治疗者。

(3)制剂选择:较理想的营养配方是高脂、低糖、高蛋白。

(4)并发症:静脉营养输液作为一种外源性营养物质输入体内,必然会引起体内各种物质代谢的变化,特别是长期应用时,应注意肝肾功能和血象的变化。常见并发症有:a.糖代谢紊乱。b.代谢性酸中毒。c.低血钾。d.脂肪超载现象。e.高氨血症等

(5)禁忌证:血流动力学不稳定、终末期肝肾功能衰竭、胆淤者禁用肠外营养。

(6) 终末期患者营养支持治疗

终末期肿瘤患者一般来说预计生存期不足 3 个月。患者往往伴随有严重的恶病质。恶病质特点为慢性、进行性、不知不觉的体重下降，经常伴有厌食、饱腹感和乏力表现，且对营养治疗不敏感或部分敏感。

终末期患者的治疗原则是以保证生活质量及缓解症状为目的，其中生活质量是营养治疗评估中最重要的内容。

(二) 晚期肿瘤患者的输液治疗

1. 原则

能进食的患者应尽可能地经口摄取食物，药物也应采取口服。在决定输液时，应考虑以下情况：①年龄。②预后。③临床症状。④患者及家属的希望。⑤输液带给患者的益处。

输液时应注意是否有过度输液。终末期患者应把输液量控制在每日 1000mL 以内。根据患者情况调节输液量，甚至可以中止输液。在输液时，也应缩短输液时间，使患者尽可能地从输液中解脱出来。

2. 控制输液量的患者状态

身体虚弱者、心脏功能欠佳者，都对身体"容量"的变化十分敏感，即使只输入普通生理盐水，也会加重心脏负担，引起严重的不良反应。下面情况出现时可考虑限制输液量，甚至停止输液。

(1) 大量胸腔或腹腔积液。

(2) 多脏器功能衰竭导致少尿或无尿。

(3) 高度的全身水肿。

(4) 建立血管通路非常困难时。

(三) 限制输液后症状的控制

终末期患者可出现各种肿瘤相关症状，此时可尽量选择不依赖输液的方法控制症状，或者输注改善患者症状的必要药物，将液体入量降到最低限度。

(1) 持续皮下注入法：对控制症状非常有效。

(2) 大量皮下注入法：建立血管通路困难而非经口的水分补充是必要时，是非常有效的方法。另外，根据患者及家属希望在不增加患者负担的状态下，输液时也可同时应用。由于静脉通路建立技术比较成熟，故目前很少使用。

具体的方法是，把 0.55mm 的头皮针刺入并固定在腹部皮下，注入 0.9% 的氯化钠注射液或 0.45% 的氯化钠注射液 200~500mL。头皮针可以在皮下留置 1 周。注入速度为 20~100mL/h,注入总量为每日 500mL 以内,输注葡萄糖的浓度超过 5% 时,可引起局部疼痛应予以注意。另外,每日皮下注射液体 500mL 时,有时可以暂时出现局部的水肿,但是经过一段时间能够吸收。

(3) 肛门用药:因失眠、意识混乱而需要镇静时,可用溴西泮栓剂 1.5~6mg 塞肛用药;全身疲乏感严重时可以用地塞米松片剂塞肛使用。

(4) 对家属的说明:大多数患者家属对输液寄予过多希望,而对减少输液量甚至终止输液有抵抗。应充分地向家属说明,在得到了患者家属的同意后,可以停止静脉输液。

第十七章 晚期肿瘤的姑息性镇静治疗

一、概述

从死亡前数月至死亡前数小时,由于晚期肿瘤引起的痛苦及病理生理的变化,患者可出现强烈的焦虑、烦躁等精神症状,晚期多种症状相加的复杂性以及药物使用的相互矛盾,往往导致症状控制措施的失败。这时只有通过姑息性镇静才能改善这一状况。姑息性镇静是有目的地诱导和维持患者处于镇静状态,将患者从痛苦中解脱出来,使家属能沉稳地看护患者。全体医护人员都应该认识到镇静并不能缩短患者生命;同时,要尊重患者及家属的意见,镇静开始前,向家属充分地说明,以使家属内部取得一致意见。

在姑息治疗发展领先的欧洲国家,姑息性镇静治疗已常规性应用于晚期癌症患者的治疗中,有 2.5%~8.5% 的患者接受长期的持续镇静直至死亡。谵妄、烦躁、呼吸困难、无法缓解的疼痛、精神抑郁等是死亡的重要因素。

二、适应证

(1) 严重的全身疲劳,无法缓解的疼痛,强烈的呼吸困难。
(2) 出现谵妄、烦躁、精神抑郁等精神症状。
(3) 镇静治疗可减轻患者疼痛。

三、给药途径

(1) 口服给药。
(2) 持续皮下注射,在血管通路难以建立时应用。
(3) 持续静脉点滴,有血管通路时可考虑使用,持续静脉点滴法有速效性。在皮下注射法不能充分镇静时,持续点滴可取得更强的镇静作用。

四、临床常用药物

(1) 人工冬眠:氯丙嗪、异丙嗪各 50mg 加入生理盐水中缓慢静脉滴注,适用于肿瘤晚期异常烦躁的患者,呼吸衰竭者慎用。可降低机体对各种病理刺激的反应,提高各组织对缺氧的耐受力。

(2) 安定:10~50mg/d,持续皮下注入或持续静脉点滴,有抗痉挛作用。

(3) 咪达唑仑(速眠安):用持续皮下注入法或持续静脉点滴法。行皮下注入时可与吗啡混合注入,作用出现迅速,半衰期也短,大约为3h。癌症患者终末期咪达唑仑的药物使用剂量平均可达20~70mg/d,最大量为240mg/d。此种药物已被证实对于晚期癌症患者终末期镇静治疗是安全的。

(4) 吗啡:已经使用吗啡止痛的患者适当增加药量可得到镇静作用。但要注意是否出现呼吸抑制。

(5) 奥氮平:适用于精神分裂症及相关疾病常见的继发性情感症状,临床常用于脑转移癌引起的妄想、幻觉、思维障碍、敌意和猜疑等精神症状。5~20mg/d,根据症状调节剂量。奥氮平应慎用于放疗和化疗所致的骨髓抑制及有癫痫相关疾病等患者。

(6) 阿米替林:三环类抗抑郁药,用于治疗各种抑郁症,具有较强的镇静、催眠作用,主要用于治疗焦虑性或激动性抑郁症。口服成人常用量:起始剂量25mg,每日2~4次口服,根据病情及耐受情况逐渐增至150~300mg/d。老年患者敏感性增强,应减量应用。癫痫病史者慎用。

(7) 氟哌啶醇:用持续皮下注入法或持续静脉点滴法,不易出现呼吸抑制,从10~15mg/d开始,增量到50mg/d仍无效时,改用其他药物。

(8) 硫喷妥钠:初始剂量为20~80mg/h,用药速度为160~440mg/h。

五、向家属的说明

在开始镇静前,向患者充分说明镇静治疗的必要性,以求得家属的了解、同意。为此,对以下问题要用充足的时间、充满感情地加以说明:

(1) 到目前为止,在医学上所能做到的都已经做到了。

(2) 从现在的痛苦中解脱出来,只有镇静治疗。

(3) 镇静治疗并不能缩短患者的生存期,就是持续使用药物使患者处于无知觉状态。

(4) 尽管对外界的刺激没有明显反应,但患者的听觉到最后也还残存,所以家属可以尽情呼唤患者。

六、注意事项

(1) 苯二氮䓬类静脉输液时速度的变化不要过快,容易造成低血压。输液时注意观察患者心率、呼吸的变化。

(2) 镇静治疗本身可引起咳嗽反射的减弱,导致患者咯痰困难,进而引起或加重肺部感染。镇静治疗时要加强呼吸道管理,保持呼吸道通畅,加强胸部物理治疗,包括定时叩背、更换体位、吸痰、气道湿化等措施。

(3) 长时间使用镇静药物后不能突然停药,应逐步减少用量。

参考文献

[1] 呼吸困难诊断、评估与处理的专家共识组.呼吸困难诊断、评估与处理的专家共识 [J].中华内科杂志,2014,53 (4):337-341.

[2] 赵建平.呼吸疾病诊疗指南 [M].3 版.北京:科学出版社,2013,6.

[3] 黄慧萍.MIMS 呼吸系统疾病用药指南 [S].7 版.美迪医讯亚太有限公司,2012,10.

[4] 周仲瑛.普通高等教育"十一五"国家级规划教材:中医内科学 [M].2 版.北京:中国中医药出版社,2009.

[5] 中国恶性胸腔积液诊断与治疗专家共识组.恶性胸腔积液诊断与治疗专家共识 [J].中华内科杂志,2014,53 (3):252-256.

[6] 中华医学会呼吸病学分会哮喘学组.咳嗽的诊断与治疗指南 (2015) [J].中华结核和呼吸杂志,2016,39 (5):323-353.

[7] 郭海英,周新.咯血的临床思维与诊治流程 [J].中国实用内科杂志,2007,27 (8):634-367.

[8] LUMACHI F. The Value of Urine Cytology in the Workup of Hematuria[J]. Cancer cytopathology, 2016, 124 (5): 303-304.

[9] DAVIS R, JONES J S, BAROCAS D A, et al. Diagnosis, evaluation and follow-up of asymptomatic microhematuria (AMH) in adults: AUA guideline[J]. J Urol, 2012, 188 (6 suppl): 2473-2481.

[10] STEWART A F. Clinical practice. Hypercalcemiaassociated with cancer. N[J]. Engl.J. Med, 2005, 352 (4): 373-379.

[11] LUMACHI F, Brunello A, Roma A, et al. Cancer-induced hypercalcemia[J]. Anticancer Res, 29 (5): 1551-1555 (2009).

[12] RALSTON S H, GALLACHER S J, PATEL U, et al. Cancer-associated hypercalcemia: morbidity and mortality. Clinical experience in 126 treated patients[J]. Ann. Intern. Med, 1990, 112 (7): 499-504.

[13] STREWLER G. Hypercalcemia of malignancy and parathyroid hormone-related protein. In: Textbook of Endocrine Surgery. Clark Oh DQaKE (Ed.) [M]. Elsevier Saunders, Philadelphia, PA, USA, 2005.

[14] HU M I, GLEZERMAN I G, LEBOULLEUX S, et al. Denosumab

for treatment of hypercalcemia ofmalignancy[J].The Journal ofclinical endocrinology and metabolism, 2014, 99 (9): 3144–3152.

[15] LASINSKI B B, MCKILLIP THRIFT K, SQUIRE D, et al. A systematic review of the evidence for complete decongestive therapy in the treatment of lymphedema from 2004 to 2011[J]. PM R, 2012, 4 (8): 580–601.

[16] 王晓东, 殷东风, 唐广义. 加味冰硝散外敷治疗恶性肿瘤下肢局限性水肿临床观察[J]. 辽宁中医药大学学报, 2015, 17(4): 102–103.

[17] 邓燕明. 癌症姑息治疗实践[M]. 广州: 广东科技出版社, 2015.3

[18] 潘映辐. 临床诱发电位学[M]. 2版. 北京: 人民卫生出版社, 2000.

[19] GONZALO JR RECONDO E D C, DE LA VEGA M, GRECO M, et al. Therapeutic options for HER-2 positive breast cancer: Perspectives and future directions[J]. World journal of clinical oncology, 2014, 5 (3): 440.

[20] 张俊. 人表皮生长因子受体2阳性晚期胃癌分子靶向治疗的中国专家共识[J]. 中华肿瘤杂志, 2013, 35 (004): 315–319.

[21] FERNANDEZ-PLANA J, NTERO G. Biweekly cetuximab in combination with FOLFOX-4 in the first-line treatment of wild-type KRAS metastatic colorectal cancer: final results of a phase II, open-label, clinical trial (OPTIMIX-ACROSS Study)[J]. BMC cancer, 2014, 14 (1): 865.

[22] DOUILLARD J Y, SIENA S, CASSIDY J, et al. Final results from PRIME: randomized phase III study of panitumumab with FOLFOX4 for first-line treatment of metastatic colorectal cancer[J]. Annals of Oncology, 2014, 25 (7): 1346–1355.

[23] 张瑾, 张频, 刘荫华, 等. 首届中国进展期乳腺癌共识指南(草案)[J]. 癌症进展, 2013, 6: 28.

[24] 朱德祥, 任黎, 许剑民. 中国《结直肠癌肝转移诊断和综合治疗指南》(V2013) 解析[J]. 中华胃肠外科杂志, 2014, 17 (69): 523.

[25] 郭晔. 局部晚期头颈部鳞癌的靶向治疗进展[J]. 中国癌症杂志, 2013, 23 (12): 949–953.

[26] BASELGA J, CORTÉS J, KIM S B, et al. Pertuzumab plus trastuzumab plus docetaxel for metastatic breast cancer[J]. New England Journal of Medicine, 2012, 366 (2): 109-119.

[27] PAPAIOANNOU D, RAFIA R, RATHBONE J, et al. Rituximab for the first-line treatment of stage III-IV follicular lymphoma (review of Technology Appraisal No. 110): a systematic review and economic evaluation[J]. 2012, 11: 56.

[28] DREYLING M, GHIELMINI M, MARCUS R, et al. Newly diagnosed and relapsed follicular lymphoma: ESMO Clinical Practice Guidelines for diagnosis, treatment and follow-up[J]. Annals of Oncology, 2014, 6: 200.

[29] 中华医学会血液学分会, 中国抗癌协会淋巴瘤专业委员会. 中国滤泡性淋巴瘤诊断与治疗指南(2013年版)[J]. 中华血液学杂志, 2013, 34 (9): 820-824.

[30] YEUNG D T, OSBORN M P, WHITE D L, et al. TIDEL-II: first-line use of imatinib in CML with early switch to nilotinib for failure to achieve time-dependent molecular targets[J]. Blood, 2015, 125 (6): 915-923.

[31] JOENSUU H, ERIKSSON M, HALL K S, et al. One vs three years of adjuvant imatinib for operable gastrointestinal stromal tumor: a randomized trial[J]. Jama, 2012, 307 (12): 1265-1272.

[32] GRIDELLI C, CIARDIELLO F, GALLO C, et al. First-line erlotinib followed by second-line cisplatin-gemcitabine chemotherapy in advanced non-small-cell lung cancer: The TORCH randomized trial[J]. Journal of Clinical Oncology, 2012, 8: 41.

[33] ZHI X Y, SHI Y K, YU J M. Standards for the diagnosis and treatment of primarylung cancer in China (2015 version). Zhonghua Zhong Liu Za Zhi, 2015, 37 (1): 67-78.

[34] 支修益, 石远凯, 于金明. 中国原发性肺癌诊疗规范 (2015年版)[J]. 中华肿瘤杂志, 2015, 37 (1): 67-78.

[35] 石远凯, 孙燕, 丁翠敏, 等. 中国埃克替尼治疗非小细胞肺癌专家共识 (2015版)[J]. 中国肺癌杂志, 2015, 7: 001.

[36] 张绪超, 陆舜, 张力, 等. 中国间变性淋巴瘤激酶 (ALK) 阳性非小细胞肺癌诊疗指南[J]. 中华病理学杂志, 2015 (010): 696-703.

[37] ESCUDIER B, EISEN T, PORTA C, et al. Renal cell carcinoma:

ESMO Clinical Practice Guidelines for diagnosis, treatment and follow-up[J]. Annals of oncology, 2012, 23 (suppl 7): vii65-vii71.

[38] ELSON P. The effect of sunitinib on primary renal cell carcinoma and facilitation of subsequent surgery[J]. The Journal of urology, 2012, 187 (5): 1548-1554.

[39] UNTCH M, LOIBL S, BISCHOFF J, et al. Lapatinib versus trastuzumab in combination with neoadjuvant anthracycline-taxane-based chemotherapy (GeparQuinto, GBG 44): a randomised phase 3 trial[J]. The lancet oncology, 2012, 13 (2): 135-144.

[40] BASELGA J, BRADBURY I, EIDTMANN H, et al. Lapatinib with trastuzumab for HER2-positive early breast cancer (NeoALTTO): a randomised, open-label, multicentre, phase 3 trial[J]. The Lancet, 2012, 379 (9816): 633-640.

[41] TRYFONIDIS K, SENKUS E, CARDOSO M J, et al. Management of locally advanced breast cancer [mdash] perspectives and future directions[J]. Nature Reviews Clinical Oncology, 2015, 12 (3): 147-162.

[42] SCHNEEWEISS A, CHIA S, HICKISH T, et al. S5-6: Neoadjuvant Pertuzumab and Trastuzumab Concurrent or Sequential with anAnthracycline-Containing or Concurrent with an Anthracycline-Free Standard Regimen: A Randomized Phase II Study (TRYPHAENA)[J]. Cancer Research, 2011, 71: 5-6.

[43] MOTZER R, ALYASOVA A, YE D, et al. RECORD-4: A multicenter, phase II trial of second-line everolimus (EVE) in patients (pts) with metastatic renal cell carcinoma (mRCC) [C]// ASCO Annual Meeting Proceedings. 2015, 33 (15_suppl): 4518.

[44] 中华人民共和国卫生部. 糖皮质激素类药物临床应用指导原则 [J]. 中华内分泌代谢杂志, 2012, 28 (2): 171-202.

[45] 文富强. 糖皮质激素规范使用手册 [M]. 北京: 人民卫生出版社, 2015.

[46] 周鑫莉. 糖皮质激素在肿瘤治疗中的合理应用 [J]. 上海医药, 2011, 32 (12): 581-584.

后记

历史时针已经指向 2017 年的 9 月。我的案头上摆放着肿瘤姑息治疗的专著——《实用晚期肿瘤综合治疗手册》,那是 2007 年出版的、我的团队编写的第一部有关肿瘤专业的著作。时隔 10 年,新版《实用晚期肿瘤综合治疗手册》修订、编写工作告一段落,不久就要向大家交出我们最新的学习、实践成绩单。

在旧版和新版的 10 年间,中国肿瘤学界发生了巨大的变化。记得当初在为我们的肿瘤姑息治疗的专著起名的时候,着实颇费了番心思。

20 世纪 90 年代,我在日本的"国立肿瘤中心医院"进修过,也在日本的山梨大学医学部攻读过医学博士学位。现在广泛在临床应用的抗肿瘤的化疗药物,当时正在日本进行着大范围的临床试验,我的肿瘤学知识学习正是伴随着参与肿瘤治疗新药的临床试验而展开的,即是以规范化的抗肿瘤治疗为中心的临床肿瘤学的学习为主,其间也有 WHO 癌痛治疗等一些肿瘤姑息学的内容。

2000 年我从日本留学回来,在我们医院的肿瘤科工作,患者群的构成与在日本留学医院的患者大不一样,基本上是晚期患者,尤其临终前患者多,并且患者的需求多是要接受中医或者是中西医结合的治疗。因此,在回国后的最初几年,我的工作重心就自然而然地放在肿瘤姑息治疗领域,并以中医和中西医结合的临床实践及临床研究为中心。随着 2003 年我的第 1 位肿瘤专业硕士研究生毕业,以后每年都有几名研究生毕业,大部分的毕业论文都与中医药在肿瘤姑息治疗领域的应用有关。这样的临床实践的结果,写作肿瘤姑息治疗的专著应该是其顺理成章的事了。但是,在当时抗肿瘤治疗占据中国肿瘤学界主流意识的时代背景下,三级甲等医院的肿瘤科渲染肿瘤姑息治疗的成绩,居然不是理直气壮的事情。而晚期肿瘤应用抗肿瘤治疗的适应证不多,姑息治疗应该成为主要的治疗,因此,我们的这本肿瘤姑息治疗专著起名为《实用晚期肿瘤综合治疗手册》,也就能理解其中的一片苦心了。欣慰的是,本书的出版获得了不少读者的好评。

2008 年年末,肿瘤科扩大,开放床位 90 多张,2015 年出院人数接近2671人次，病区肿瘤的阶段性内科治疗已经全涵盖，包括从手术前后的围手术期治疗开始，到晚期患者的姑息治疗、临终关怀医疗为止的肿瘤治疗的全过程，那种我们只管中医治疗、西医治疗委托给西医同道的模式已不适应。另外，2009年我的第一位肿瘤专业博士研究生毕业，并陆续有新的研究生导师被遴选出来，肿瘤学的研究生教育从层次到规模，都达到了前所未有的历史水平；每年10多名的肿瘤专业研究生毕业到各个医院工作，单单是肿瘤的姑息治疗以及中医肿瘤治疗的知识结构已经不能满足毕业后工作的需要。以上的原因促使我的团队产生了编写一部扫盲级别的抗肿瘤治疗专著的冲动。经过3年多的编写，《常见恶性肿瘤内科诊治思路及案例解析》于2015年11月与读者见面了。从此，肿瘤治疗的两大作业——抗肿瘤治疗和肿瘤姑息治疗，我们都交出了答卷。

然而，姑息治疗不应局限在肿瘤晚期，而应该扩展到肿瘤治疗全过程，即如有姑息治疗适应证，即便是早期也应该应用。这样的观念转变已经逐渐形成。另一方面，肿瘤姑息治疗及肿瘤康复治疗不再是边缘学科或是抗肿瘤治疗的补充，相关的学会先后成立，开展的学术活动也广受临床医生的欢迎。

为应对肿瘤患者住院治疗需求的强劲增长，2016年7月，辽宁中医药大学附属医院沈本院区肿瘤病房成立，设想借助沈本院区的康复设施和医院周围的优美环境，重点为患者提供肿瘤康复医疗服务。通过一年多的临床实践，沈本院区肿瘤科的肿瘤康复医疗服务得到患者的欢迎，但是即便是以康复为目的入院的患者，仍然有患者表现出的病情，是需要予以姑息治疗的，甚至需要抗肿瘤治疗；而辽宁中医药大学附属医院沈本院区，2016年出院人数历史性地达到2800多人次，尽管早、中期患者上升幅度很大，限制了临终关怀患者的床位使用，但连续几年死亡出院患者都接近200人。

我想说，肿瘤患者在漫长、连续的治疗过程中，与肿瘤内科医生接触的时间最长，需要肿瘤内科解决的问题也最多，并且随着医疗条件改善和医疗水平提高，从解决生存和减少痛苦，到提高生活质量，不仅患者对医生治疗的预期在提高，医生对患者的治疗建议也在尽量期望达到最优的临床获益。在这种情况下，肿瘤的姑息治疗就起到了连接抗肿瘤治疗和肿瘤康复治疗的桥梁作用，即经过姑息治疗的一部分患者可能达到抗肿瘤治疗的条件，而肿瘤康复治疗都应该在满足姑息治疗有效的条件下开展。

因此，我们从 2015 年初开始进行《实用晚期肿瘤综合治疗手册》的修订、再版工作，虽然大体框架没有改变，但是增加了各论中的一些症状条目，并且从我们的临床实践经验出发，大大充实了原有症状的诊断和治疗内容，又联系最新的肿瘤综合治疗进展，尤其是保持者西医、中医并举的传统，较好地完成再版的设想，科里的医生在编写的过程中也得到了提高。

希望本书的再版，能继续对临床工作有所帮助。

辽宁中医药大学附属医院肿瘤科　殷东风

2017 年 9 月　于沈阳